餐桌上的养生经

总主编　宋天彬　刘占文

这样吃最养胃

编著　黄健

上海浦江教育出版社
（原上海中医药大学出版社）

图书在版编目（CIP）数据

这样吃最养胃 / 黄健编著 .—上海：上海浦江教育出版社有限公司，2016.6
（餐桌上的养生经 / 宋天彬，刘占文主编）
ISBN 978-7-81121-435-2

Ⅰ. ①这…　Ⅱ. ①黄…　Ⅲ. ①益胃 - 食物疗法　Ⅳ. ① R247.1
中国版本图书馆 CIP 数据核字（2016）第 085359 号

上海浦江教育出版社（原上海中医药大学出版社）出版
总社社址：上海市海港大道 1550 号上海海事大学校内　邮政编码：201306
分社社址：上海市蔡伦路 1200 号上海中医药大学校内　邮政编码：201203
电话：（021）38284910（12）（发行）　38284923（总编室）　38284910（传真）
E-mail: cbs@shmtu.edu.cn　URL：http://www.pujiangpress.cn
上海出版印刷有限公司印装　上海浦江教育出版社发行
幅面尺寸：169 mm × 230 mm　印张：19　字数：260 千字
2016 年 6 月第 1 版　　2016 年 6 月第 1 次印刷
责任编辑：黄丽芬　　封面设计：孔庆虎
定价：48.00 元

《餐桌上的养生经》编委会

主　编　宋天彬　刘占文

副主编　赵鲲鹏

编　委　（按姓氏笔画为序）

王丽妮　刘占文　宋天彬

张玉苹　周　俭　赵鲲鹏

高渌汶　黄　健

序

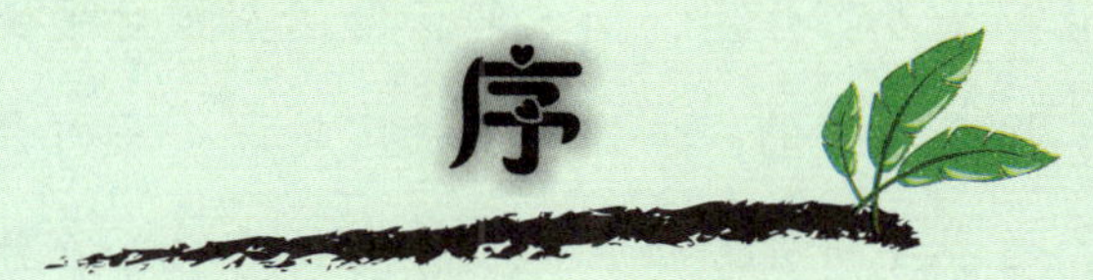

21世纪是以人为本的世纪，而人以健康为本。有了健康才可能拥有其他；失去了健康，就必然失去一切。那么，怎样才能维护健康呢？当今全人类已形成共识，这就是世界卫生组织提倡的健康四大基石：合理饮食、适量运动、心理平衡、戒烟限酒。可见饮食居四者之首，其实我们的祖先早就说过民以食为天。最近美国加州新起点健康中心提出“新起点健康生活计划”，又把这四大基石具体化为健康生活八大原则：营养、运动、休息、节制、心态平和、阳光、空气、水，也是把饮食营养摆在第一位，真是“英雄所见略同”啊！

中医药是中华民族的主要养生保健手段，追溯其悠久的历史，大家都认同“医食同源”说，所以最早就有“食医”这种医学分科。几千年来，中医学在食疗、食养方面积累了丰富的经验。俗话说药补不如食补，唐代名医孙思邈被后人尊为“药王”，他在《千金要方》中就强调：“若能用食平疴（疾病治疗）、释情遣疾（心理治疗）者，可谓良工（好医生），长年饵生之奇法（生食），极养生之术也（是很好的养生术）。夫为医者，当须先洞晓病源，知其所犯，以食治之，食疗不愈，然后命药。”他还引用古代神医扁鹊的话说：“不知食宜者，不足以存生也；不明药忌者，不能以除病也……”由此可见中医对食疗、食养的重视。

中医食疗营养学的特色，在于对人体机能状态进行宏观调控。人的机能状态过强为阳，过低为阴。在中医看来，任何食品都能对调节人体阴阳平衡发挥作用，而人能保持阴阳相对平衡的状态，就能健康长寿。这与西医生理学的人体内环境稳定学说不谋而合。西医的长处在于微观分析，其营养学讲究分析食品营养成分，研究各种营养成分在机体新陈代谢过程中所发挥的微观调控作用。但是在日常生活中，我们总不能每天都抽血化验，看看什么成分多了，什么成分少了，以此来指导饮食安排，所以还是得用中医整体调控阴阳平衡的理论来指导日常生活。凡事“勿太过与不及”，饮食要多样化，给身体以自动调节、自由选择的余地，好吃的也要适可而止，以免营养失衡。对于人体这样复杂的系统，中医的调控艺术是充分利用人体本能的自动调节，这就是抓住影响全局的关键部分，首先从整体上调整好，即“虚则补之，实则泻之，寒则热之，热则寒之”。至于微观层次的生物化学反应，则由人体自动调节机能来完成。当然，如果在病理情况下，人体的自动调节机能难以完成任务，现代医学通过化验分析，进行微观调控也是十分必要的。此外，现代医学使我们对于自身的了解细致入微，也有利于减少宏观调控的盲目性。因此，我们主张中西医结合，取长补短，以利于指导养生实践。

《餐桌上的养生经》系列丛书，就是在上述理念指导下，广泛收集中华民族千百年来饮食保健的宝贵经验，并结合现代研究的验证，以确保其内容的科学性。尽管从主观愿望上，想以古今实践和现代研究为基础，深入浅出地介绍一些必要的中西医学知识，做到通俗易懂、方便实用，以便利用餐桌来维护身心健康，但是学识水平所限，难免有不尽如人意甚至谬误之处，诚恳希望同道和读者批评指正。

宋天彬　刘占文　谨识

乙酉年　孟春　于静心斋

前言

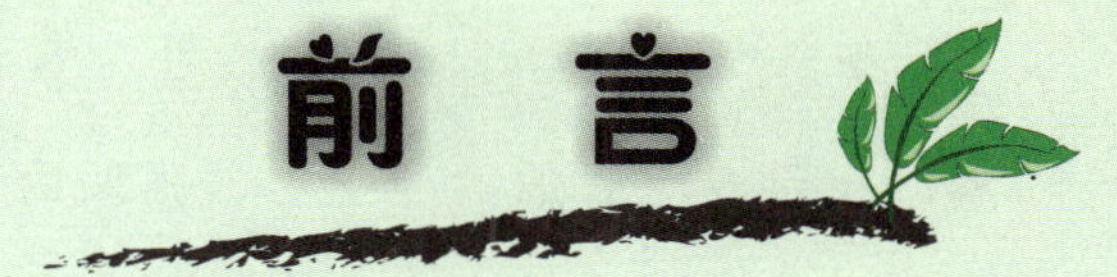

“吃”是人们与生俱来的“本领”，“吃”得正确与否与人体健康的关系极大。

要学会“最养胃”的“吃”法，就应该对胃肠道的基本知识有所了解。需要说明的是，本书所说的“胃”“胃肠（道）”主要是指解剖学上所说的消化管。消化管在体内的“地位”较为特殊：一是在与外界交通方面，它的“进口”（口腔）、“出口”（肛门）直接与外界相通，外界的多种因素均可影响到消化管，其中包括多种致病因素，故在讨论饮食养胃之时，必须充分考虑体内外各种因素对消化管健康的影响。二是在主要作用方面，消化管对各种食物“例行”消化后，还要进行一番“去粗取精”的“工作”，即将食物中的营养成分（“精”）通过胃肠黏膜予以吸收，将其中的糟粕（“粗”）通过肛门排出体外。所以，在选择科学、合理的饮食养胃方法时，必须兼顾有营养、勿伤胃两个方面。三是在为全身“服务”方面，除了提供“能量”外，在人患病的时候，消化管还常常要“担负”起吸收药物的“重任”，其间有时还会受到某些药物的伤害。因此，“药害”也是胃肠食养中需要考虑的因素。此外，在学习胃肠道食养之前，对胃肠道及其疾病的基本原因、常见症状、调养的原则与方法等也要有所知晓。这些内容主要集中于本书的上篇，并散见于中、下篇。

要学会“最养胃”的“吃”法，就应该对常用食物的基本知识有所了解。出于养生目的的“吃”，强调的是主要从日常食物中选择合适的食材，也就是现存最古老的中医经典著作《黄帝内经》提倡的以“五谷为养，五果为助，五畜为益，五菜为充”。本书中篇分“五谷”“五菜”“五果”“五畜”，选择常用食材，概述其作用、举例其食谱，对其中的少数较为特殊的食材还加了“温馨提示”，其目的在于使读者对所介绍的食材有一个较为全面的了解。本书不是专门的烹调书，故对食物具体的烹调方法，油、盐、酱、醋等常用调味品的用法与用量，一律不作介绍，仅对一些需要加以注意的问题用简练的语言予以提示，其余的内容都包含在“常规烹饪（制作）”中。

要学会“最养胃”的“吃”法，就应该对常见胃肠病的食疗方法有所了解。胃肠道疾病的种类很多，既有中医所称的腹泻、便秘等“证”；也有西医所称的急慢性胃炎、消化性溃疡等“病”。“证”与“病”之间既有联系又有区别，加之有的患者只知道自己患了什么“证”，有的则只知道所患的“病”，故本书下篇分别介绍胃肠道常见“证”与常见“病”的饮食调养，包括证（病）的概述、饮食的宜忌、食谱的举例等，望能起到举一反三的作用，以便扩大食疗的应用范围并取得更好的效果。

本书在编写过程中参考了较多的文献，由于这些文献中观点与成果的原创者很难考证并与之联系，在此谨向文献的作者致以真诚的敬意和衷心的感谢！限于作者的水平，书中的遗漏、差错在所难免，敬请专家和读者不吝赐教，以便重印时改正。

编者

目 录

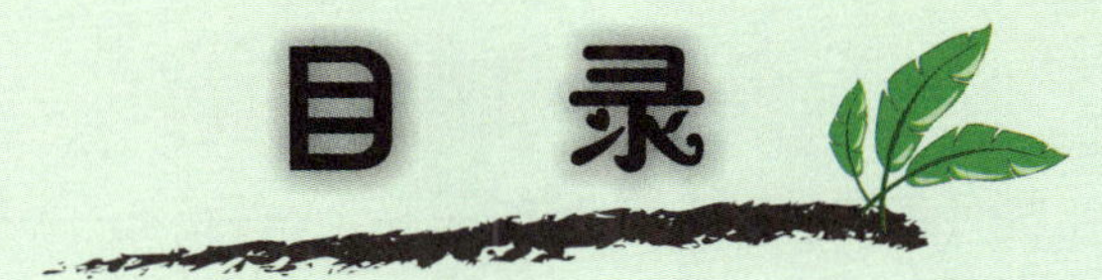

上篇：“认识”胃肠道

中篇：“吃掉”胃肠病

四时蔬菜——五菜为充······ 80

水果坚果——五果为助······ 123

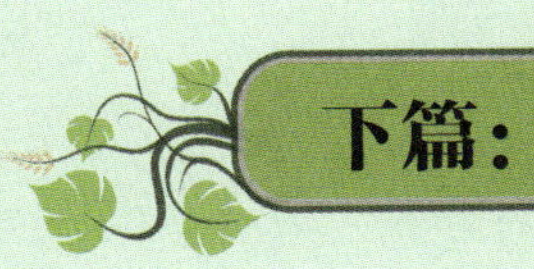

下篇：养胃“大套餐”

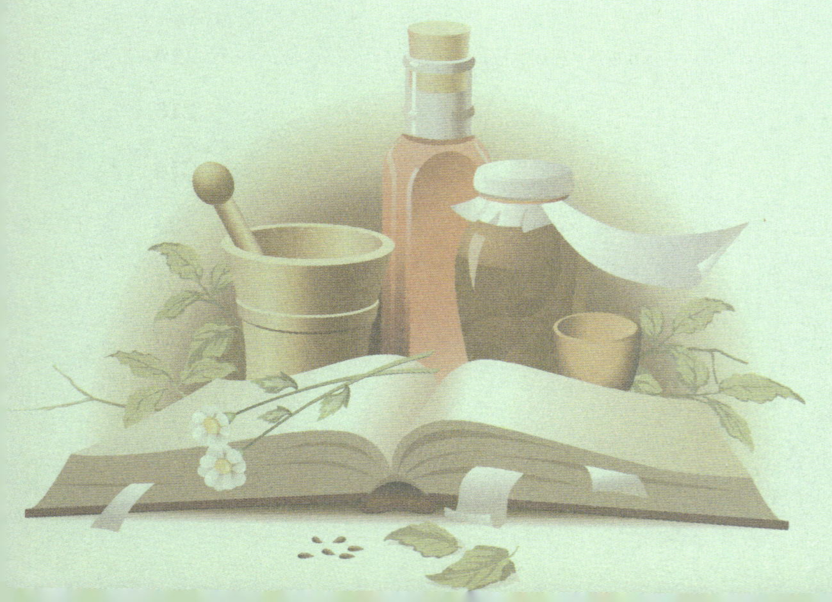

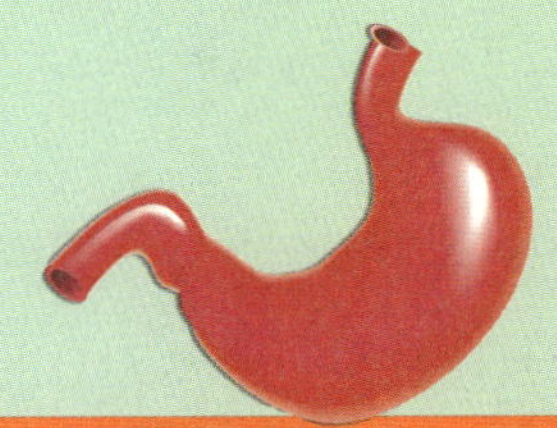

上篇：“认识”胃肠道

要掌握“最养胃”的“吃”法，首先要对人体的胃肠道有一个基本的“认识”，其内容至少应该包括以下三个方面：

一是“认识”胃肠道的主要“成员”和它们的“分工”。虽然中西医都有“胃肠道”的概念，但两者“同中有异”“异中有同”。为此，先介绍西医学中的消化管，使大家对这一“管道”中主要“部件”的名称、位置、结构、功能及其常见疾病有一个大致的了解。再介绍中医关于人体消化功能的基本论述，这些论述以脾胃藏象学说为依据，围绕其对食物的消化与吸收展开。

二是“认识”胃肠道的主要疾病和常见的原因。对疾病的介绍以西医知识为主、适当结合中医理论；并以“先症后病”的次序，介绍常见症状在先、具体疾病于后。对于病因的介绍则以中医理论为主，适当加入西医知识，以便与中篇、下篇衔接。

三是“认识”胃肠道的保健原则和常用方法。对保健原则以比较公认的人体健康的“三大支柱”——合理的饮食、科学的运动、心理的调摄为主，倡导养胃从调整生活方式入手。对于方法的介绍则仅限于饮食保健，也就是我们常说的食养、食疗和药膳等方法的合理应用，试图以此解答怎样吃才养胃、怎样吃最养胃这一核心问题。

西医学中的胃是消化系统的“大户”，它“尝”遍食物中的“甜酸苦辣”，“吃”尽中西药物的“丸散膏丹”。胃的上部连着食管、咽，并通过口腔进食食物；胃的下部连着小肠、大肠，并通过肛门向外排泄粪便。这些器官组成——

“上援下推”的消化管

人的消化系统由消化管和消化腺两大部分组成。消化管是一条自口腔至肛门的肌性管道，包括口腔、咽、食管、胃、小肠（自上而下分为十二指肠、空肠、回肠三部分）和大肠（自上而下分为盲肠、结肠、直肠三部分）等，这些器官“上援下推”，共同完成对食物的消化和对其中营养物质的吸收；消化腺可分为小消化腺和大消化腺两类。小消化腺散于消化管各部的管壁内，大消化腺包括3对唾液腺（腮腺、下颌下腺、舌下腺）、肝和胰，它们均借导管将分泌物（消化液）排入消化管内以消化食物。本书所说的“胃”“胃肠（道）”主要是指消化管，并与消化腺有关。

消化系统的主要功能是消化食物、吸收营养（包括水和无机盐），并将食物残渣（粪便）排出。消化是指将食物分解为可吸收利用的营养物质的过程，包括物理性消化和化学性消化。物理性消化是指通过牙齿及消化管的其他部位对食物的机械作用，包括咀嚼、吞咽和各种形式的蠕动以磨碎食物；化学性消化是指消化腺分泌的消化液对食物进行的化学分解，如把蛋白质分解为氨基酸、淀粉分解为葡萄糖、脂肪分解为脂肪酸和甘油，这些营养物质被小肠（主要是空肠）吸收后进入血液和淋巴，而消化后的残渣（粪便）通过大肠经肛门排出体外。

知识拓展

消化管中的"七扇门"——七冲门

中医将消化管中的七个要冲部位比喻为"七扇门"称为七冲门。中医四大经典著作之一的《难经·四十四难》说："唇为飞门，齿为户门，会厌为吸门，胃为贲门，太仓下口为幽门，大肠、小肠会为阑门，下极为魄门，故曰七冲门也。"

七冲门的提出是古代医家基于对人体消化管形态、功能的初步认识，并结合某种想象而形象地提出的。飞门指口唇。"飞"，古代通"扉"——门扇。古人将人在吃饭时口唇的张合比喻为门扇的开合。户门指牙齿。因食物要进入口腔，首先要通过牙齿这道"门户"，故名。吸门指会厌。因会厌与呼吸有关，故名；此外，中医还认为它的功能与人的说话发声有关，所以也有"会厌者，音声之户也"之说。贲门指胃上口，中西医同名，这个命名与食物经过此处的特点有关。"贲"古代通"奔"，胃的上口与食管相接，因食物由此处进入胃的速度较快，是"奔"着入胃的。幽门指胃的下口，中西医同名，这个命名与古人对其腔内形态的认识有关。古人认为，胃的出口处形如曲径通幽，故名。阑门指大肠、小肠的交界部位，古人认为此处如门户间的门阑。魄门指肛门。“魄”古代通“粕”，指体内的糟粕——粪便，魄门之名由此而来。

由消化道吸收而来的营养，是人体营养的主要来源，因此消化道形态、功能的正常与否同人体健康的关系特别密切。此外，人体治病所需的药物、养生保健所需的保健品最多的也是通过口服途径进入人体的，故消化道还有吸收药物（包括保健品）的功能。

一、口腔与咽

口腔是消化管的起始处，借口唇与外界相通、借咽峡与咽相连。口腔内有牙齿和舌，并有腮腺、下颌下腺、舌下腺3对唾液腺开口于口腔黏膜表面，其分泌的消化液直接进入口腔。牙齿的咀嚼对食物进行物理性消化；同时，又能促使消化液与食物充分混合。舌除能感知食物滋味和温度外，还起到“搅拌”食物的作用。我们提倡吃饭时要“细嚼慢咽”，其目的就是要让牙齿将食物尽可能地“粉碎”，并使消化液与食物“亲密接触”。

主要病变：口腔的主要病变有口臭、口腔溃疡等，这些病变发生的机理不尽相同，但多与胃肠道有关，如饮食过于油腻，以致胃气不降、浊气上逆等。

二、食管

这是一条上接咽部（中医称之为吸门），下与胃的贲门相连的细长管道。食管长约25厘米，是饮食入胃的通道，它的下端肌肉增厚起到类似括约肌样的作用，可以防止胃内容物反流进入食管。食管主要在胸腔与肺相邻，下端位于腹腔。

常见疾病：反流性食管炎是食管的常见疾病，它是由胃内酸性容物反流到食管使食管黏膜受损的病变，患者常有"烧心"感及泛酸等不适。此外，食用过烫的食物（尤其是喝滚烫的热汤）时，食管很容易被烫伤，并产生严重的后果，所以我们提倡吃饭、喝水（汤）宜温不宜烫。

知识拓展

括约肌

括约肌是分布在人体某些管腔壁的一种环形肌肉，特别厚。括约肌收缩时能关闭管腔、放松时使管腔开放，平时括约肌多处于收缩状态。

三、胃

消化管的最膨大部分，由食管送来的食团暂时储存胃内，并在此进行部分消化，到一定时间后再送入十二指肠；此外，胃还有内分泌的功能。胃上端与食管相连的入口叫做贲门，下端连接十二指肠的出口叫幽门；上缘凹向右上方叫胃小弯，下缘凸向左下方叫胃大弯，贲门平面以上向左上方膨出的部分叫胃底，靠近幽门的部分叫幽门部，胃底与幽门部之间的部分叫体。胃大部分位于腹上部的左季肋区，胃的上部为膈肌（横膈膜），右面与肝胆"为邻"，左面与胰腺相连，与脾也是"近邻"，下部为大、小肠。

胃壁由黏膜、黏膜下膜、肌膜和浆膜四层构成。胃黏膜覆盖在胃的四壁，通常情况下不会被胃内的酸性胃液所腐蚀，一旦被腐蚀就会发生溃疡病等疾病。胃肌膜由三层平滑肌构成，外层纵形、中层环形、内层斜行，其中环形肌最发达，以保证胃有足够的“力量”去“碾磨”（即消化）食物形成食糜；在幽门处肌膜特别增厚形成幽门括约肌，幽门括约肌和幽门瓣“联手”起到控制胃内容物排入十二指肠速度的作用，并能防止肠内容物反流到胃。

常见疾病：溃疡病、急（慢）性胃炎较为常见，近年来胃癌的发病率也不低。“胃痛”是这些疾病共同的症状。因此，对于“胃痛”应该给予应有的重视，切不可掉以轻心。

四、小肠

小肠是消化管中最长的一段，成人全长5~7米。上端从幽门起始、下端在右下腹与大肠相接，按形态和功能的不同可分为十二指肠、空肠和回肠三部分。由于小肠是消化管中最长的器官，食物在小肠中停留的总时间很长，故食物的消化、吸收主要发生在小肠。

常见疾病：急、慢性肠炎最为常见。腹痛、腹泻是其代表性症状。

五、大肠

大肠是消化道的最后一段，长约1.5米，起自右下腹终于肛门，按形态和功能的不同可分为盲肠、结肠和直肠三段。大肠的主要机能是吸收水分，并将残渣以粪便的形式排出体外。

盲肠是大肠的起始部，位于右髂窝内，左接回肠、上通升结肠。在盲肠的后内壁伸出一条细长的阑尾，其末端游离（一般长6~8厘米）、内腔与盲肠相通，它是盲肠末端在进化过程中退化形成的。

结肠围绕在空回肠的周围，可分为升结肠、横结肠、降结肠和乙状结肠四部分（呈"门"字形）。升结肠是盲肠向上延续的部分，至肝右叶下方弯向左形成横结肠；横结肠左端到脾的下部，折向下至左髂嵴的一段叫降结肠；左髂嵴平面以下的一段结肠位于腹下部和小骨盆腔内，肠管弯曲，叫乙状结肠，在第3骶椎平面续于直肠。

直肠位于盆腔内，全长15~16厘米，从第3骶椎平面贴骶尾骨前面下行，穿盆膈终于肛门，盆膈以下的一段又叫肛管。直肠的肌膜与其他部分一样，也由外纵、内环两层平滑肌构成。环形肌在肛管处特别增厚，形成肛门内括约肌。围绕肛门内括约肌的周围有横纹肌构成的肛门外括约肌，括约肌收缩可阻止粪便的溢出。

常见疾病：肠癌是大肠的常见病，便血（血色鲜红）是其常见症状。

六、肛门

肛门为消化道的最末端，具有排除粪便和控制排便的功能。

主要病变：痔疮、肛裂、肛周脓肿等。

“饮入于胃，游溢精气，上输于脾，脾气散精，上归于肺，通调水道，下输膀胱，水精四布，五经并行……”中医经典著作《内经》的这段话，概括了中医对体内食物的消化、吸收和水液代谢的主要过程的认识。为了使我们“吃”得“最养胃”，就应该了解——

中医学中的脾胃肠

中医对人体消化系统的论述是从脾、胃、大肠、小肠入手的，需要特别强调的是尽管这些器官的名词与西医相同，但其内涵与西医不尽相同，中医的论述主要是指其功能。脾胃一体、胃肠联手、肝肾参与是中医对人体消化功能论述的主要特点。

一、脾胃一家

中医对胃的论述与西医有相似之处，但对脾的论述与西医不同。中医有五脏六腑的概念，脾为五脏（心、肝、脾、肺、肾）之一，主藏精气，属阴；胃为六腑（小肠、胆、胃、大肠、膀胱、三焦）之一，主传化物，属阳。

1. 脾的主要功能

（1）主运化。脾主运化指脾所具有的运化水谷和水液的功能。运化水谷是指对食物的消化和吸收。中医认为，食物进入人体以后，虽然是在胃和肠道内对它进行消化和吸收的，但在这个过程中，必须依赖脾的运化功能，才能将水谷（食物中的营养物质）化为精微，并将其布散至全身。因此，只有脾的运化功能旺盛，胃肠对食物的消化、吸收功能才能健全；反之，如果脾的运化功能减退（即脾失健运），胃肠对食物的消化和吸收也会随之出现异常，食欲不振、腹胀、便溏等症状会不同程度地出现。

（2）主升清。脾的升清功能是与它的运化功能联系在一起的。脾运化的是食物中的营养物质（中医称之为水谷精微），属于清气的范畴。脾运化水谷的过程是以升清为主的，即主要将水谷精微输送到心、肺、头目等人体的“上部”组织器官，古代医学文献将这一过程描述为“上归于肺”。因此，脾的升清功能正常，食物中营养物质的吸收和“运输”才能正常；如果这一功能失常，就会出现一系列以“下陷”“下垂”为特征的病态，如腹胀不适、久泻不止，甚至出现脱肛、内脏下垂等。

（3）主统血。统有统摄、控制的意思。脾主统血是指脾具有控制血液在经脉中运行，防止其逸出脉外的功能。所以，如果脾的功能正常，血液就会始终在经脉内循环运行而不至于流出脉外；如果脾的功能减退，就无法实施它的统血功能，血液就会逸出脉外，多种出血症状由此产生，如胃或十二指肠出血（中医称之为“远血”）形成的黑便、结肠或肛门出血形成的便中带血（中医称之为“近血”）等。

2. 胃的主要功能

胃，中医又称之为胃脘，分为上、中、下三个部位。胃的上部称为上脘，包括贲门；中部称为中脘，即胃体；下部称为下脘，包括幽门。《说文解字》说，胃为“谷府也”。

（1）主受纳、腐熟水谷。受纳意为接受、容纳，腐熟意为对食物的初步消化。胃主受纳、腐熟水谷的功能是指食物入口，经食管进入胃后，胃如同“仓库”样容纳所有的食物，这就是所谓的“受纳”；然后，还要把受纳后的食物加以初步消化，即所谓的“腐熟”。由于胃受纳人体所有的食物，所以古人将胃比喻为“水谷之海”、人体的“太仓”；“饮食自倍，肠胃乃伤”一说的原理也在于此。由于食物的受纳是胃的“职责”，所以中医也将食欲减退称为胃纳不佳。

（2）主降浊，以降为和。作为人体“太仓”的胃，它所受纳、腐熟的水谷，必须下传到小肠，由小肠进行进一步的消化吸收，所以说胃气以降为和。在中医理论中，胃的主降还包括小肠将食物下降至大肠及大肠传化糟粕的功能。一旦胃气不降反升，则会导致中医称为“胃气上逆”的病证，出现诸如口臭胸闷、脘腹胀痛、大便秘结、嗳气酸腐、恶心呕吐、呃逆不止等症状。

3. 脾胃之间的关系

脾和胃同位于人体的中部（中医称之为“中焦”），一阴一阳相为表里、一脏一腑相互配合，是消化系统的“主角”，故直至现在中医仍将消化系统疾病称为脾胃病、医院内的中医消化内科称为脾胃病科。脾胃之间的相互关系体现在以下几个方面。

（1）在食物消化吸收方面——水谷纳运相得。胃主受纳、脾主运化，“脾为胃行其津液”。简单地说，就是胃“接受”来自食管的食物，并且对其进行初步的“加工处理”；然后由脾将食物中的营养物质“运送”至全身，并以"上输"为主，胃中尚含有营养物质的食物（食糜）向下传化至小肠。脾胃相互协作，共同完成对食物的消化及对其中营养物质的运送。

（2）在气机升降方面——气机升降相因。脾气主升（升清）、胃气主降（降浊），脾胃互相配合使气机升降有序；又因为脾胃处于人体的中部——中焦，脾胃的升降对全身气机均有调节作用，被誉为全身气机升降的枢纽。

（3）在基本特性方面——阴阳燥湿相济。脾属阴，阳气旺盛则能运化升清，故有喜燥而不喜湿的特性；胃属阳，阴津充足则能受纳熟腐水谷，故有喜润而不喜燥的特性。长夏之际（黄梅季节）的湿邪最易困脾以致脾的运化受阻，从而产生腹胀、腹泻类病变；同时还会影响到胃的受纳功能，使患者出现食欲减退等症状。秋燥之气最易伤胃的阴津以致胃的受纳、腐熟功能受损，从而产生食欲不振等病态；同时也会影响到脾的运化、升清功能。

二、胃肠联手

1. 小肠的主要功能

中医对小肠形态、位置的论述与西医较为接近。中医认为，小肠的主要功能是"分别清浊"，就是接受胃传化的经胃初步消化的食物，并对其进行进一步的消化后一分为三：水谷精微由脾运化至全身，无用的水液在肾的气化作用下渗到膀胱，食物残渣传化到大肠。

2. 大肠的主要功能

中医对大肠形态、位置的论述也与西医较为接近。中医认为，大肠的主要功能是传化糟粕，就是接受经小肠分别清浊后的食物残渣，再吸收其中的水液后形成粪便，下传肛门排出体外。

3. 胃与肠的关系

胃与小肠、大肠同属六腑，且三者联接成一个“通道”，在食物的消化、水谷精微的吸收和糟粕的排泄过程中，它们相互联系、分工协作，共同完成“传化物”的“任务”。在病例状态下，三者之间也会互相影响，但习惯上中医常常将小肠、大肠的病变归属于脾胃，如将属于虚证的腹泻、腹痛归为脾气或脾阳的不足，而将属于实证的便秘等归为胃热、胃火。

三、肝肾参与

1. 肝与脾胃

（1）通过疏泄功能，肝促进脾胃的运化功能。肝的主要功能之一是主疏泄，“疏”即疏通，“泄”含发泄、升发之意。具体地说，肝的主疏泄作用主要体现在三个方面：一是调畅气机，即对全身气机升降调节的“主管”作用，并以主导气机的升、动为主，这一作用对胃肠功能起到间接的影响。二是促进脾胃的运化功能，这一作用使得肝直接参与食物的消化、吸收。其具体途径是：①通过主疏泄调节脾胃的升降功能，从而影响脾胃消化、吸收食物的功能；②通过分泌胆汁，直接促进食物的消化、吸收。三是调畅情志，这一作用也会影响到脾胃功能，可参见“胃肠病的常见原因”。

（2）通过五行生克，肝影响脾胃的运化功能。五行学说属古代哲学的范畴，是研究木、火、土、金、水五种物质（五行）之间的相互关系的理论体系。古代医家将其引入中医学，用于解释人体的生理病理现象，并指导疾病的诊断与治疗。在中医学中，人体的脏腑分别被归类于五行，即心和小肠属火、肝和胆属木、脾和胃属土、肺和大肠属金、肾和膀胱属水；并且认为，五行之间存在着递相资生、促进的相生关系及递相克制、制约的相克关系。肝木克脾土，即肝能制约脾胃。在正常情况下，这种制约不会对脾的功能产生负面影响，但当肝本身出现阳亢、火旺类病变时，其对脾胃克伐的程度也会相应增强，以致出现克伐过度的病态（称为相乘）。如果这种相乘主要影响到胃，出现的病变（如胁肋胃脘胀痛、食欲减退、嗳气泛酸、恶心呕吐等）称为肝气犯胃；如果主要影响到脾，出现的病变（如胁胀或痛、纳少嗳气、腹部胀满、肠鸣泄泻、矢气多等）称为肝脾不和。

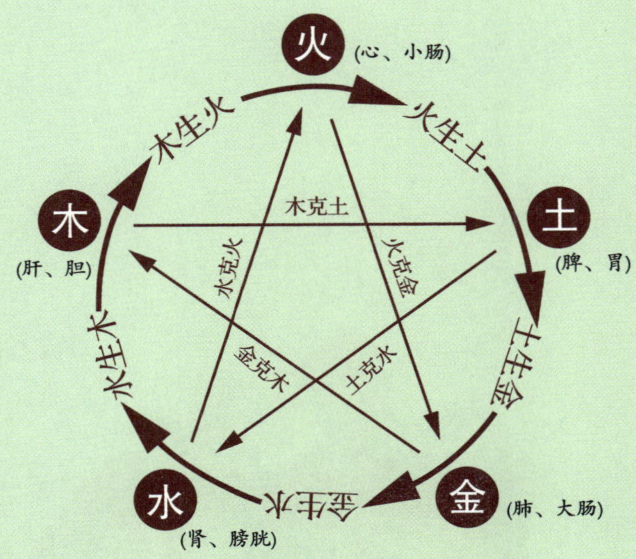

2. 肾与脾胃

肾与脾在中医学中是作用特殊的两个脏。中医认为，肾脏有来自于父母的“先天之精”，是人体健康的基础，所以说“肾为先天之本”；脾运化水谷、化生精微，是人体健康的根本，所以说“脾为后天之本”。只有“先天”“后天”互相资助、相互促进，人体才能健康、长寿。具体地说，脾的健运是“后天”充沛的保证，但这个过程有利于肾之阳气的温煦，只有肾阳充足，源源不断地为脾提供“帮助”，水谷的运化才能正常进行；同时，肾阳的充足，除了先天所藏之精的充实外，还需要脾胃化生而来的后天之气的不断补充。因此，两者正常的生理关系可以用“谁也离不开谁”来形容。在病理情况下，肾阳不足就会影响到脾的运化，脾运失健也会累及肾，最终都会导致肾脾两虚的病变，形寒怕冷、泻下清稀、脘腹冷痛、食欲不振等症状都会出现。

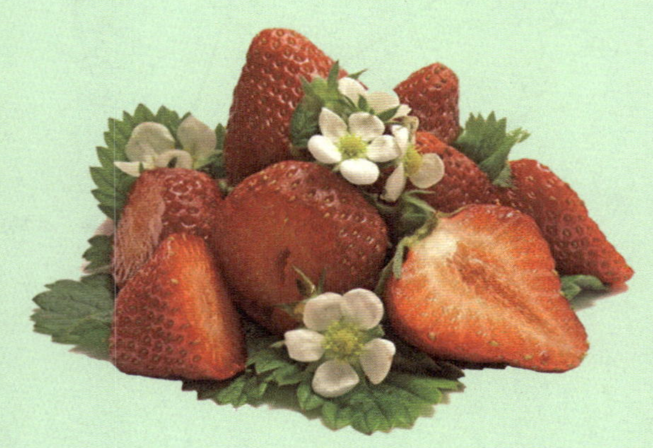

为了使我们"吃"得"最养胃"，除了熟悉食物的性味、功能外，还要对常见的胃肠疾病有所了解，以便有针对性地选择合适的食品和适当的烹饪方法，取得"事半功倍"的效果。为此，应该翻翻——

胃肠疾病的"家族谱"

胃肠道疾病的种类很多，仅常见病就有二三十种，如属于食管疾病的胃食管反流病、食管–贲门失弛缓症，属于胃的急性胃炎、慢性胃炎、消化性溃疡、胃黏膜脱垂症、胃潴留、急性胃扩张、胃下垂、功能性消化不良、十二指肠壅积症，属于肠道的急性肠炎、十二指肠炎、肠结核、肠易激综合征等。以下择要介绍胃肠道常见病的主要特征，便于我们掌握正确的养胃方法。

一、胃肠病的常见症状

1. 食欲不振

食欲不振是指进食的欲望降低，也称"食欲减退"，也就是人们常说的"不想吃饭""没有胃口"。食欲不振可见于多个系统的多种疾病中，其中包括消化系统的急慢性胃炎、溃疡病等。中医认为，凡影响到胃的受纳、脾的运化功能的疾病都可引起食欲不振，如湿困脾胃时的食欲不振、头身困重，脾气虚弱时的食欲不振、腹胀便溏、神疲倦怠，胃气不和时的食欲不振或食后痞胀、泛恶、卧不安等。古代中医文献中的“纳呆”“纳谷不香”“纳谷不馨”等指的都是食欲不振。

2. 嗳气、呃逆

嗳气是指胃肠道的气体从口腔排出的现象，常见于溃疡病、胃炎、胃肠功能紊乱等消化系统疾病。呃逆（俗称“打嗝”，古代称为“哕”“哕逆”）是一种膈肌不自主的间歇性、痉挛性收缩的病理现象，多伴有“咯咯”声，偶发者也见于健康人且常常可以自愈，重病时出现呃逆多为预后不佳的征兆。中医认为，嗳气、呃逆虽为两种不同的病理现象，但都与胃气上逆有关。

3. 恶心、呕吐

恶心常为呕吐的先兆，是一种急迫欲呕吐的感觉，可伴有头晕、虚弱、出汗、心跳加速、面色苍白等现象；呕吐即胃或肠内容物经食管、口腔吐出。恶心与呕吐可以同时出现，也可以单独出现。西医将引起呕吐的众多病因又可分为梗阻性、反应性和中枢性三大类，其中前者常为外科性原因，后两者多由内科疾病引起。中医将恶心、呕吐总的病因归纳为胃气失和、浊气上逆。

知识拓展

胃排空

胃排空是胃内容物进入十二指肠的过程，一般地说，食物进入胃后5分钟即有部分排入十二指肠，整个过程所需时间与食物的种类有关。

一般糖类食物在胃停留1小时左右，蛋白质类食物停留2～3小时，脂肪类食物停留5～6小时（这就是食用油腻食物不容易饥饿的原因），混合食物停留4～5小时（故早饭与午饭、午饭与晚饭相隔的时间不应该短于4小时）。胃排空受神经与体液的调节，人的情绪可间接、甚至直接影响胃排空。

4. 便秘

便秘是指排便次数减少（每周少于3次）、粪便质地坚硬的症状，可见于多种疾病的过程中，如习惯性便秘、肠易激综合征、直肠（如肿瘤）或肛门（如疼痛较激烈的肛裂）疾病、药物性便秘等；此外，缺少活动、饮食过于精细、年老体弱时也会出现便秘。中医认为，便秘是由多种原因引起肠道传导功能失司所致的疾病，可分为寒、热、虚、实等不同的证型。在古代文献中又有"腑气不通"之称。

5. 腹泻

腹泻指大便次数增多、粪便稀薄，有时带有黏液或脓血。引起腹泻的原因很多，如精神紧张、饮食失调、受寒等导致的肠道运动功能紊乱，肠炎、食物中毒等的肠道感染，以及肠癌等肠道肿瘤。中医对腹泻有"泄泻""便溏""大便清稀""飧泄"等多种术语，有时还会根据所伴随的症状、体征或出现的时间等特征给予不同的名称，如大便中含有未经消化过的食物则名为"完谷不化"、腹泻固定在凌晨称之为"五更泄泻"，另外还有"大便不实""腑行不实"等名称。

根据病程的长短，腹泻可分为急性腹泻（如食物中毒、受寒等引起的腹泻）和慢性腹泻（如慢性肠炎、肠道肿瘤等引起的腹泻）。患有腹泻的患者，首先应该及时就诊以明确引起腹泻的确切原因，然后再进行有针对性的治疗和调养。

二、胃肠病的常见疾病

1. 急性胃炎

急性胃炎是由不同病因引起的急性胃黏膜炎症，都为急性发病，多数患者有比较明确的发病原因，腹胀、腹痛是该病的常见症状，可分为急性应激、化学性损伤、细菌感染等类型，其中的细菌感染性急性胃炎多因进食被细菌或其毒素污染的食物所致，故注意食品卫生、不吃不洁食物是预防的关键。

中医认为，急性胃炎多与饮食伤胃、七情内伤、寒邪犯胃有关，它是一种或一种以上的致病因素导致胃失和降、胃络受损所致。

2. 慢性胃炎

慢性胃炎是由不同病因引起的各种慢性胃黏膜炎性病变，是一种常见病，它的发病率居各种慢性胃病之首。根据病理变化，慢性胃炎可分为慢性浅表性胃炎、慢性糜烂性胃炎和慢性萎缩性胃炎。幽门螺杆菌感染是引起该病的主要原因，其他如饮食（包括长期酗酒）因素、遗传因素、药物损伤等也是其常见病因。无规律的胃痛、嗳气泛酸、食后饱胀、食欲不振等是该病的常见症状。

中医将慢性胃炎归于“胃脘痛”“胃痞”等的范畴，认为该病发生的基本原因是外有寒邪、饮食伤胃，内有肝气犯胃、脾胃虚弱，治疗以散寒止痛、消食导滞、疏肝和胃等为基本原则。

知识拓展

幽门螺杆菌

幽门螺杆菌（原称"幽门螺旋杆菌"）是一种螺旋状的微需氧性细菌，大约一半人终身感染，感染部位主要在胃及十二指肠球部。被这种菌感染后大多数人无细菌感染的全身症状，也常无胃炎的急性期症状，患者往往在慢性胃炎、消化性溃疡等相关疾病的诊治过程中被发现感染了幽门螺杆菌。

幽门螺杆菌感染的诊断有多种方法，但各种方法均有一定局限性。目前除了经胃镜直接取样作细菌培养外，最常用的是尿素酶依赖性试验。此试验基于幽门螺杆菌能产生活性很强的尿素酶，分解尿素产生氨和二氧化碳，通过测量放射性核素(^{13}C或^{14}C)标记的二氧化碳的呼出量，从而反映胃内尿素酶活性，以判断有无幽门螺杆菌感染。检查时受检者在事先服用含有^{13}C或^{14}C标记的尿素"小药丸"后，只要对着特殊的小瓶吹气即可，故俗称"吹气试验"。^{13}C为稳定性同位素，^{14}C为放射性同位素且半衰期很长，所以有条件者最好选择前者，但具备这种方法的医院目前还不多。

3. 消化性溃疡

消化性溃疡（俗称"溃疡病"）主要是指发生在胃和十二指肠的慢性溃疡，是引起"胃痛"的最主要疾病之一，也是消化系统的多发病、常见病。造成溃疡的原因有多种，其中最基本的原因是胃内酸性液体（胃液）对消化道黏膜的消化作用，消化性溃疡的病名也由此而来。胃液接触的任何部位，如食管下段、胃肠吻合术后吻合口、空肠以及具有异位胃黏膜的梅克尔（Meckel）憩室等都可发生溃疡，但绝大多数的消化性溃疡发生于胃（尤其是胃小弯和幽门部）和十二指肠，故又称"胃、十二指肠溃疡"。研究表明，胃酸分泌过多、幽门螺杆菌感染和胃黏膜保护作用减弱等因素是引起消化性溃疡的主要环节；此外，还与遗传因素、药物因素、环境因素和精神因素等相关。该病以长期性（平均病程为六七年）、周期性（多见于春秋两季发作）、节律性（胃溃疡患者常于餐后发生疼痛、十二指肠溃疡患者则于餐前发生疼痛）的上腹部疼痛为主要特征，疼痛多呈钝痛、灼痛或饥饿样，一般较轻而能耐受，且常因精神刺激、过度疲劳、饮食不慎、药物影响、气候变化等因素诱发或加重。

中医将消化性溃疡归入“胃脘痛”范畴，认为其病因与寒邪侵袭、食滞不化、肝郁气滞有关，治疗以散寒止痛、消食导滞、疏肝理气、清热和胃、养阴益胃、活血化瘀为主要原则。

4. 胃下垂

胃下垂是指胃的位置低于正常的一种疾病，是内脏下垂的一种，多见于瘦长体型者。胃下垂的主要症状有腹胀、上腹不适、腹痛、恶心、呕吐、便秘等，它的确切病因尚不明了，可能与体型、饮食等因素有关。

中医将胃下垂归入“胃缓”范畴，《灵枢·本藏》篇说：“脾应肉……肉䐃不称身者胃下，胃下者，下管约不利。肉䐃不坚者，胃缓。”认为是由饮食、七情、劳倦所伤，使机体肌肉瘦薄，加之脾胃失和，更使肌肉不坚而形成胃缓，治疗以健脾补气、濡养胃阴、调适脾胃为主要原则。

5. 肠易激综合征

肠易激综合征为一种与胃肠功能改变——易激性增强有关的疾病，常与胃肠道其他功能性疾病如胃食管反流性疾病和功能性消化不良等同时存在，属胃肠功能紊乱性疾病。它的基本特征是腹痛、腹胀、排便习惯和大便性状异常（便秘与腹泻常交替出现）、黏液便，持续存在或间歇发作，但又缺乏形态学和生化异常改变。确诊时需要通过肠镜等多种检查手段，排除引起这些症状的器质性疾病，如肠癌等。该病的病因尚不太清楚，与患者内在的精神、神经因素，外在的饮食、药物、微生物等因素均有关联。

中医将肠易激综合征归入"腹痛""腹泻""便秘"等的范畴，并认为该病的发生原因为情志失调、肝气犯胃，加之劳倦内伤、饮食不节、脾胃运化失常，以致湿阻气滞、肠胃热结，久之脾胃气虚、湿阻热结，甚至肾阳虚衰，治疗以抑肝扶脾、健脾养胃、理气化湿，或温补脾阳、涩肠止泻为基本原则。

知识拓展

肠道菌群

健康人的胃肠道内寄居着种类繁多的微生物，这些微生物称为"肠道菌群"。在正常情况下，肠道菌群按一定的比例组合，各菌间互相制约、互相依存，在质和量上形成一种生态平衡。

肠道内的众多菌可分为三类：①有益菌，也称为"益生菌"，主要是各种双歧杆菌、乳酸杆菌等，是人体健康不可缺少的要素，可以合成各种维生素，参与食物的消化，促进肠道蠕动，抑制致病菌群的生长，分解有害、有毒物质等。②有害菌，数量一旦失控大量生长，就会引发多种疾病，产生致癌物等有害物质，或者影响免疫系统的功能。③中性菌，即具有双重作用的细菌，如大肠杆菌、肠球菌等，在正常情况下对健康有益，一旦增殖失控或从肠道转移到身体其他部位，就可能引发许多问题。

6. 溃疡性结肠炎

溃疡性结肠炎亦称“慢性非特异性溃疡性结肠炎”，它的主要表现为腹痛、腹泻和黏液便或血便。该病的病因尚未明确，可能与免疫异常、遗传、感染、精神等因素有关，具有反复发作、不断加重、经久不愈并有一定癌变率等特点，其病变主要局限于结肠黏膜且以溃疡为主，可伴有充血、水肿、炎性改变。

中医将该病归入“肠风”“脏毒”“泄泻”“痢疾”“便血”等的范畴，并将其病因归纳为情志所伤、饮食不节，治疗以清热利湿、健脾和胃、温补脾肾、调和肝脾，或活血化瘀、涩肠止泻为基本原则。

知识拓展

内窥镜

内窥镜泛指经各种管道进入人体以观察人体内部状况的医疗仪器。利用内窥镜可以看到X射线、超声波等不能显示的病变，并据此制订出相应的治疗方案。胃镜、肠镜是消化道疾病诊断中最常用的内窥镜。胃镜检查能直接观察到食管、胃和十二指肠等被检查部位的真实病变情况，还可对可疑病变部位进行病理活检及细胞学检查，以进一步明确诊断，是上消化道病变的首选检查方法之一。

7. 功能性消化不良

功能性消化不良是指具有上腹胀痛、饱胀、嗳气、食欲不振、恶心、呕吐等上腹不适症状，经检查排除引起这些症状的器质性疾病的一组临床综合征，症状可持续或反复发作。进食后胃的容受性舒张发生障碍，胃窦、十二指肠运动协调紊乱及内脏高敏等因素与该病发病有关；心理、环境及社会因素可诱发或加重患者的不适症状。

中医将该病归入"胃痞"范畴，并认为由脾胃虚弱、胃络失养所致，治疗以疏肝理气、清热化湿、健脾和胃为主要原则。

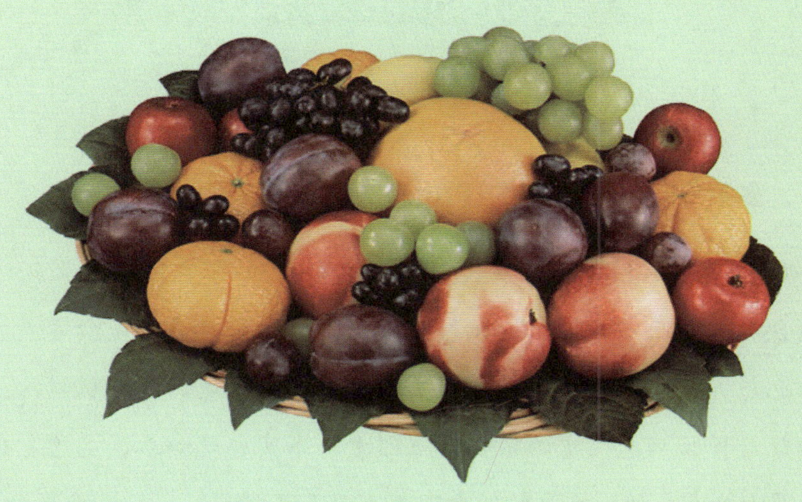

“不治已病治未病”是古代医家留给我们的古训，这句话的含义并非否定治“已病”，而是强调对“未”成之“病”的治疗——预防。为了使我们“吃”得“最养胃”，就要在没有患上胃肠病之前采取积极的措施来预防它。为此，就应该明白——

胃肠病的常见原因

一、多数胃肠病是乱吃“吃”出来的

胃肠道天天要与食物打交道，如果食物中含有某种伤害胃肠道的物质，就会引起胃肠病的发生；此外，食物的结构与数量、进食方式的得当与否，也与胃肠病的发生、发展有关。人们平时常说的“病从口入”，主要指的就是胃肠病发生中的饮食不当因素。事实也是如此，“吃”出来的胃肠病是十分常见的。常见的饮食不节有以下几种。

1. 饮食不洁

食品不卫生（含有某种致病因素）是引起恶心呕吐、腹痛腹泻的原因之一。由饮食不洁引起的胃肠病的主要特征是发病急、病情较重，有的病发展很快。患者在进食不洁食物后不久会出现胃部不适、头晕眼花、恶心呕吐、腹部胀痛和腹泻，有时会伴有发热；如果是多人同时食用同一种不洁食物的话，可出现多人同时发病且症状相似的现象。

2. 过于辛辣

过食辛辣食物是胃肠病的又一常见原因。它可以影响胃气的通降，使食用者出现呃逆、便秘等症状；同时，辛辣之品性热会使人的胃部有烧灼感等不适。除了过于辛辣之外，过甜、过咸、过腻等也在应该避免之列。

3. 饮食生冷

"喜暖怕冷"是胃的"性格"之一。当进食温暖时，胃能够顺利地完成受纳与运化水谷的"本职工作"，胃气的通降也能如常进行；反之，当进食过于生冷食物时，胃的功能就不能正常发挥，从而引起以疼痛甚或腹泻为主要症状的疾病。不少人（尤其是年老体弱者）在饮用冷饮后会出现胃痛就是例证。当然，过烫的食物也应避免。所以古人提倡"食宜温"。

4. 饥饱失衡

饮食失度（过饥、过饱）容易导致脾胃损伤。过饥的原因多种多样，就当下而言，主要原因包括有意识地限制饮食（多见于青年女性）、强烈的情绪变化而不思饮食、疾病因素造成的无法正常进食等，它的后果有两个方面：一是营养缺乏，抵御疾病的能力下降；二是损伤胃气而使胃部不适、胃脘疼痛等疾病由此而生。过饱是脾胃健康的另一"杀手"，中医在很久以前就有"饮食自倍，肠胃乃伤"的论述。暴饮暴食是一种常见的"饮食自倍"现象，它的直接后果是使胃肠的"工作量"成倍增加，需要"加班加点"地去受纳、腐熟；更有甚者，即使"加班加点"也不能按时完成腐熟"工作"，从而形成食滞不化等病理机制，胃脘胀痛等不适症状由此而生；而且，长期暴饮暴食还会影响其他脏腑的功能。可见古人提倡的“食宜少”“食宜缓”是非常重要的。

5. 酗酒成性

酗酒对人体的最直接危害是对胃气通降功能的影响，故酗酒后出现的最多症状是恶心呕吐，严重者还会出现黑便等血证。此外，由于胃有“喜润恶燥”的生理特性，长期抽烟的“烟熏火燎”也会使胃肠受损而引发病变。因此，限酒戒烟是防止胃肠病的重要措施之一，更是胃肠病患者康复的有效途径之一。

二、许多胃肠病是生气“气”出来的

不良的情志是导致胃肠疾病的主要因素之一，故有“百病生于气”的说法，这里的气指的基本上是“生气”。要理解情志因素与胃肠疾病的关系，首先必须了解中医对情志的论述。中医将人的所有情志活动分为七种类型，即喜、怒、忧、思、悲、惊、恐，合称为“七情”。七情分属人的五脏，但由肝脏“主管”。如上所说，疏泄是肝的主要功能之一，即所谓“主疏泄”。肝的疏泄功能主要体现在调畅气机、调畅情志、促进脾胃运化功能三个方面，这三个方面实际是将人的情志-肝-脾胃联接成为一个整体。需要指出的是，“情志-肝”之间存在着互为因果的关系。当肝的功能正常时，它所“掌管”的疏泄功能也正常，表现为气机的升降平衡、气的运行通畅，人的心情舒畅、对外界的反应恰当，消化、吸收食物的功能正常；而当肝的功能异常时，人体的气机运行、情志变化、脾胃运行功能等也将出现不同程度的病变。反过来，当人的情志不畅（如过度恼怒、忧愁、惊恐、悲伤、思虑）时，会影响到肝的疏泄功能，进而使脾胃功能异常，腹胀不适、食欲减退、腹痛腹泻等症状会部分或全部出现。由情志异常导致的脾胃（胃肠）病变，因不同的发病机理及患者的不同表现，中医往往用不同的术语来描述，如"肝气犯胃"（主要表现为呕逆嗳气、脘腹胀满疼痛、便秘）、"肝气犯脾"（表现为眩晕、腹泻）、"肝脾不和"（主要表现为精神抑郁、胸胁胀满、腹胀腹痛、泄泻便溏）等。

西医的心身疾病概念与上述中医论述高度吻合。心身疾病亦称"心理生理疾病"，是指那些心理-社会因素在疾病的发生和发展中起主导作用的躯体疾病。胃肠道疾病中的溃疡病、溃疡性结肠炎等都属于心身疾病的范畴。现代研究证实，环境和心理因素可以影响胃肠感觉、运动功能，反过来胃肠功能变化也会影响人的情绪和其他心理功能。有意思的是，科学家还发现不同的情绪对胃肠功能有不同的影响，愤怒、过度兴奋、攻击时胃酸分泌增加，而恐惧、抑郁时胃酸分泌减少。这些研究不但为情绪变化时人们会出现食欲变化找到了依据，也为不良情绪状态下溃疡病等疾病容易复发找到了原因。从这个意义上来说，胃肠病"三分治七分养"的"养"，很大程度上应该包括心理的调养。

三、不少胃肠病是外邪"害"出来的

中医将来自外界的各种致病因素统称为"外邪"，有风、寒、暑、湿、燥、火六种，合称为六淫。六淫致病有明显的季节性，如风邪多见于春季、寒邪多见于冬季、燥邪多见于秋季、湿邪在长夏季节最为明显，所以外邪导致的胃肠病也有明显的季节性。

春季，微风拂柳、万物俱生，但在它的"发陈"特征中却包含旧病容易复发的隐患。多种以"胃痛"为主要表现的疾病，如消化性溃疡、慢性胃炎等，在这一季节最易复发。有此类疾病的患者应该未雨绸缪，注意及时复诊，并从饮食调理、情绪调控、加强锻炼、劳逸结合等多个方面入手，尽可能地减轻旧病复发的程度。

长夏，即黄梅季节，它的特点多半是阴雨绵绵、闷热不爽，虽在古代文人的笔下有《约客》的诗情画意："黄梅时节家家雨，青草池塘处处蛙。有约不来夜过半，闲敲棋子落灯花。"但事实上人们普遍"讨厌"这个季节。黄梅季节除了体感上的不适外，自然界浓重的潮湿之气也会导致胃肠疾病的发生，故这个季节也是胃肠病的易发季节。中医认为，湿为六淫之一，其性黏滞、不易去除且容易犯脾，使脾原有的运化功能失常。脾的运化功能主要是"运送"从胃肠道吸收来的食物中的精华（即营养成分）和体内的水液，一旦运化功能失常，则会使食物中的精华无法"运送"到人体各处，从而导致食欲不振、消化不良、胸闷腹胀、恶心欲吐、大便稀薄或泻下不爽等病态的出现。功能性消化不良、疰夏等病证的中医发病机理大致上多与此有关。少食过于甘肥、油腻等"助湿"食品，尽可能地保持居室的干燥等，是长夏季节胃肠病的养生措施。

夏季对胃肠道、胃肠病的影响不是由炎热直接造成的，而是"热"的间接后果。炎热的气候会耗损人的津液，使人因口渴而大量喝水，其结果是冲淡了胃酸浓度、减弱了胃肠道抵御病邪的能力；夏季人们还普遍有喜好凉（冷）菜、凉（冷）食的习惯，但这些食品在制作过程中极易被夏季繁殖能力很强的细菌所感染，这就是夏季食物中毒多发的主要原因之一。所以，夏季护养胃肠道的主要途径是注意食品卫生。

秋季是五谷丰登、金风送爽的季节，给人们带来无限的惬意；同时，秋燥也会使人患上一些与"燥"相关的病证。在胃肠病方面，由于燥邪易伤胃阴，故与胃津不足、胃阴受损有关的病证多见于秋季，如口干舌燥、大便干结难解等，这些症状可以单独出现，也可兼见于其他胃肠疾病中。好在秋季可供选择的养阴润燥的食材非常丰富，如鸭梨等水果、白萝卜等蔬菜，无论是否有胃阴不足，均可随时择用。

冬季，天寒地冻、银装素裹，一个"冷"字概括了它的季节特点。但是，胃是一个"怕冷"的脏器，胃脘疼痛、喜温喜按，腹痛腹泻、泻下清稀等是冬季的常见病证。多进食温性食品是重要、有效的日常养生方法，如桂圆、羊肉、山药等都是温（热）性的补益食品，可不定时地食用。

西医没有"外邪"一说，但同样认为外来因素是胃肠病的重要"罪魁祸首"，如食物中毒是由于食物被细菌等致病性微生物或其他有毒、有害物质污染的结果，溃疡病患者中有不少人的幽门螺杆菌呈阳性。

四、少数胃肠病是先天传下来的

大量的病例显示，许多胃肠病有一定的先天因素。消化性溃疡有明显的家族史，过度瘦弱的高个子容易患胃下垂，过度肥胖者往往患有便秘，等等。我们不应过度强调先天因素而对胃肠病听之任之；相反，要针对某些先天的不足，采取各种科学、有用的办法，积极地以后天的努力去弥补先天的缺陷。父辈患有溃疡病者，应该在饮食调理、戒除烟酒等方面较常人更多地加以注意，并适时检查幽门螺杆菌，一旦发现阳性应及早用药将其杀灭。

五、有些胃肠病是劳累"累"出来的

古代医家、养生家早已注意到了过度劳累和过度安逸也会引起疾病这

一事实，并由此提出了“不妄作劳”的养生原则，但在以往相当长的时期内，人们一直比较重视过度劳累对于健康的影响，故有“五劳七伤”的病因概念。在胃肠病方面表现较为明显的是，过度劳累会使原有溃疡病、慢性胃炎、溃疡性结肠炎等疾病者的症状加重、复发频繁，还会增加并发症出现的几率。随着人们生活水平的不断提高，过度安逸对健康的损伤也逐渐显现。缺少体力劳动又不注意运动的人会出现食欲减退、腹胀不适等症状；过于追求精细饮食的人会出现便秘等症状。

知识拓展

古人论劳逸失当的危害

久视伤血，久卧伤气，久坐伤肉，久立伤骨，久行伤筋，是谓五劳所伤。

《素问·宣明五气》

六、个别胃肠病是喝药“喝”出来的

大家知道，“是药三分毒”。许多药物，在正常用量、正常用法时，也会产生一些有害的和与用药目的无关的反应，称为“药物的不良反应”，由此产生的疾病称为“药源性疾病”。由于口服是最常用的用药途径，故不少药物都有损伤胃肠道的毒副作用，有人将其称为“药毒”。如长期或大剂量使用肾上腺皮质激素的患者，可出现应激性溃疡并导致上消化道出血；治疗骨质疏松的钙剂、治疗缺铁性贫血的铁剂、治疗牙痛等疾病的甲硝唑等药物，服用后患者会出现胃脘部不适的症状，如在空腹时服用，则不适感更加明显；降血糖的常用药拜唐平会引起患者出现腹胀感。硫糖铝片更加特殊，其作用与副作用都会出现在胃肠道。这个药的作用是治疗胃溃疡，它的主要副作用常见的是便秘，少见或偶见的有腹泻、恶心等，个别患者甚至会有口干、恶心、便秘、剧烈胃痛等病证同时出现。药物对胃肠黏膜或迷走神经感受器的刺激作用是引起胃肠道毒性反应的主要原因。由于药物的毒副作用防不胜防，而有病需要服药时还必须服药，所以经常服药者应该事先了解一些识别和预防"药毒"的知识。

七、也有胃肠病是其他病殃及来的

除了上述原因以外，胃肠道还经常"蒙冤受屈"，即人体其他部位的疾病有时也会影响胃肠道，并导致相应的症状或疾病的发生。常见的有感冒时出现的急性腹泻，甲状腺功能亢进导致的慢性腹泻，严重的糖尿病、肝病、肾病导致的口臭；此外，不典型的心绞痛、心肌梗死有时也会表现为"腹痛""胃痛"。对此，应该高度警惕并予以足够的重视，及时赴医院就诊，切勿将其当作简单的"胃肠病"扛着。

知识拓展

五更泄泻

五更，古代计时制中的一个时间段，相当于现代清晨的3~5点，这里代指清晨黎明之时。五更泄泻（又称"晨泻""肾泻""鸡鸣泻"）是指清晨黎明之时的腹泻，主要表现为每至黎明之时即开始出现脘腹作痛、肠鸣即泻、泻后则安，是慢性腹泻中的一个较为特殊的类型。中医认为，其因与肾阳不足有关。

养生要依靠多种手段的综合应用才能实现，老祖宗为我们留下的基本法则包括“法于阴阳，和于术数，食饮有节，不妄作劳”“四季调神”。因此，我们在“念”餐桌上的养胃“经”之前，有必要比较全面地掌握——

胃肠保健的基本原则

一、合理饮食

食物既是胃肠道的“工作对象”，又是人体最主要的能力来源。因此，科学、合理的饮食不但关系到胃肠的保健及胃肠病的防治与康复，也与全身健康有关。合理的饮食至少应该思考以下几个问题。

1. 吃什么?

吃当令食品。随着科学技术的进步，农耕方法已经有了极大的改进，许多蔬菜、水果几乎已经没有了明确“采摘季节”的概念，“反季节”蔬菜到处可见。这种改进极大地丰富人们的选择余地，也使餐桌变得“四季如秋”“五彩缤纷”。但站在疾病治疗与康复的角度，我们认为还是以食用当令蔬菜为好。“法于阴阳”是养生的基本守则之一，它的核心含义是告诫人们要遵守自然界阴阳变化的基本规律，"阴阳四时者，万物之终始，死生之本，逆之则灾害生，从之则苛疾不起"。蔬菜、水果类农产品顺应着大自然春温、夏热、秋凉、冬寒的阴阳变化，遵循着"春生、夏长、秋收、冬藏"的规律，周而复始，"循环无端"。人类也应该适应这种规律，既要充分地享受秋收季节"五谷丰登"的大自然"恩赐"，又要正视冬季品种单一、量少质次的现实，对于"反季节"食材只能"偶尔为之"。

吃新鲜食品。这虽然是人们日常选择食品的最基本要求，但对胃肠保健而言尤为重要，因为一旦食用腐败、不新鲜的食物，首先受害的是胃肠道，最早出现的不良反应是恶心呕吐、腹痛腹泻。这是因为，腐败、不新鲜食品中所含的细菌、有害物质会直接刺激胃肠道的黏膜，恶心呕吐、腹痛腹泻就是胃肠道对这种刺激的反应，它似乎在告诉人们——"我中毒了"！一般而言，人们对于鱼肉类荤菜的新鲜程度比较注意，但对于蔬菜、水果的新鲜度往往容易忽视，如发芽的土豆、霉变的花生、已经开始腐烂的水果等，尤其当少数不法商人刻意将发芽土豆的芽剥去、让霉变的花生米"穿上外衣"、把严重腐烂的水果打折促销时，不少人就会上当受骗，"病从口入"便由此开始。另外，还应该注意产品的保鲜期，有的食品（如鲜奶）的保鲜期非常短又极易变质，一定要养成使用之前"再看一眼"的习惯，以免造成食物中毒。

小贴士

冰箱不是保“鲜”箱

随着生活条件的改善，冰箱早已走进了寻常百姓的家，并几乎成了各家各户的“必备品”，把一时吃不完的菜随手放入冰箱，也渐渐成了大家的“习惯动作”，但有少数人由此而产生一个错误的概念：放在冰箱里的食物都是新鲜的。其实，这种将冰箱当作保“鲜”箱的想法和做法是错的。家用冰箱冷藏箱的温度大致在4 ℃，在这样的温度下，食品放置时间过长同样能变质。所以，食品在冰箱内放置的时间千万不能过长，而且临吃时最好先重新烧煮。

吃适宜食品。对于胃肠病患者来说，适宜食品应该符合“易消化、易吸收、合病情”三个原则。以蔬菜为例，竹笋因含有较多的纤维素而不易被消化，对于有脾胃虚弱见症的慢性腹泻、胃脘疼痛患者，就不太适宜；反之，因纤维素有促进肠道蠕动的作用，故对于习惯性便秘患者就较为适宜，如有食滞、气滞、湿阻见症则更为适宜。再以荤菜为例，鱼比肉容易消化、精肉比肥肉容易消化，故胃肠疾病患者宜选择鱼或精肉，如果患者同时患有心血管疾病（如高血压、高脂血症、冠心病等）的话，则更宜以鱼、精肉为首选。水果也要用心选择，如苹果有止泻作用、菠萝有促进肠蠕动作用，故慢性腹泻患者宜选食苹果，习惯性便秘患者宜选择菠萝；但如果患者同时还患有糖尿病的话，那么菠萝也不适合选用，因为它的糖含量较高，对于这些患者应该选食猕猴桃之类。

2. 吃多少?

“吃饭少三口”是古人留给我们的宝贵的养生经验。“少”包括两个方面：一是总量要少一点；二是单次、单品种的食用量要少一点。

总量要适当少一点的理念已经逐渐被大家接受，但对于某些胃肠疾病（如严重的溃疡病）来说，除了要少一点外，有时还要提倡"少食多餐"，也就是把已经"少"了一点的食物，再分成几次食用，在通常一日三餐的基础上，再在上、下午各加餐一次，变为一日四五餐，以利于疾病的治疗和康复。晚饭后一般不提倡加餐，因为临睡前的晚间加餐，对于包括胃肠道、心血管在内的人体多个系统、器官的健康都是不利的。

单品种要少吃一点，是为了实现专家提倡的"食谱要广"目的，只有每样食品的食用量"少"了，才有可能实现品种的"多"。这种食量少、品种多的饮食方式，在增强人们食欲的同时，又为平衡膳食、均衡营养打下基础。

知识拓展

平衡膳食

平衡膳食是指选择多种食物，经过适当搭配而成的膳食，这种膳食能满足人们对能量及各种营养素的需求。大家知道不同种类食物的营养成分各不相同，多种食物的搭配食用可使我们获得最佳的营养。

3. 怎么吃？

"用心"吃。就是说，吃饭时要"专心致志"，不要"三心二意"。被誉为"药王"的孙思邈曾经说过："人之当食，须去烦恼""不得暴嗔""食勿精思，为劳苦事。"不少人喜欢在饭桌上与他人高谈阔论，或一面看报读书，一面机械地吞咽着饭菜，时下还有许多人的吃饭时间会被手机“分享”。或许这些人不知道，吃饭时三心二意，会在很大程度上影响食物的消化吸收。这是因为人体在进食的时候，胃肠道的血液供应会相应增加，以满足对食物消化吸收的需要；当食物中的营养被吸收后，还要依靠血液把它“运送”到各处。而做其他事情时，会或多或少地分流了原本应该属于胃肠道的血流量，以致胃肠道处于相对的缺血状态，长此以往，就会导致或加重胃肠道疾病。

煮透了吃。胃肠道疾病患者要尽可能少食或不食除了水果以外的生冷食品，宜食煮透甚至烧烂的食物。这样做的意义有三个方面：一是进食煮透、煮烂的食物可以减轻胃与肠道的“工作”强度，并使之免受生冷食物的损伤。以红薯为例，虽然生熟都可以食用且各有其作用，红薯煮熟吃有补中和血作用、生食则由生津作用，但生红薯不易消化、容易损伤胃黏膜，故胃肠病患者不宜生食。二是烧煮的过程也是一个“消毒”的过程，有些食品的内部含有一种或几种有毒物质，烧熟煮透可以使这些有毒或有害物质失活，如许多人都知道四季豆要煮熟吃的目的就在于此。另外，一些动物性食品中有时可能存在寄生虫，如曾有常吃生鱼片者体内发现寄生虫的报道，就是因为生食时将鱼体内的活的寄生虫一起带入体内，而烧煮可以杀灭这些寄生虫。三是烧煮有时候还可以起到增味作用，如花生米，生食时“淡而无味”，熟食时“香味扑鼻”。

变着花样吃。理想的食物应该做到色香味齐全。所谓“花样”指的就是色香味中的“色”，时不时地变着花样，会增加人的食欲。以面粉为例，在不增加任何辅料的情况下，用它可以做成馒头、花卷、面条、疙瘩等食品，如果长期吃同一个品种，人有时会感到“厌倦”“不好吃”，而如果不时地轮换着吃，就会产生新鲜感、就会有"好吃"的感觉。为了迎合胃肠道的这种"喜新厌旧"习性，我们有必要在食物的"花色品种"上动点脑筋。粗粮细做、素菜荤做实为不错的"花样"，前者如黑面包（也称"全麦面包"或"麦麸面包"），后者如素火腿、素鸭等。当然，变换食物花样要围绕胃肠道健康这个"度"，绝不能太"任性"。油炸食品的色香味几乎可以做到无可挑剔，但它不利于胃肠道的健康，所以应该尽可能不吃；琳琅满目的食品添加剂可以大大地增加食物的香味，也可以不同程度地增强人们的食欲，但它不利于人体的健康，有时还会伤害健康，故也不应该用它来调节食品的花样。

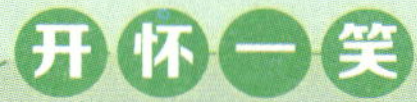

戏说人的三种吃饭法

第一种吃法——用"肚子吃饭"。填饱肚子、解决暂时的饥饿是这种吃饭方式的惟一目的，为此，树皮、菜根……凡是可以"撑"饱肚子者都被人们当作食品。这种在物质供应十分匮乏情况下的吃饭方式，对人体健康导致的直接后果一是直接损伤肠胃，二是极度的营养不良，其间接后果是贫血、营养不良性水肿、肝肿大及结核病等传染病的发病率居高不下。随着社会的进步、经济的发展，这种"肚子吃饭"方式早已一去不复返了。

第二种吃法——用"嘴巴吃饭"。饱尝口福、享受美味是这种吃饭方式的主要目的，由此，"生猛海鲜""高档菜肴"成了不少饭店的宣传语，也是某些人士追求的目标。这种在一定时期内出现的吃饭方式，对人体健康造成的不良影响已逐步显现，如以“四高”（高血压、高脂血症、高血糖、高体重）为特征的各类慢性病的发病率迅速增高。非但如此，近年来还出现许多人不太熟悉的第五“高”——高尿素血症，并为痛风的发病埋下祸根。可喜的是，这种吃饭方式的危害性已被人们所广泛认识，并逐渐被大家遗弃。

第三种吃法——用“脑子吃饭”。所谓用“脑子吃饭”，就是在“吃”之前，先用脑子想一想，哪些食品、何种烹饪方式对健康有利。对有利于人体健康的食品和烹饪方法，即使口感不太理想，也要适当吃一点；反之，对不利于人体健康的食品和烹饪方法，即使味道再鲜、再美，也尽可能不吃或少吃。在这种理念的引导下，粗粮、杂粮逐渐回归到平民百姓的餐桌，重糖、重油类的烹饪方式慢慢远离人们的习惯。

二、调神怡情

愉快的心情不但有利于胃肠病的康复，而且也有利于食物的消化、吸收。中医用肝主疏泄来解释其机理。对此西医也有许多经典的理论：在很早以前，生理学家就发现凡是压抑或者干扰神经系统的恐惧、愤怒都可引起胃液分泌的抑制和明显延缓胃的消化和排空；之后又在中枢神经系统和胃肠道发现许多相同的物质，它们对神经系统和胃肠道都起作用，由此被命名为脑-肠肽。脑-肠肽的发现为研究情绪与食物消化的关系提供新的依据。在西医看来，胃肠道的神经支配很丰富，共由3个层次的神经共同支配。脑–肠肽是同时分布在中枢神经系统和胃肠道的肽类物质（激素或神经肽），共有几十种之多。它直接参与调节胃肠道的运动、感觉和分泌，并参与情绪的调控，是联系脑–肠关系的"使者"。这也巩固了调节情志在胃肠保健中的"地位"。

调适心理的方法很多。经常参加集体活动，多多与他人交流，学习一项专业技能以达到转移注意力的目的。

三、科学运动

正确、合理的运动可以帮助脾胃对食物的消化。食物进入人体后由脾胃对其进行消化，并吸收其中的精微物质（营养物质），再把它布散至全身。中医认为，脾主肌肉、四肢，而运动主要就是指肌肉、四肢等形体组织的运动，因此运动不仅能锻炼形体组织，同时还能增强脾胃的健运功能，促进食物的消化和营养物质的吸收、布散。三国时期的名医华佗曾经说过："人欲得劳动……动则谷气得消，血脉流通，病不得生。"那么，什么样的运动才称得上"科学"呢？

1. 掌握时间

也许大家都听说过"饭后百步走，活到九十九"这句口头禅，并以此认为吃完饭应该马上去运动，但这种认识是不科学的。因为人在进食的时候全身的血流量会向胃肠道"倾斜"，以满足其对食物的消化和吸收的需求，由于这种需求在进食后还要持续一段时间，因此吃完饭应该休息半小时左右以后才开始运动，以免肌肉、四肢等形体组织与胃肠道"争夺"血流量。

2. 控制好量

为了达到最佳的养生效果，运动的量必须恰当，太过与不足这两个极端都不是科学的做法。专家提倡的科学运动量是，运动结束后微微汗出而非大汗淋漓、呼吸稍有加快而不气喘吁吁。至于运动的方式，应以因地、因时、因人制宜为原则，并且要谨防受伤，散步、慢跑、广场舞、健身气功等看似简单的项目其实都是不错的运动方式，千万不要“见异思迁”、追求“时尚”。药王孙思邈曾经说过：“食毕当行步踌躇，计使中数里来。行毕使人以粉摩腹上数百遍，则食易消，大益人，令人能饮食，无百病。”

3. 持之以恒

运动养生的效果是逐步显现的，因此无论何种形式的运动，只有持之以恒，才能达到强身健体的效果。研究运动养生的专家提倡一周运动不少于5天，每次运动不少于30分钟。当然，这也不是绝对的，如果遇上不良气候应该暂停运动，如大风、大雨、大雪天及空气污染严重之日。

四、规律生活

建立科学、健康的生活方式，对于胃肠疾病的预防和治疗有着重要的意义，从某种角度来看，许多胃肠病其实属于生活方式的范畴。因此，胃肠道的保健应该从规律生活、建立健康的生活方式做起。

1. 坚持合理的作息制度

尽管21世纪的人们无法完全模仿古人“日出而作，日落而息”的作息方式，但还是应该依从一年四季自然界阴阳消长的规律，合理地调整作息时间，夏季晚睡早起、冬季早睡晚起，春秋两季则应分别与冬、夏季做好衔接，彻底改变那种为了追求夜生活的"丰富"而长期熬夜的不良作息方式。

知识拓展

中医论四季养生

春三月，此谓发陈，天地俱生，万物以荣，夜卧早起，广步于庭，被发缓形，以使志生，生而勿杀，予而勿夺，赏而勿罚，此春气之应，养生之道也。逆之则伤肝，夏为寒变，奉长者少。

夏三月，此谓蕃秀，天地气交，万物华实，夜卧早起，无厌于日，使志无怒，使华英成秀，使气得泄，若所爱在外，此夏气之应，养长之道也。逆之则伤心，秋为痎疟，奉收者少，冬至重病。

秋三月，此谓容平，天气以急，地气以明，早卧早起，与鸡俱兴，使志安宁，以缓秋刑，收敛神气，使秋气平，无外其志，使肺气清，此秋气之应，养收之道也。逆之则伤肺，冬为飧泄，奉藏者少。

冬三月，此谓闭藏，水冰地坼，无扰乎阳，早卧晚起，必待日光，使志若伏若匿，若有私意，若已有得，去寒就温，无泄皮肤，使气亟夺，此冬气之应，养藏之道也。逆之则伤肾，春为痿厥，奉生者少。

《素问·四气调神大论》

2. 参加健康的娱乐活动

经常性地参加一些健康的娱乐活动，对于包括胃肠道在内的人体保健有着不可替代的作用，如适度打麻将、打桥牌都有一定的健脑作用，但如果长时间沉浸于麻将、桥牌上，并经常性地为之熬夜，那就适得其反，不但没有养生作用，还会对人体健康起到相反的作用。

3. 养成规律的“出入”习惯

排便与进食（包括饮水）是胃肠道的两大“出入”常规。出于养生保健的需要，无论是“出”还是“入”都应该养成一定的习惯，尤其是排便与饮水，要定时排便使肠道内没有宿便，要不渴而喝以满足人体新陈代谢的需要。

4. 摒弃错误的“跟风”保健

在经济条件允许的情况下，适当服用一些正规的保健品可以起到“为健康加油”的作用，但也要做到因人制宜、对症下“补”。不然的话，不但起不到保健作用，而且还会使胃肠道遭殃。以前几年的西洋参热为例，一些商家为了盈利目的，通过多种宣传手段不恰当地扩大了它的作用和适宜人群，一时间服用西洋参“蔚然成风”。岂不知西洋参性凉，功能养胃生津，适用于胃津亏虚类病证；如果阳虚患者服用，就等于雪上加霜，加重阳虚程度。正确的方法是，在有经验的中医师把脉辨证后的建议下，服用与自身病情、体质相符的保健品。

"吃货"的最高境界是，在基本不多花钱的前提下，通过科学的选料、合理的搭配、精心的烹调，把抗病的正气"吃出来"，把致病的邪气"吃出去"。在餐桌上的养胃"经"中，前者属于胃肠道的食养，后者则是——

胃肠病的饮食疗法

一、"七字要诀"护胃肠

饮食疗法和饮食养生的核心内容可以概括为七个字，即早、少、慢、暖、软、淡、杂，有人称之为"七字要诀"。

1. 食养要早

所谓"早"，就是要注意两个问题：一是要重视早饭，古人认为，人在早上起床后应及时进食，空腹不宜外出。如今的年轻人，尤其是女青年，有不少人有不吃早饭的习惯；也有不少老年人，一早起床后顾不上进食就急于外出锻炼：这都是很不利于健康的饮食习惯。不吃早饭，不但会使人在一整个上午缺少能量支持，轻者表现为注意力不能集中，重者甚至有头昏脑胀、心慌、汗出等低血糖的表现；长期不吃早饭，还会使人增加胆道疾病发生的可能性。从养生角度考虑，理想的早餐既要保证一定的能量，又要注意补充必要的水分，因为在经过一夜的“不吃、不喝”后，人们由呼吸、出汗（包括冬天的不被人们熟知的隐性出汗）及大、小便排出不少水分，需要及时补充。专家推荐的早餐“三个一”原则有一定的参考价值，即一杯牛奶、一个鸡蛋、一份主食，有条件者再加一份蔬菜或水果。二是合理膳食、科学养生要抓得早——注意儿童的“脑子吃饭”，以改善“十个儿童九个胖”的现状，使“祖国的花朵”从小有一副健康的体魄。

2. 食量要少

“饮食自倍，肠胃乃伤”。我们的祖先历来重视“少”食与健康的关系，许多民间谚语、俗语、口头禅中也提倡“少”食，如“吃饭少三口，活到九十九”“少吃多滋味，多吃损脾胃”。现代研究也已经证实，适当少吃能够延长机体的生命。如有人以大白鼠为观察对象，将相同的大白鼠随机分为甲、乙两组，饲养在同一实验室，给予同一种饲料和水，唯一不同的是饲料的量。甲组白鼠的饲料箱内放满饲料，使其随时能够进食；而乙组白鼠则被限制供应饲料，它们只能在规定的时间内食用规定量的饲料。最后观察两组大鼠的寿命，结果发现，定时定量进食的乙组大鼠的寿命明显长于无限制进食的甲组；对死亡大鼠的解剖发现，甲组鼠动脉硬化等疾病的发生率高于乙组，部分甲组鼠还患有恶性肿瘤。由此，专家建议养成并保持“少三口”的饮食习惯，以减轻胃肠、心肝等器官在吸收消化方面所花的“力气”，不要让这些器官因我们的“多吃多占”而长期“加班加点”，从而避免这些人体重要器官的功能减退、过早衰老甚至功能衰竭。

3. 进食要慢

细嚼慢咽不但是有修养之人的"风度"，而且直接关系到胃肠道的健康和食物营养的吸收。慢慢地咀嚼可以充分发挥牙齿的作用，将各种食物打烂、粉碎，以减轻胃的负担；咀嚼还会增加含有消化酶的唾液的分泌，并使其与食物混合，以利于食物的消化。也就是说增加咀嚼的次数，有物理性和化学性两个方面的作用。此外，减慢进食的速度还会使人的大脑容易产生"饱"的感觉，有助于上述之"少"的目的。相反，如果以狼吞虎咽式的"快"速进食，将没有嚼碎、未经唾液混合的食物直接下咽，会产生三大有害健康的后果：一是损伤胃肠道，诱发或加重胃溃疡、胃炎、肠炎等疾病；二是妨碍食物的消化和营养物质的吸收，使食物只能发挥"事倍功半"的作用；三是无意中会增加进食的量。

4. 食物要暖

饮食养生除了食物的品种和烹饪方法以外，进食时的温度也很有讲究。进食过于冷的食物会引起胃肠平滑肌的痉挛，从而出现胃痛、腹泻等类似胃肠炎的症状（相信不少老年人在夏天食用冰冻饮料、冰淇淋等冷饮后曾经出现过此类症状）；过热的食物有损伤口腔、食管黏膜之虑，现代研究证实，在长期进食过于滚烫食物的人群中，食管癌的发病率较常人为高。所以，专家提倡进食不烫不冷的温"暖"食物。"暖"的标准是"热不灼唇，冷不冰齿"，也就是说即使在严寒的冬季也不要食用灼热烫唇的食物，即使在炎热的夏季也不要进食冷到冰齿的食物。

5. 食物要软

把食物煮烂后再吃，并非只是老年人的"专利"，而是大多数人食物养生的"宝典"，其最大的优点是使食物中的营养物质易于消化、吸收。

调查发现，许多长寿老人都有喝粥的习惯，有的还在粥里加上一些补益类中药材，煮成各种各样的养生药粥，历代不少中医养生书也留下了许多关于以粥养生的记载。由于粥经过较长时间的熬煮，其中的糖分很容易被食用者吸收，能在较短的时间内引起血糖的快速升高（医学术语为“升糖指数”或“血糖生成指数”高），故不适合糖尿病患者食用。

6. 食物要淡

这里所说的“淡”，有两个要求：一是与咸相对的味淡，即少盐；二是与油腻相对的清淡，即少油、少糖、少添加剂。对于胃肠道保健来说，少油的意义特别大，大鱼大肉类的“膏粱厚味”是胃肠道健康的“杀手”之一，口臭、便秘或腹泻、脘腹胀闷等多种与胃肠有关的病症，多与长期多油饮食的不良习惯有关。要坚持少油饮食，首先要纠正两个认识上的误区：一是认为“素油无害”，不少人总以为多食猪油等动物性油脂是有害的，而豆油、花生油等植物性油脂的多食是无害的。事实上，所有油脂都要限量，长期超量食用都有害。二是觉得“少油口感差”，对于不少习惯浓油赤酱的“厨艺达人”来说，短时间内让其减少食油的用量可能确实有些茫然，但这并非是一道难以超越的“坎”。烹调方法的改变也许是一条“捷径”，如将煎炸、红烧改为清蒸、煨汤、凉拌，将炒蔬菜时先在锅内倒油改为在菜将出锅时加油拌匀，这样既减少油的用量又不失口感。

7. 食材要杂

所谓“杂”是指食谱要广，有人将它通俗地解释为只要对人体健康有利，什么样的食品都要吃一点，哪怕是口感很差的食品，这种说法是值得推荐的。人体需要的营养物质除了水以外还主要包括以下几类：糖（即碳水化合物）、脂肪、蛋白质、维生素、微量元素，它们在体内各有用处、基本上不能替代；对于胃肠道来说，纤维素也是必不可少的，虽然它不能被胃肠道所吸收，也就是说没有真正意义上的"营养"作用，但它可以促进肠道的蠕动（也就是肠道的运动），对于清除肠道内的有毒、有害物质，促进排便具有不可或缺的作用。由于没有一种食材能够含有上述各种人体所需的营养物质，因此只有通过"广"而"杂"的食谱将其弥补，这就是专家经常说的食物在营养上的"互补作用"。

二、"对号入座"养胃肠

要"念"好"餐桌上的养生经"，应该尽可能"知己知彼"。所谓"知己"，就是要对自身的体质或所患病证的寒热虚实有所了解；所谓"知彼"，就是要对常用食物的功能、性味有所了解。在此基础上有针对性地选择食品，才有可能取得"事半功倍"的养生效果。

1. 辨别体质寒热

健康人群，阴阳基本平衡即身体强壮且无寒热之偏。其基本特征是：形体健壮，面色红润，肤色红黄隐隐，目光有神，口唇红润，胃纳较佳，四肢有力，能耐受寒热，二便正常。这就是正常体质。

（1）寒性体质。寒性体质的人常表现为面色、口唇苍白，目光无神，食欲减退，喜欢食用温热食物及热饮，形寒怕冷，或见胃脘疼痛而喜温喜按，小便清长，大便溏泄。

（2）热性体质。热性体质的的人常表现为面色潮红、情绪激动、食欲旺盛、喜饮冷饮、喜食冷或凉的食品、怕热、大便秘结或有口臭、小便色黄。

知识拓展

三 焦

三焦是中医学的一个常用术语，分为上焦、中焦、下焦，含义很广：①指人体上、中、下三个部位，人体的上部称为上焦，包括胸部、头部、上肢、心肺；中焦指人体的中部，主要包括脐以上的腹部和脾胃，所以可将脾气不足称为中焦气虚；下焦是指人体的下部，包括脐以下的腹部、阴部、下肢、肝肾。②其他含义，三焦有时还指六腑之一的三焦腑、穴位之一的三焦俞、外感热病的辨证方法——三焦辨证。

2. 分清胃肠虚实

从病性来看，胃肠病有虚实之异；从病位来分，胃肠病有脾、胃、小肠、大肠的不同，但习惯上常将大、小肠的肠虚滑脱、肠液亏虚分别归属于脾气不足、胃阴亏虚。

（1）脾气虚弱与脾阳不振。主运化是脾的主要功能之一，它是依靠脾气来完成的。因此，脾气虚弱的直接后果就是其主运化功能的失调；脾气虚弱的进一步发展会损伤脾的阳气，甚至还会影响到肾阳，导致脾阳不振或脾肾阳虚的病变，故脾气虚弱、脾阳不振、脾肾阳虚是一个逐步发展、渐进性加重的病变过程。

主要表现：脾气虚弱主要表现为胃脘不适、隐隐作痛，腹泻；脾阳不振者除可见到脾气虚弱的表现外，还有神疲乏力、性寒怕冷、腹痛喜温、泄泻清谷等。

（2）中气下陷。中气下陷实际为脾气下陷。脾气以升举为常，如果升举无力反而下降就是一种病态，由于脾位于中焦，故习惯上将脾气下陷称为"中气下陷"。

主要表现：中气下陷的表现有多种多样，在胃肠病中主要表现为久泻不愈、脘腹胀痛（饭后更甚且会兼有下坠感）、胃下垂，并常伴有气虚的表现，如神疲乏力、形体消瘦等。

（3）脾不统血。脾有统血的功能，也就是说脾气具有主管血液循经脉运行而不至于出血的功能，如果这一功能失常，就会出现便血（即消化道出血）、女性月经量特别多的崩漏等病证。

主要表现：黑便或便血鲜红，其中：黑便多为上消化道出血，通常为胃和十二指肠疾病引起，中医称之为"远血"；便血鲜红多因为下消化道出血，通常由大肠或肛门疾病所致，中医称之为"近血"。崩漏属于妇科疾病，不在此处予以介绍。

知识拓展

上消化道与下消化道

从口腔到肛门的消化道很长。医学上以屈氏韧带为界，将屈氏韧带以上的消化道称为上消化道，包括上段回肠、十二指肠、胃、食管；其以下的称为下消化道，包括下段回肠、空肠、盲肠、结肠及直肠。但一般所说的上消化道出血主要是指胃、十二指肠出血及食管下段出血。随着医学的发展，消化道的划分也有新的变化，出现上、中、下消化道的三段分类法，只是目前还不普及。

（4）胃气虚寒。也就是胃的寒性病证。可出现在多种胃肠疾病中，经常饮食生冷、感受外邪、情绪不畅等因素均可成为致病因素。

主要表现：胃脘冷痛、稍稍进食或自我按摩可减轻痛感，常伴有呕吐清水、畏寒怕冷等表现。

（5）胃火炽盛。也就是胃的热性病证，在胃炎、消化性溃疡等疾病中较为多见。

主要表现：消谷善饥（即容易感到饥饿）、胃脘部烧灼样疼痛、呕吐或嘈杂或便秘，可兼见口臭口苦、牙龈出血、舌碎舌痛等症。

（6）胃阴不足。胃喜润而恶燥，胃阴不足就会出现失润而胃燥的病变。

主要表现：不思饮食、口干舌燥、胃脘痞满、干呕或便秘。

（7）胃气上逆。胃气以通降为顺，如不降反升即称为胃气上逆。其病因有寒、热、痰、秽浊、食滞、气滞等多种。

主要表现：恶心呕吐、嗳气呃逆是各类胃气上逆的共同表现，因病因的不同各种类型的胃气上逆也有不同的表现。因于胃寒者，多见呕吐清水，或朝食暮吐（饭后呕吐且相隔时间较长），可兼见面色白、怕冷等寒象；因于胃热者，多见呕吐酸水或苦水、食入即吐（饭后或不久就出现呕吐）；因于痰者，多见呕吐痰涎且常反复发作、伴有眩晕；因于秽浊者即为中暑，都发生在夏季，可见突然发作、呕吐不止、胀闷难忍；因于食滞者，多见呕吐酸腐，吐出后病情好转，患者多有伤食（如醉酒）史；因于气滞者，多见嗳气、胸闷腹胀等症。

知识拓展

中医学中的"痰"

中医学中的痰不仅仅是指咳嗽吐痰的痰，而是泛指津液（人体正常体液）代谢紊乱以致水液停滞而成的病理产物。这种病理产物一旦形成又可成为一种致病因素而造成多种疾病，如停留在胃中的痰可扰乱胃气的正常通降导致胃气上逆。

3. 认识食物作用

（1）益气食物。是指具有补益脾胃之气、可用于脾气虚弱类病证治疗或养生的食物，如粳米、糯米、山药、大枣、鸡肉、青鱼、鲢鱼、鲈鱼、猪肚、牛肉。食用益气食物应适当加入适量的理气食物，如陈皮、砂仁等，这是因为单用益气食物容易造成气机壅滞、影响脾的运化功能。

（2）补血食物。是指具有养血、补血作用，可用于血虚类病证治疗或养生的食物，如菠菜、樱桃、猪肝、猪心、鲳鱼、花生、乌贼鱼、胡萝卜、荔枝、葡萄。由于此类食物多为甘腻之品，食用时可适当配合一些理气食物，如刀豆、橙子、陈皮等；此外，中医有"气能生血"之说，故补血食物可与益气食物同时食用。

（3）温阳食物。是指温补脾肾阳气、增强脾的运化功能，可用于脾肾阳虚病证治疗与养生的食物，如韭菜、洋葱、大蒜、桂圆、羊肉、虾、海参。由于此类食物多为温热之品，凡热性体质及胃肠实热、阴虚火旺者不宜食用。

（4）滋阴食物。是指具有滋养胃阴、补养肠液，可用于胃阴亏虚、肠液不足类病证治疗或养生的食物，如百合、银耳、猪肉、鸭肉、燕窝、鸭蛋。由于滋阴类食物多为甘寒滋腻之品，容易影响食用者的胃纳功能，故应同时适当食用一些白萝卜、陈皮等理气类食物；另外，脾胃虚弱及有胃肠湿滞、气滞证者不宜食用。

（5）活血食物。是指促进人体血液运行、可用于胃肠血虚类病证治疗或养生的食物，如生藕、茄子、木耳、桃子、葡萄、栗子。食用时应注意两点：一是由于血瘀常与气滞同时存在，故活血、理气食物可以配合食用；二是女性经期、孕期不宜食用此类食物。

（6）理气食物。是指具有调畅气机作用，可用于胃肠气滞、肝气犯胃、肝脾不和类病证治疗或养生的食物，如刀豆、茼蒿、橙子、芒果、豌豆。由于理气类食物辛温香燥，有耗伤气阴之虑，故气虚、阴虚患者应慎食。

（7）清热食物。是指具有清泄里热作用的性寒或凉的食物，这类食物的具体作用包括清热解毒、清热凉血、清热泻火、清热燥湿等，可用于胃肠实热或湿热病证的治疗和养生，如绿豆、白菜、卷心菜、青菜、苋菜、空心菜、莼菜、金针菜、茭白、苦瓜。实际食用时应注意适当的量和恰当的配伍，切不可过量食用苦寒食品，以免造成“苦寒败胃”的后果。例如，苦瓜，味苦、性寒，有较好的清热作用，但如果单独生食苦瓜，很容易出现胃部难受不适的症状，故我们推荐的食用方法是苦瓜炒鸭蛋，或生苦瓜与苹果等一同榨汁后饮用。

（8）祛湿食物。是指具有渗泄水湿、祛除体内湿邪的食物，多用于湿困脾胃及胃肠湿浊类病证的治疗或养生，如扁豆、蚕豆、赤豆、莴苣、黄瓜、冬瓜、荠菜、西瓜、薏米、鲤鱼。由于脾有运化水湿的功能，故祛湿食物常与健脾类食物配合食用，以增强利湿的效果。

（9）润肠食物。是指富含油脂具有滑润肠道的食物，多用于阴虚肠燥所致的习惯性便秘或有便秘见症的其他胃肠疾病的治疗和养生，如松子、核桃仁、芝麻、甘蔗。

（10）收涩食物。是指具有收敛固涩、涩肠止泻作用，用于脾肾阳气虚弱所致的慢性腹泻的食物，如柿子、石榴、榛子、莲子、芡实。需要注意的是，此类食品只能用于辨证属虚的腹泻类病证，对于湿困或湿热、气滞、食滞等属于邪实的病证不宜食用，以免“闭门留寇”使病程绵延。

（11）消食食物。是指具有消除食滞、促进消化作用，有利于恢复脾胃运化功能的食物，多用于因饮食不节所致的食积停滞类病证，可见胸脘痞满、腹胀或痛、嗳腐吞酸、呕恶厌食或大便泄泻等表现。如谷芽、麦芽、山楂、白萝卜、大麦、荞麦、番茄、柚子、杨梅、食醋。

4. 了解食物性味

“药食同源”是中医食疗、食养的理论基础，食物与药物一样具有各自的性味，如四气五味、归经等。了解这些基本知识有助于正确实施胃肠道疾病食疗、食养及胃肠道的养生保健。

（1）四气五味。四气是指食物的寒、热、温、凉四种不同的“秉性”。寒凉与温热是两种截然相反的属性，有质的区别：寒凉食物有清热作用，可供胃肠热证者食用；温热食物有驱寒、温阳作用，可供阳虚怕冷、腹痛泄泻者食用。寒与凉、温与热仅是量的不同，在一定情况下可以互相替代。此外，还有为数不少食物的寒热属性不太明显，称为平性，故食物的属性实际上有5种，但习惯上仍然称为“四气”。五味是指食物辛、甘、酸、苦、咸五种不同的滋味。传统理论认为，食物的滋味与其功能有一定的关联，如辛味食物具有发散、行气、活血作用，甘味食物具有滋补、缓急、润燥作用，酸味食物具有收敛作用，苦味食物具有燥湿、泄降作用，咸味食物具有软坚、泻下作用。此外，还有涩味与淡味两种滋味，但传统理论中有“涩附于酸，淡附于甘”之说，将涩味归为酸、淡味归为甘，故仍为“五味”。

（2）归经。是依据脏腑经络理论将食物作用的范围加以归纳，说明某种食物对某脏腑经络起主要作用，而对其他脏腑经络的作用相对较弱，体现食物作用的相对特异性。用于胃肠病食疗、食养的食物多数归脾、胃、大肠、小肠经，也有归肝、肾经的。

知识拓展

食疗、食养与药膳

食养，也就是饮食养生，应用时通过选择适当的食物进行饮食调养，以补益精气、祛除邪气、调整脏腑功能、纠正人体的阴阳之偏，达到调治疾病、延年益寿的养生目的。

食疗（也称食治），就是饮食疗法，是在中医理论指导下，根据“药食同源”的理论，利用食物的特性来治疗或辅助治疗疾病的一种方法。可见，食养与食疗的原理、方法和目的基本相同。

药膳是药物与食物相配合而制成的既有养生作用、又有防病治病作用的膳食。换句话说，在食养或食疗中加入某种中药制成的膳食即为药膳。药膳中所使用的中药应尽量选用药食两用品，并充分考虑其口味，以使药膳美味可口。

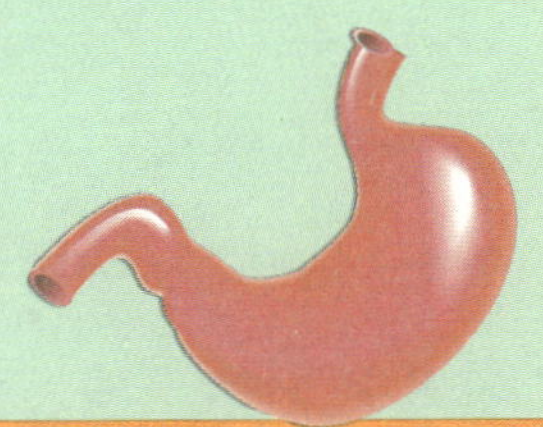

中篇：“吃掉”胃肠病

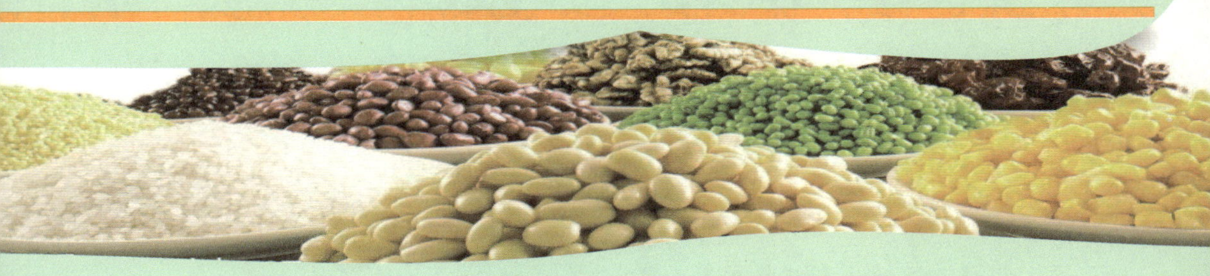

要掌握“最养胃”的“吃”法，其还要对常见的食物有所了解，例如：食物的性味、主要功能、具体应用以及需要注意的问题等。至于书中例举的菜谱，是作者对该食物食用方法的理解，谈不上“经典”，更不是不可更改的规矩，读者尽可“自由发挥”。由于本书不是一般的菜谱类书，所以对烹调时所需的调味品除了提及必要的宜忌外，其余一概不作介绍。

中医现存最为古老的经典著作《黄帝内经》在论述食物养生时提倡“五谷为养，五果为助，五畜为益，五菜为充，气味合而服之，以补益精气”。本书以此为依据，将所有食物分为五谷、五果、五畜、五菜；同时，参考《中国居民膳食指南（2007）》所提倡的“食物多样，谷物为主，粗细搭配；多吃蔬菜水果和薯类……常吃适量的鱼、禽、蛋和瘦肉……”的原则，按五谷、五菜、五果、五畜次序排列，至于其中具体食物的排列不分先后。

本篇对于各种食物的介绍均以中医、中药的理论为主，如性味、归经、作用和应用等；对于那些已有现代研究结果者，如主要成分、药理作用等，也概要介绍一些代表性的观点或结论，但这部分内容较少。

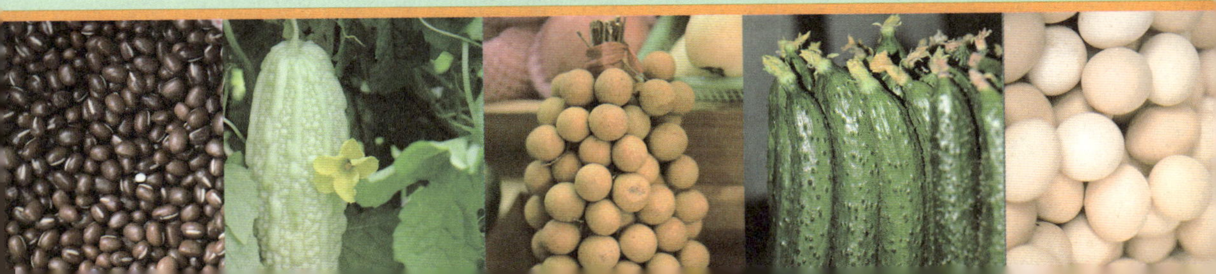

《中国居民膳食指南》将“食物多样，谷物为主，粗细搭配”列为10条“膳食经典”之首，在食物金字塔中谷物类位于最底部，是人们每天都应该进食的。为了使大家“吃”得“最养胃”，在中篇之首我们先一起讨论——

米面杂粮——五谷为养

1. 大麦

作用概述 大麦味甘，性凉，归脾、肾经，有健脾和胃、宽肠、利水等作用，可用于腹胀、食滞泄泻、小便不利等病证患者的调养与康复。现代研究证实：大麦中碳水化合物含量较高，蛋白质、钙、磷含量中等，并含少量B族维生素。

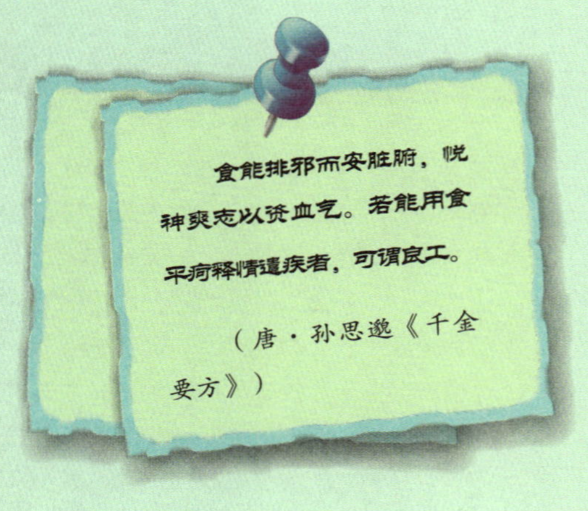

食能排邪而安脏腑，悦神爽志以资血气。若能用食平疴释情遣疾者，可谓良工。

（唐·孙思邈《千金要方》）

食谱举例

（1）香炒麦粉：大麦磨粉，炒至微香，温水送服1小勺。有和胃宽中作用，可供食后饱胀、乏力思卧者食用。

（2）大麦粥：大麦粉20克，粳米50克，粳米加水煮沸片刻后，撒上大麦粉。有理气助消化作用，可供食滞泄泻者食用。

（3）大麦茶：大麦适量，炒焦后加水煮沸，加入茶叶（绿茶）。有清热解暑作用，是夏季理想的防暑解渴之品。

温馨提示 古人有"大麦初熟，人多炒食，此物有火，能生热病"之说，可供参考。

知识拓展

B族维生素

B族维生素是一个大家族，种类很多，包括维生素B_1、维生素B_2、维生素B_6、维生素B_{12}、烟酸、泛酸、叶酸等。B族维生素是推动体内代谢，把糖、脂肪、蛋白质等转化成热量时不可缺少的物质。如果缺少B族维生素，则细胞功能会降低，引起代谢障碍，这时人体会出现怠滞、食欲不振、口腔溃疡等病症。粗粮、水果、蔬菜中含有较多的B族维生素。古代虽然还没有发现B族维生素，但《论语》之"食不厌精"，实际上已经认识到粗粮、杂粮与人体健康的关系。

2. 小麦

作用概述 小麦味甘，性微寒，归心、脾经，有养心、除热、止渴、敛汗等作用，可用于脏燥、烦热、虚汗、消渴、泄利、痈肿、外伤出血、烫伤等病证患者的调养与康复。现代研究证实：其含有淀粉、蛋白质、糖类、糊精、脂肪、粗纤维及微量B族维生素等。

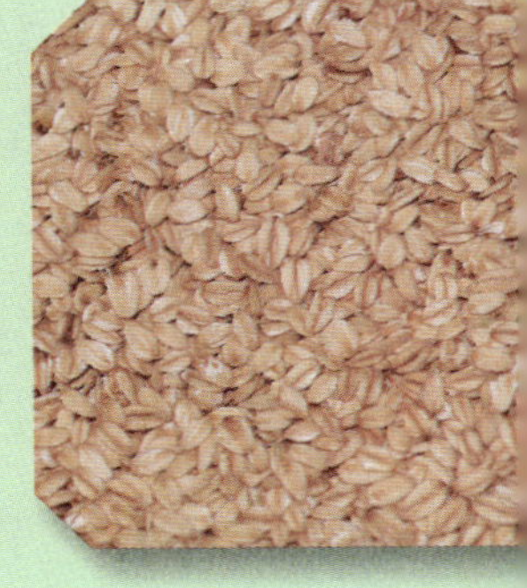

食谱举例

（1）炒焦麦粉： 白面（即小麦粉）炒至焦黄，每日温水调服1调羹。有益胃醒脾的作用，可供慢性腹泻、食欲不振者食用。

（2）菜汤面： 挂面200克，青菜100克。青菜切丝，常法煮挂面。有清热通便的作用，可供有肠热见症的便秘者食用。也可以白菜代替青菜，或加入新鲜适量香菇、精肉丝等以增加鲜味。

（3）鲜美疙瘩汤： 面粉100克，加水调成糊状；蘑菇、香菇、青菜各适量，切丝。常法烹饪可加入适量虾皮。有健脾补虚、养胃和中的作用，可供有脾胃虚弱见症的食欲不振或消化不良者食用，也是常人喜爱的主食。

温馨提示 古代中药文献认为，脾胃湿热者应慎食小麦。

3. 麦芽

作用概述 麦芽味甘，性平，归脾、胃经，有消食、回乳等作用，可用于食积、腹满泄泻、恶心呕吐、食欲不振、乳汁郁滞、乳房胀痛等病证患者的调养和康复。现代研究证实：麦芽主要含有生物碱、蛋白质、氨基酸及B族维生素、维生素E、维生素D等；具有降血糖、抗氧化等作用。

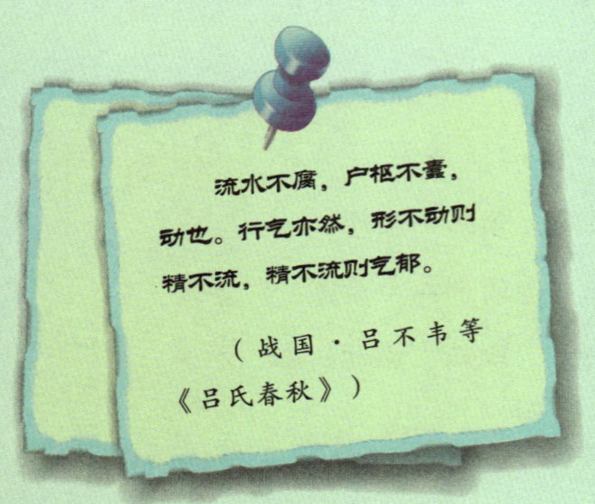

食谱举例

（1）麦芽饼： 麦芽磨粉，加入草头或其他绿色蔬菜丝，常法制作。有清香开胃的作用，可供有食滞、气滞见症的胃纳不佳、不思饮食者食用。

（2）山楂麦芽饮：山楂、麦芽各10克，分别炒香后一同加水煮沸，去渣取汁，代茶频饮。山楂麦芽饮有理气和中、助消化作用，可供食滞型功能性消化不良患者及其他有消化不良表现者饮用。

（3）麦芽六曲煮猪肚：麦芽、六曲各适量，猪肚1具。将猪肚焯水后与麦芽、六曲同煮至烂。有补脾胃而不滋腻的特点，可供老年人或有脾胃虚弱见症者佐餐用。

4. 荞麦

作用概述 荞麦味甘、微酸，性寒，归脾、胃、大肠经，有健脾消积、下气宽肠、解毒敛疮作用，可用于肠胃积滞、泄泻、痢疾、自汗盗汗、丹毒痈疽等病证患者的调养与康复。现代研究证实：荞麦含有水杨酸、槲皮素等黄酮及油酸、亚油酸等脂肪酸；具有降压、降脂作用。

食谱举例

（1）荞麦豆浆：荞麦1份，黄豆2份。常法制作。有和胃宽肠作用，可供有食滞胃肠见症的泄泻患者及功能性消化不良患者食用。

（2）荞麦饭：粳米50克，荞麦、莲子各5克。常法煮饭。有健脾胃、养心神作用，可供消化不良并兼见易醒梦多者食用。

（3）荞麦粥：荞麦、粳米各等量。常法煮粥。有健脾胃、调肠道作用，可供一般有消化不良见症（如食欲不振、腹胀或腹泻等）患者食用。

温馨提示 一般人不宜长期食用荞麦，脾胃虚寒者更应慎用。

5. 小米

作用概述 小米味甘、咸，性凉，归肾、脾、胃经，有和中、益肾、除热、解毒作用，可用于脾胃虚热、反胃呕吐、腹满食少、消渴、泄泻等病证患者的调养与康复。现代研究证实：小米的营养成分非常丰富，含有淀粉、脂肪、蛋白质、氨基酸、微量元素、维生素、膳食纤维等。其中氨基酸的品种较为齐全，包括人体8种必需氨基酸，维生素的种类包括B族维生素、维生素A、维生素D、维生素C、维生素E等，微量元素有钾、铁、磷、锰、锌等。

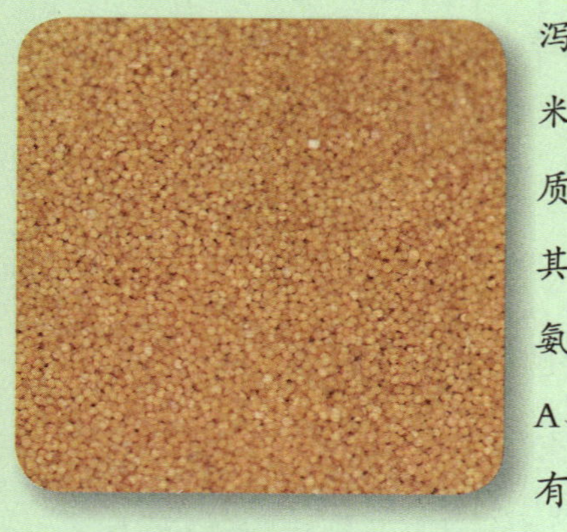

食谱举例

（1）二米饭： 粳米2~3份，小米1份。常法煮饭。有健脾和中作用，可供脾胃虚弱、食少便溏者食用。

（2）小米南瓜粥： 小米50克，南瓜30克。南瓜去皮切块，加小米同煮。有清热养胃作用，可供有胃肠积热见症的便秘或泻下不爽者食用。

（3）小米粥： 小米50克，西芹、香菇（鲜品）各适量。小米加水煮粥，其间加入洗净、切碎的芹菜、香菇及调味品。有养胃气、清肠热的作用，可供有胃肠积热见症的消化不良者食用。

温馨提示 古代中药学著作《日用本草》认为，小米不可与杏仁一起食用，否则会使人吐泻。可供参考。

6. 玉米

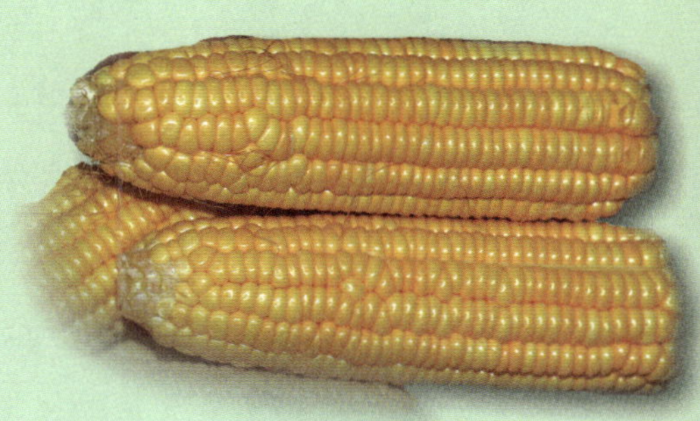

作用概述 玉米味甘，性平、归胃、大肠经，有开胃、利尿等作用，可用于食欲不振、小便不利、水肿、消渴、尿路结石等病证患者的调养与康复。现代研究证实：玉米中淀粉的含量大于60%，并含有一定量的脂肪油、生物碱、B族维生素等；有抗氧化、延缓衰老及降血糖、降血脂等作用。

食谱举例

（1）**煮玉米：**嫩玉米（成熟又不老的玉米）加水煮熟，取出即食。有开胃和中作用，可供有胃气郁滞见症的食欲不振或兼有便秘者食用。

（2）**玉米排骨汤：**小排500克，嫩玉米1个。小排切段并焯水后加水和玉米段煮汤。有健脾养胃、助消化作用，可供消化不良见症的食欲不振、腹胀不适者佐餐用。

（3）**玉米粥：**糯米2~3份，玉米粉1份。粳米加水煮沸，片刻后撒上玉米粉即成。有养胃和肠作用，可供脾胃虚弱的慢性泄泻者食用。

7. 高粱

作用概述 高粱味甘、涩，性温，归脾、胃经，有健脾止泻、化痰安神作用，可用于脾虚泄泻、消化不良、痰湿咳嗽、失眠多梦等病证患者的调养与康复。现代研究证实：高粱含有的鞣酸及鞣酸蛋白，有较好的收敛止泻作用；含有的食物纤维利于代谢废物的排出，有"负营养"的作用，是理想的“健美”食品。

食谱举例

（1）高粱粥： 高粱1份，粳米2份。常法煮粥。有健脾化湿、涩肠止泻作用，可供有食滞、湿阻见症的慢性腹泻及高脂血症患者食用。

（2）杂粮饭： 粳米3份，高粱、小米、荞麦各1份，常法煮饭。有化湿理气和中作用，可供有食滞、湿阻见症的慢性腹泻及糖尿病、高血压、高脂血症、肥胖患者食用。

温馨提示 高粱口感较差，一般多与其他食品混合后食用。

8. 籼米

作用概述 灿米味甘，性温，归心、脾、肺经，有温中益气、健脾止泻作用，可用脾胃虚寒泄泻诸证患者的调养和康复。

食谱举例

三色炒饭： 籼米100克，豌豆少许，胡萝卜1个，鸡蛋1个。籼米煮饭，胡萝卜、去皮、切丁。常法烹饪。由于籼米黏性较差，用于炒饭特别可口，可供食欲减退者食用。

9. 粳米

作用概述 粳米（又名大米）味甘，性平，归脾、胃经，有补中益气、健脾和胃、除烦渴、止泻痢作用，可用于脾胃虚弱病证患者的调养

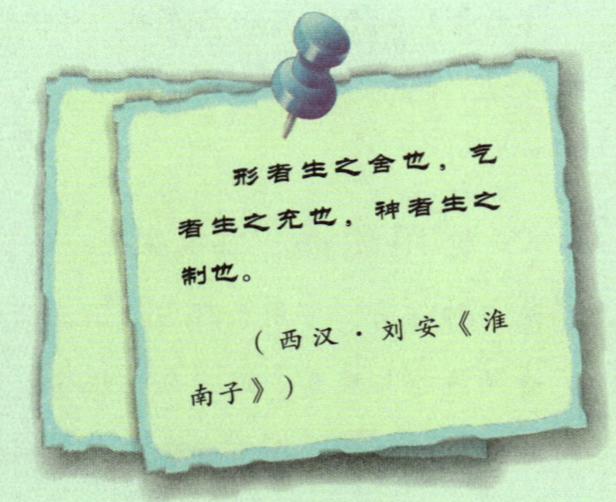

与康复。现代研究证实：粳米主要含有淀粉、少量蛋白质和B族维生素等；有一定的抗肿瘤作用。

食谱举例

（1）**米糊：** 粳米50克，红枣3枚。两味放入豆浆机中按要求加水制作。有健脾养胃、助消化作用，可供功能性消化不良患者食用。

（2）**红薯饭：** 粳米100克，红薯适量。红薯切块后与粳米常法煮饭。有理气和胃作用，可供便秘患者食用。

（3）**黑枣粥：** 粳米50克，黑枣5枚。常法煮粥。有养胃涩肠作用，可供慢性泄泻患者食用。

10. 糯米

作用概述 糯米味甘，性温，归脾、胃、肺经，有补中益气、健脾止泻、缩尿、敛汗、解毒作用，可用于脾虚泄泻、消渴尿多、自汗等病证患者的调养与康复。现代研究证实：糯米含有蛋白质、脂肪、糖类、钙、磷、铁、维生素B_1、维生素B_2、烟酸及淀粉等，营养丰富，为常用的温补强壮食品。

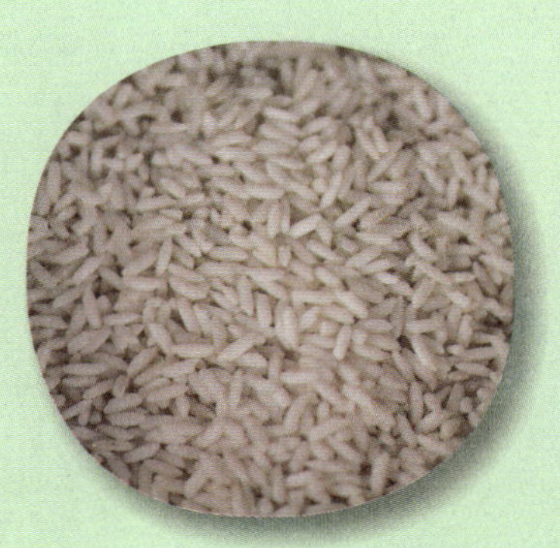

食谱举例

（1）**糯米红枣粥：** 糯米50克，红枣3枚。常法煮粥。有健脾益气、涩肠止泻作用，可供慢性腹泻又无明显食滞、湿热见症患者食用。

（2）**糯米赤豆糕：** 糯米1 000克，磨成粉；赤豆100克，加水煮至开花状；白糖适量。常法蒸糕。有补中益气作用，是诱人的点心，常人及有脾气虚弱见症的慢性腹泻患者均可食用。

（3）糯米汤圆： 糯米多少不拘，磨成粉；馅料的种类依各人口味而随意制作，并制成不同品种的汤圆，常见的有以赤豆、白糖为馅的豆沙汤圆，以芝麻、白糖、猪油为馅的芝麻汤圆，以鲜猪肉为馅的猪肉汤圆，以荠菜、猪肉为馅的荠菜汤圆等。有补中益气作用，一般人群均可食用。但它不易消化，且多数汤圆的热量较高，故胃肠病患者不推荐食用。

温馨提示 湿热痰火及脾胃运化不良者忌食，儿童不宜多食。

知识拓展

维　生　素

维生素是维持身体健康所必需的一类有机化合物，由于它的外文名称为Vitamin，所以在早期的医学文献中曾把它音译为“维他命”。维生素有两个特点：一是作用特殊，它在体内既不是构成身体组织的原料，也不是能量的来源，而是一类调节物质，在物质代谢过程中起着十分重要的作用；二是来源特殊，人体基本不能合成（或只能合成极少量）维生素，所以虽然它的需要量很少，但必须由食物供给。当供给不足时，人体就会出现相应的疾病。维生素B_2的缺乏会出现口角糜烂等疾病，儿童缺乏维生素C会影响其骨骼发育。维生素一般有两个“名字”：一个是“维生素”加大写的英文字母或再加阿拉伯数字，如维生素A、维生素B_1；另一个是与其作用等有关的纯中文名，如维生素C因其缺乏与坏血病的发生有关，故又被称为“抗坏血酸”。当然，维生素不是万能药，也并非越多越好。

11. 锅巴

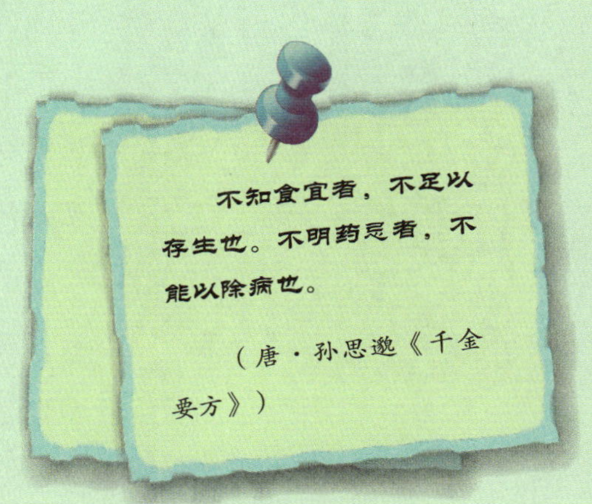

作用概述 锅巴味苦、甘，性平，有补气、运脾、消食、止泻作用。

食谱举例

（1）锅巴莲子羹： 锅巴、莲子各适量。先将莲子加水煮烂后拌入少许白糖，备用；锅巴扳成小块置碗中，倒入煮烂的莲子汤，食锅巴喝汤。有健脾助消化作用，可供有脾虚见症的慢性腹泻患者食用。

（2）虾仁锅巴： 虾仁、锅巴各适量，豌豆、胡萝卜（去皮，切丁）各少量。常法烹饪。虾仁锅巴色香味俱全，有健脾养胃作用，一般胃肠病患者均可食用，兼见消化不良、慢性腹泻者更为适宜。

（3）锅巴粥： 锅巴适量，加水稍煮。有除湿助消化作用，可供食滞型功能性消化不良及慢性腹泻患者食用。

温馨提示 目前市售的锅巴多为机器压制，与传统锅巴有着较大的区别，故不提倡多食。

12. 芡实

作用概述 芡实味甘、涩，性平，归脾、肾经，有固肾涩精、补脾止泻等作用，可用于遗精、带下、小便失禁、大便泄泻等病证患者的调养与康复。现代研究证实：芡实含有淀粉、蛋白质、脂肪及多种维生素等；有抗氧化、降血糖、抗菌及改善实验大鼠学习记忆障碍等作用。

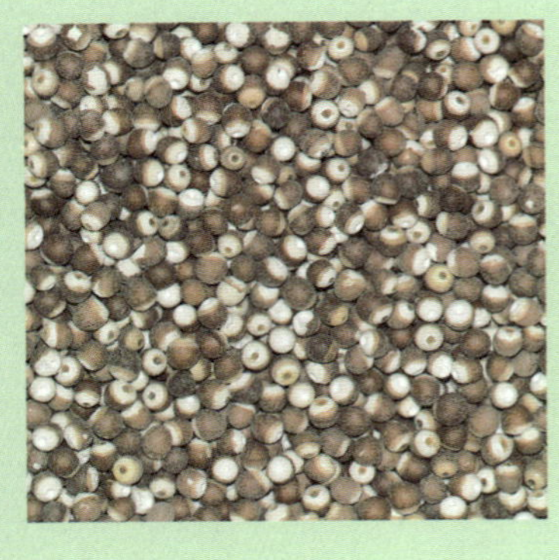

食谱举例

（1）芡实糕：芡实粉2份，糯米粉1份。常法蒸糕。有健脾和胃作用，可供无明显肠胃湿热见症的各种胃肠疾病患者加餐用。

（2）芡实粥：芡实、糯米各25克，红枣3枚，加水煮粥。有健脾养胃涩肠作用，可供脾虚型慢性泄泻患者食用。

（3）芡实桂圆饮：桂圆肉、芡实各等量，红糖适量。桂圆、芡实加水同煮至烂，其间加入红糖。有温脾益气、养胃止泻作用，可供脾虚泄泻患者食用。

温馨提示 古代有人认为，大、小便不利者禁食芡实，食滞不化者慎食芡实。

13. 芝麻

作用概述 芝麻味甘，性平，归肝、脾、肾经，有养血益精、润肠通便作用，可用于肝肾不足引起的头晕眼花、耳鸣耳聋、腰酸腿软、须发早白、肌肤干燥、肠燥便秘等病证患者的调养与康复。现代研究证实：芝麻含有油酸、亚油酸等脂肪酸及维生素E、叶酸、卵磷脂等；有降糖、降压作用，并能抗氧化、延缓衰老。

食谱举例

（1）芝麻糊：黑芝麻、核桃肉按1∶1用量，芝麻炒香，与核桃仁一起放在食品粉碎机中打碎。有健脾养胃、润肠通便作用，可供有胃热肠燥见症的便秘者加餐用。

（2）芝麻粥：糯米50克，黑芝麻、枸杞子各少许。常法煮粥，将熟时加入枸杞子及炒香的黑芝麻。有健脾益气作用，可供有脾虚见症的年老体弱、胃纳不佳者食用。

（3）芝麻糕：面粉2份，白芝麻1份，红枣适量。常法蒸糕。有醒脾养胃作用，可供有脾虚见症的年老体弱、纳谷不馨者加餐用。

温馨提示 腹泻患者不宜食用。

14. 赤豆

作用概述 赤小豆味甘、酸，性微寒，归心、小肠、脾经，有利水消肿退黄、清热解毒消痈等作用，可用于水肿、脚气、黄疸、便血、肿毒疮疡、癣疹等病证患者的调养与康复。现代研究证实：赤小豆含有糖类、蛋白质、脂肪、粗纤维及钙、磷、铁等微量元素，还含有硫胺素、核黄素、烟酸等维生素；有抑制精子作用。

食谱举例

（1）赤豆粥：赤豆10克，粳米50克。赤豆加水煮开，加入粳米一起煮粥。有健脾养胃作用，一般胃肠病患者均可食用。

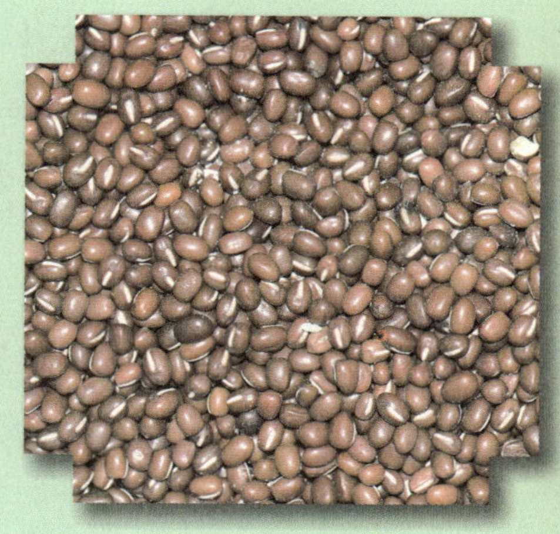

（2）赤豆银耳羹：赤豆20克，水发银耳1碗，冰糖适量。赤豆与银耳加水同煮至烂，其间加入冰糖。有补脾益气、养胃润燥作用，可供有胃虚肠燥见症的大便不爽者食用。

（3）红豆薏米饮：红豆、米仁各20克，红枣5~10枚，冰糖适量。三味一起加水同煮至烂，其间加入冰糖。有益气健脾作用，可供有脾虚胃弱见症的食欲不振、腹胀不适者食用。

温馨提示 古代中医认为，阴虚津伤者应慎用赤小豆。

知识拓展

水溶性维生素与脂溶性维生素

能在水中溶解的维生素称为“水溶性维生素”，如B族维生素及维生素C等。这类维生素广泛存在于各种食物中，如许多水果蔬菜中含有丰富的维生素C，谷类食物（尤其是谷物的表皮）中含有较多的维生素B_2。所以在清洗青菜等蔬菜时，应该整叶洗净后再切，否则会丢失维生素C；选择米面时不应该以“精白”为标准，因为“精白”米面因将它的表皮去除得过于干净，从而丢失维生素B_2。

不能溶于水而只能溶解于油脂中的维生素称为“脂溶性维生素”，如维生素A。日常食物中维生素A含量最为丰富的可能要数胡萝卜，因此，胡萝卜应该经油炒或加在荤汤中烧煮后食用，以使其中的维生素A充分溶解；反之，生食、打汁等食用方法因没有油脂而使人体无法真正获得其中的维生素A。

15. 大豆

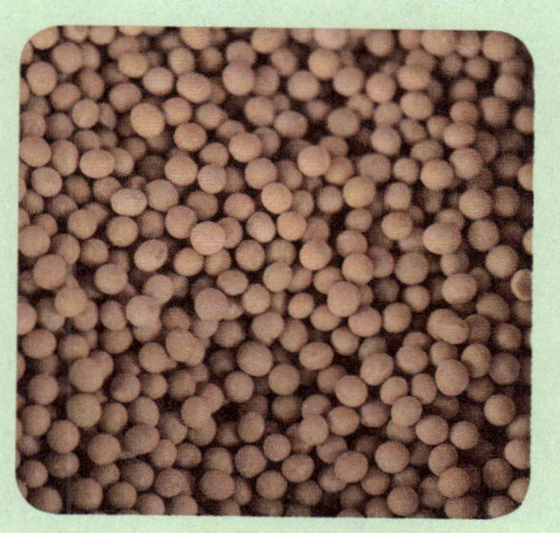

作用概述 大豆（又名黄豆）味甘，性平，归脾、胃、大肠经，有健脾消积、利水消肿作用，可用于食积泻痢、腹胀食呆、脾虚水肿、疮痈肿毒等病证患者的调养与康复。现代研究证实：黄豆含有丰富的蛋白质，故有"植物肉""人造肉"之称，并含有维生素B_1、烟酸、胡萝卜素等维生素及钙、磷等人体所需的营养充分；有抑菌、抗氧化及雌激素样作用。

食谱举例

（1）**肉丝黄豆汤：** 黄豆200克，猪腿肉50克。黄豆加凉水浸泡三四小时，猪肉切丝；煸炒肉丝至熟，加入浸泡并洗净后的黄豆、水，大火煮沸后小火炖3~4个小时。肉丝黄豆汤酥烂可口，能开胃增进食欲，可供各类食欲不振者佐餐用。

（2）**豆浆：** 黄豆50克，加水浸泡后放入豆浆机。常法制作。豆浆的种类很多，可加入枸杞、红枣甚至谷物等，以制成各种"花色"豆浆。豆浆的基本作用是和胃宽中，适宜人群很广，包括食滞腹胀腹泻、纳差等常见的胃肠病患者。但有人多喝豆浆后会产生腹胀不适感，饮用时应加以注意。

（3）**黄豆烧猪肉：** 猪五花肉500克，大豆50克，常法加酱油红烧至豆酥烂。这道菜色红味香，能健脾补气，又可增进食欲，可供有脾虚见症的食欲不振者佐餐用。

温馨提示 黄豆不宜多食。

附：

豆腐

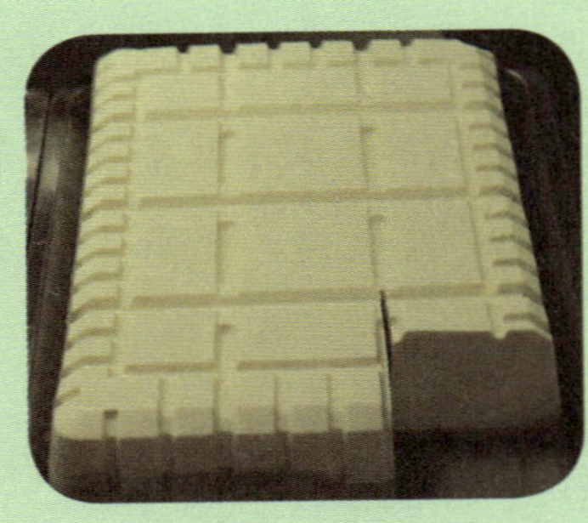

作用概述 豆腐是最普通的豆制品之一，味甘，性凉，归脾、胃、大肠经，有益气和中、生津润燥、清热解毒作用，适用于赤眼、消渴、休息痢等病证患者的调养与康复，也是人们餐桌上的常见品。

食谱举例

（1）荠菜豆腐羹：荠菜50克，切碎；豆腐1盒，切块。常法烹饪。有清热利湿作用，可供肠热口臭、便秘或泻下秽臭及湿热中阻、食欲不佳者佐餐用。

（2）豆腐鱼汤：昂刺鱼300克；豆腐1盒，切块。常法烹饪。这款汤色白味鲜，有补脾气、清胃热、增进食欲作用，可供消化不良、食欲不振者佐餐用。

豆干

作用概述 豆干也称豆腐干，为最普通的豆制品之一，但传统中医关于豆腐干的论述较少。现代研究证实：豆腐干含有蛋白质、卵磷脂和几种微量元素，一般人群均可食用，但脾虚腹泻患者不宜多食。

食谱举例

（1）芹菜豆干：芹菜300克，切段；豆干3块，切丝。常法烹饪。有清热下气作用，可供胃热口臭、便秘者佐餐用。

（2）豆干焖鸭：光鸭半只，切块；豆干300克，切块。常法烹饪。有清热养阴作用，可供胃阴不足或兼有胃热的胃脘痛、便秘、腹泻、口臭等患者佐餐用。

（3）素炒三丝：豆干2块，茭白1只，香菇（鲜品）4~5个，分别切丝。常法烹饪。有清热养胃、下气宽肠作用，可供胃肠湿热口臭、便秘者佐餐用。

毛豆

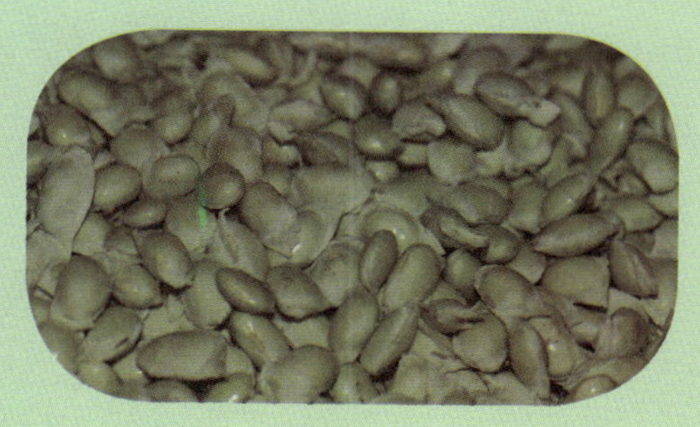

作用概述　毛豆为未成熟的大豆，一般作蔬菜食用。毛豆味甘、性平，归脾、大肠经，有健脾益气、宽中润燥、清热解毒作用，适用于疳积泻痢、腹胀羸瘦、痈肿疮毒等病证患者的调养与康复。现代研究证实：毛豆含有不饱和脂肪酸、纤维素、卵磷脂、微量元素钾及维生素C等成分。

食谱举例

（1）丝瓜炒毛豆：毛豆200克，去壳；丝瓜3条，去皮，切块。常法烹饪。有清热解暑、理气和中作用，可供有暑热湿阻、胃气受阻见症的食欲减退、腹胀不适者佐餐用。

（2）冬瓜毛豆咸肉汤： 冬瓜200克，去皮，切片；毛豆200克，去壳；咸肉少量，切片。常法烹饪。有清热解暑、理气开胃作用，可供有暑热湿阻、胃气受阻见症的烦渴、腹胀、食欲减退者佐餐用。

（3）茭白毛豆炒鸡丁： 茭白1只，去壳，切丁；毛豆200克，去壳；鸡胸脯肉100克，切丁；红甜椒半只，切丁。常法烹饪。有健脾养胃、理气和中作用，可供一般胃肠病患者佐餐用。

黄豆芽

作用概述 黄豆芽为黄豆种子培育出的食用芽菜。黄豆芽味甘，性凉，归入脾、大肠经，有清热利湿、消肿除痹作用，适用于脾胃湿热、大便秘结等病证患者的调养与康复。现代研究证实：黄豆芽含有维生素B_2和维生素E等成分。

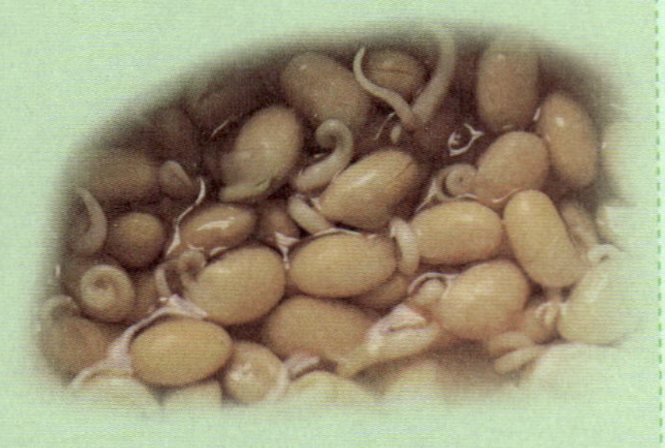

食谱举例

（1）韭菜炒豆芽： 黄豆芽300克；韭菜100克，切段。常法煸炒。有和中下气作用，可供无明显脾虚见症的便秘、消化不良、胃脘不适患者佐餐用。

（2）豆芽排骨汤： 黄豆芽200克；猪排骨500克，切块。常法煨汤。有健脾养胃、调中下气作用，可供有气滞、食滞、湿阻见症的胃肠病患者佐餐用。

16. 蚕豆

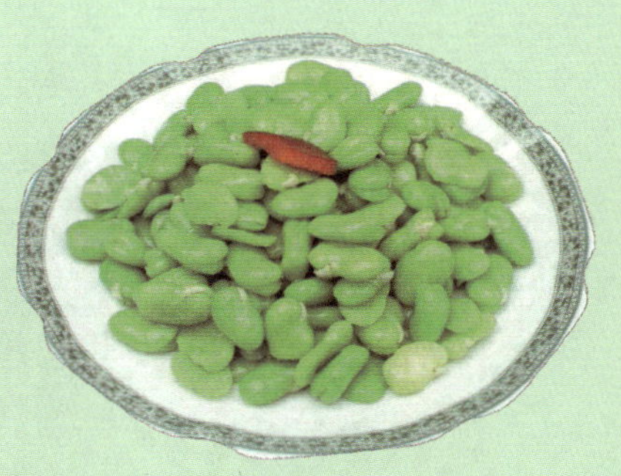

作用概述 蚕豆味甘、微辛，性平，归脾、胃经，有健脾利水、解毒消肿作用，可用于水肿、疮毒等病证患者的调养与康复。现代研究证实：蚕豆含有卵磷脂、磷脂酰乙醇胺、半乳糖基甘油二酯等酯类，胆碱、精胺、去甲精胺等生物碱以及抗坏血酸等成分；具有增强记忆、健脑等作用。此外，蚕豆是低热量食物，对高脂血症、高血压和其他心血管疾病均有一定的好处。国外有学者研究证实：蚕豆对肠癌的防治有一定的作用。

食谱举例

（1）蚕豆饭：蚕豆（鲜品）适量，去壳；粳米100克。常法煮饭。有开胃利湿作用，可供有湿滞见症的食欲减退、便秘腹胀患者食用。

（2）豆瓣菌菇汤：蚕豆（鲜品）1 000克，去壳，去皮；新鲜香菇、蘑菇各3~4个。常法煮汤，可加少量咸菜末以提鲜。豆瓣菌菇汤清淡鲜美，有很好的开胃和中作用，可供一般食欲减退患者佐餐用。

（3）家常豆瓣沙：蚕豆（鲜品）1 000克，去壳，去皮；虾皮、火腿丝各少许。常法煮成泥状，其间加入虾皮和事先煸香的火腿丝。有补中益气、开胃健脾作用，可供一般食欲不振患者佐餐用。

温馨提示 对蚕豆过敏者忌食；一般人群也不宜过量食用，以免引起食积腹胀等不适。

17. 绿豆

作用概述 绿豆味甘、性凉，归心、胃经，有清热解毒、消暑、利水作用，可用于暑热烦渴、水肿、泻痢、丹毒、痈肿等病证患者的调养与康复，并能解药毒。现代研究证实：绿豆除含有蛋白质、脂肪、碳水化合物外，还含有钙、磷、铁等微量元素以及胡萝卜素、硫胺素、核黄素等维生素等；有解毒、改善肠道菌群与及润肠通便、降血脂、抗氧化、抗肿瘤、抗菌、提高免疫功能等作用。

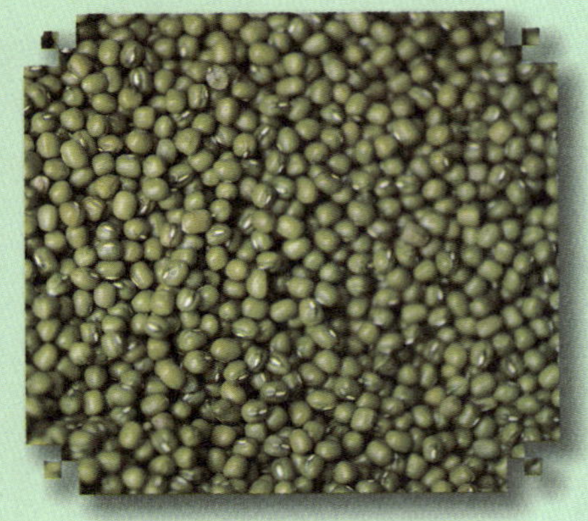

食谱举例

（1）绿豆银耳羹： 绿豆50克，水发银耳1小碗。常法煮羹。有养阴滋润作用，可供阴虚型便秘患者加餐用。

（2）绿豆粥： 粳米50克，绿豆10克，红枣3枚。常法煮粥。有清热养胃作用，可供阴虚型便秘或慢性腹泻者食用。

（3）绿豆桂圆汤： 绿豆50克，桂圆10枚，枸杞子少许。常法制汤（可少量加入蜂蜜）。绿豆色绿、性凉而清热，桂圆色黄、性温而和中，枸杞子色红而补虚，故绿豆桂圆汤色泽诱人、寒温平衡、补泻有度，可供有脾胃不足见症的气虚体弱、神疲乏力患者饮用，兼见胃脘冷痛、慢性腹泻患者更为适宜。

附：

绿豆粉皮

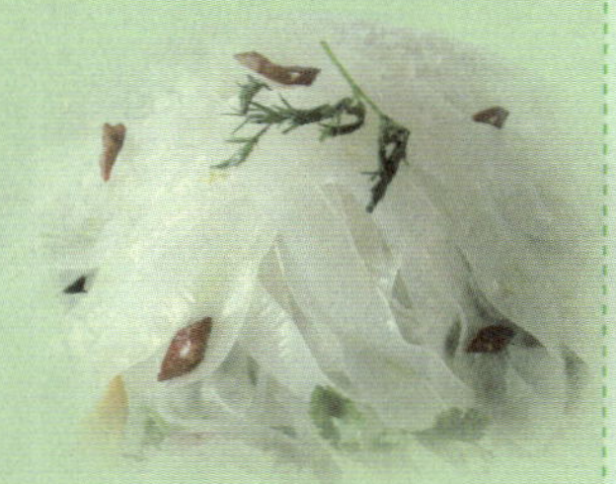

作用概述 绿豆粉皮主要营养成分为碳水化合物，还含有少量蛋白质、维生素及微量元素，有柔润嫩滑、口感筋道等特点。制作粉皮的原料有绿豆等豆类和红薯等薯类，但以绿豆粉皮的质量、口感最好。其干品片薄平整，色泽银白光洁，半透明，有弹性、韧性。

食谱举例

（1）**鸡丝炒粉皮：**鸡胸脯肉100克，粉皮300克，胡萝卜半个。三味分别切丝。常法烹饪。有清热开胃、健脾益气作用，可供胃热纳差者佐餐用。

（2）**粉皮鱼头汤：**鲢鱼头半个；粉皮200克，切大块。常法烹饪。有开胃健脾作用，可供脾胃功能减退，食欲不振者佐餐用。

（3）**粉皮干焖肉：**粉皮干200克，水浸软后切块；猪五花肉200克，切块。常法烹饪。作用和适宜人群和粉皮鱼头汤相似。

温馨提示 粉皮在加工制作过程中可能会添加明矾（其中含有铝），如果摄入过量对人体有毒性，会影响脑细胞的功能，被认为是引起老年痴呆症的原因之一，故粉皮不宜多食。

绿豆芽

作用概述 绿豆芽味甘，性寒，归心、胃经，有清热解毒、醒酒利尿作用，一般人群均可食用，但因其性寒、富含纤维素，故脾虚腹泻患者应慎食。

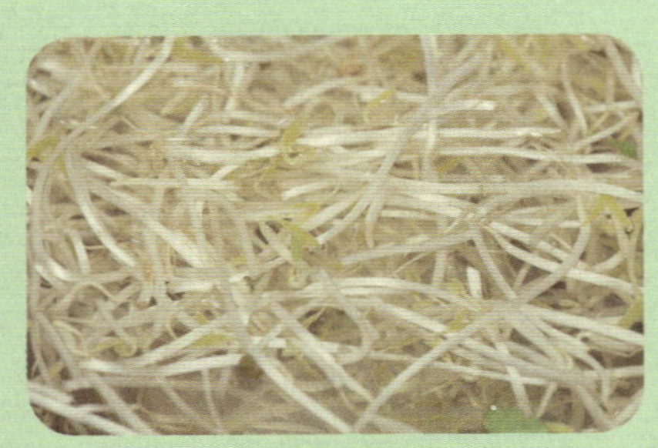

食谱举例

（1）**凉拌绿豆芽**：绿豆芽200克；鸡胸脯肉50克，切丝；韭菜少量，切段。常法凉拌。有健脾养胃作用，一般胃肠病患者均可食用。

（2）**清炒绿豆芽**：绿豆芽200克；白萝卜1个，去皮，切丝；绿甜椒1个，切丝。常法烹饪。有和胃下气作用，可供有胃热、食滞、气滞见症的胃肠病患者佐餐用。

（3）**绿豆芽炒猪肝**：绿豆芽100克；猪肝200克，切片；菠菜少量，切断。常法烹饪。有养血和胃作用，一般胃肠病患者均可食用。

18. 豌豆

作用概述 豌豆味甘，性平，归脾、胃经，有和中下气、利尿、解疮毒作用，可用于治疗霍乱转筋、脚气、痈肿等病证。现代研究证实：豌豆含有植物凝集素等；有增强机体免疫、防癌抗癌、促进肠蠕动、抗菌消炎及保护视力等作用。

食谱举例

（1）素炒三丁：豌豆500克，去壳；茭白1只，去壳，切丁；胡萝卜1个，去皮，切丁。常法烹饪。有养胃和中、下气通便作用，可供便秘患者佐餐用。

（2）豌豆虾仁：虾仁200克，豌豆适量。常法烹饪。豌豆虾仁"清白分明"，有补中养气、健脾和胃作用，可供有脾虚见症的神疲乏力、食欲不佳患者佐餐用。

（3）豌豆蛋汤：豌豆500克，去壳；鸡蛋1个。常法与鸡蛋煮汤。有和中开胃作用，可供食欲不佳者佐餐用。

19. 扁豆

作用概述　扁豆味甘、性平，归脾、胃经，有健脾和中、消暑化湿作用，可用于暑湿吐泻、脾虚呕逆、食少便溏、水停消渴、小儿疳积等病证患者的调养与康复。现代研究证实：扁豆含有蛋白质、脂肪、碳水化合物及钙、磷、铁等微量元素；有抗病毒、降血糖、调节免疫及抗癌防癌作用。

食谱举例

（1）扁豆粥：白扁豆（鲜品）20克，粳米100克。常法煮饭。有健脾和胃作用，可供有脾胃功能减弱见症的大便不实患者食用。

（2）扁豆焖肉：扁豆（鲜品）200克，猪五花肉100克。常法烹饪。有补脾和胃作用，可供有脾胃虚弱见症的食欲不振或伴有大便不实患者佐餐用。

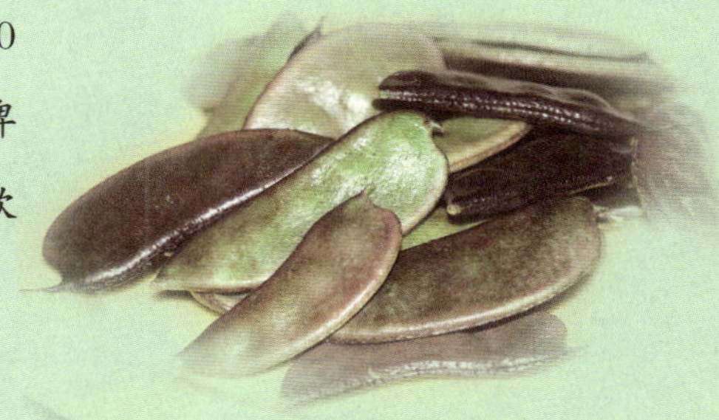

（3）素炒扁豆丝：扁豆25克，红、黄色甜椒各1个，分别切丝。常法烹饪。这道菜色彩鲜艳，有开胃和中、增强食欲的作用，可供有食滞、气滞见症的食欲不振、消化不良、便秘或兼见口臭患者佐餐用。

20. 薏米

作用概述 薏米（学名薏苡仁，又名起实、薏仁米、苡米、米仁）味甘、淡，性微寒，归脾、胃、肺经，有健脾利湿、舒筋除痹、清热排脓作用，可用于水肿、脚气、小便淋沥、湿温病、泄泻、带下、风湿痹痛、筋脉痉挛、肺痈、肠痈、扁平疣等病证患者的调养与康复。现代研究证实：薏米含有薏苡酯、薏苡多糖等多种物质；有抗肿瘤、抑制骨骼肌收缩、镇痛、解热和消炎、免疫降血糖、诱发排卵等作用。

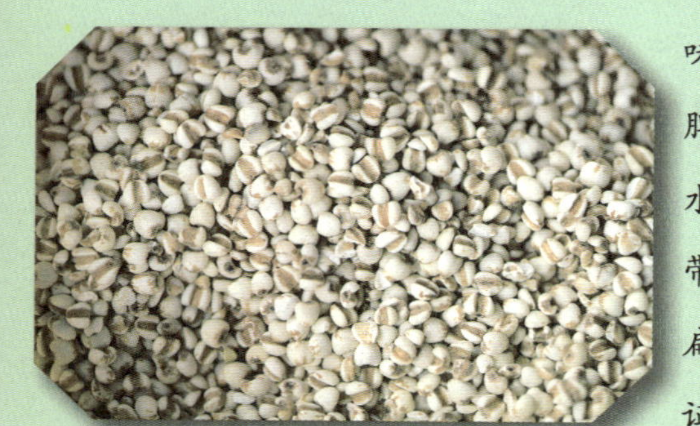

食谱举例

（1）薏米绿豆粥：薏米、绿豆各少许，粳米50克。常法煮粥。有清热利湿作用，可供有湿阻胃肠见症的食欲不佳，或腹泻或便秘或腹胀者食用；也是常人夏季较好的清热解暑主食。

（2）木瓜银耳薏米羹：木瓜1个，水发银耳1小碗，薏米30克，冰糖适量。常法制作。有清热解暑、润肺养胃作用，可供有胃肠湿热见症的便秘或泄泻、腹胀不适者加餐用。

（3）薏米赤豆汤：薏米、绿豆各等量，冰糖适量。常法制作。作用与适宜人群同“木瓜银耳薏米羹”，且料简而价廉，更适合于日常饮用。

知识拓展

薏米抗癌作用的研究

薏米在传统中药里并不显眼，历代中医都注重于它的健脾利湿，作为药食两用品，人们往往也只看中它的这一作用，但其实它还有很好的抗癌作用。最早关于薏米抗癌作用的研究可以追溯到20世纪50年代，专家发现其提取物对于实验动物的腹水瘤有一定的疗效，以后他们又探讨了可能的有效成分的化学结构。目前我国专家已将薏米提取物制成了可供注射用的药物，并在临床使用。

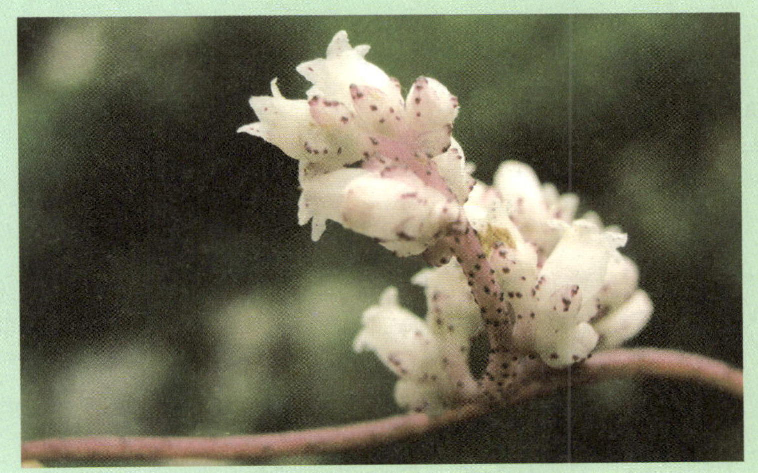

《中国居民膳食指南》第10条“膳食经典”中的第二条是“多吃蔬菜、水果和薯类”。在食物金字塔中，蔬菜与水果的位置仅次于谷物，也是人们每天必须进食的。由于本书将水果与坚果归在一起，因此，此处讨论的是——

四时蔬菜——五菜为充

1. 刀豆

作用概述 刀豆味甘，性温，归脾、肾经，有温中下气、益气补虚作用，可用于虚寒呃逆、呕吐、腹胀、肾虚腰痛、痰喘等病证患者的调养与康复。现代研究证实：刀豆含有尿素酶、血球凝集素、刀豆氨基酸等；有脂氧酶激活作用、促有丝分裂及由此起到抗肿瘤的作用。

食谱举例

（1）干煸刀豆：刀豆200克，切段。常法煸炒。有下气和中作用，可供有气滞、食滞见症的腹胀呃逆患者佐餐用，也是人们餐桌上较为普通的家常菜。

（2）刀豆肉末：刀豆200克；猪肉适量，切末。常法烹饪。作用和适宜人群与干煸刀豆相似，但补益作用更强且味更鲜美。

（3）刀豆土豆：刀豆、土豆各半。常法烹饪。有健脾和胃、理气通下作用，可供消化不良、脘腹作痛、大便不畅者佐餐用。

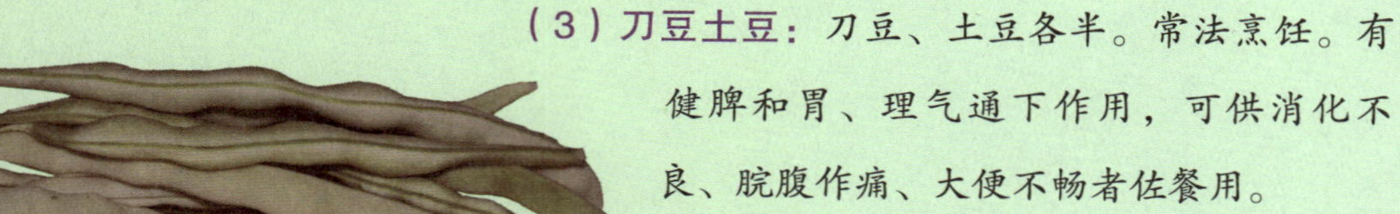

温馨提示

（1）刀豆必须煮透后才能食用，否则食用者可能会出现中毒。

（2）胃热盛者应慎食刀豆。

2. 四季豆

作用概述 四季豆味甘、淡，性微温，归脾、胃经，有化湿健脾、调和脏腑、安养精神、益气消暑、利水消肿作用，可用于脾虚兼湿、食少便溏，湿浊下注、妇女带下过多等病证患者的调养与康复。现代研究证实：四季豆富含蛋白质和多种氨基酸；有增进食欲和抗癌作用。

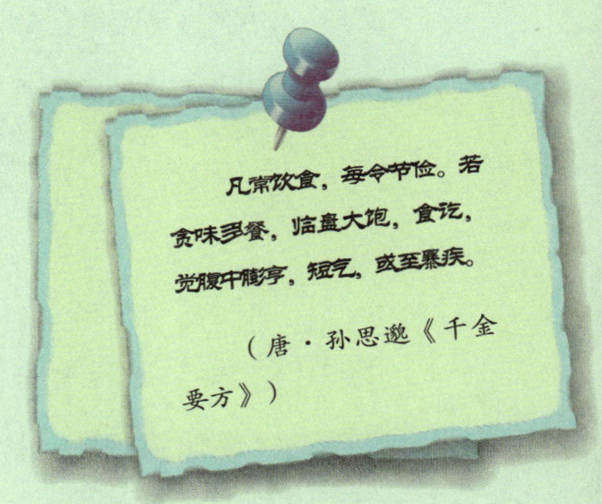

食谱举例

（1）腊肠干煸四季豆： 腊肠1根，先纵向剖开再切成薄片；四季豆300克，切段。常法烹饪。有开胃和中作用，可供一般胃肠病患者佐餐用，但腹泻者应慎用。

（2）四季豆烧甜椒： 四季豆200克，切丝；红甜椒1个，切丝。常法烹饪。有和胃宽肠作用，可供一般胃肠病患者佐餐用。

（3）四季豆炖肉： 四季豆300克，切段；猪五花肉200克，切块。有养胃健脾作用，可供一般胃肠病患者佐餐用。

温馨提示 有腹胀不适者慎食四季豆。

知识拓展

消　　渴

消渴，中医病名。是一种以口渴、易饥、尿多、消瘦为主要症状的疾病。以口渴多饮为主者，称为“上消”；以善饥多食为主者，称为“中消”；以小便多为主者，称为“下消”。上消、中消、下消三者合称为“三消”，相当于西医所称的“糖尿病”及“尿崩症”等疾病。

3. 豇豆

作用概述　豇豆味甘，性平，归脾、肾经，有健脾和胃、补肾生精、理中益气、止消渴等作用，可用于脾胃虚弱、食少脘胀、呕逆嗳气、泄泻、消渴、肾虚梦遗滑精、小便频数、白带赤下等病证患者的调养与康复。李时珍在《本草纲目》中对豇豆赞许有加，认为豇豆嫩时充菜，老则收子，此豆可菜、可果、可谷，作用最多，乃豆中之上品；并记载“昔卢廉夫教人补肾气，每日空心煮豇豆，入少盐食之”。由此李氏认为，豇豆能理中益气，补肾健胃，和五脏，调营卫，生精髓，止消渴、吐逆、泻利，调整小便频数。现代研究证实：豇豆含有维生素B_1、维生素C及多种微量元素；有提高免疫功能、增强造血功能、助消化等作用。

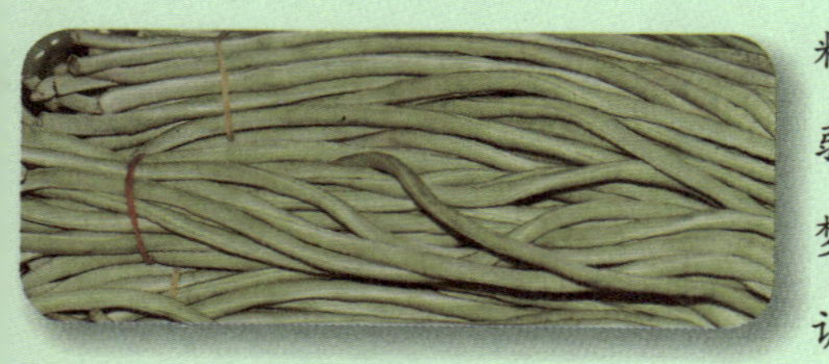

食谱举例

（1）干煸豇豆：豇豆300克，切段。常法烹饪。有和中下气作用，可供有脾虚见症的腹胀不适、泄泻患者佐餐用。

（2）肉末豇豆：豇豆300克，切段；猪腿肉少许，切末。常法烹饪。作用和适宜人群与干煸豇豆相似，但补益作用较之为强。

（3）酸豇豆：豇豆适量。常法腌制。有开胃作用，可供食欲不振的胃肠病患者佐餐用，但不宜多吃。

温馨提示 气滞腹胀者慎食。

4. 青菜

作用概述 青菜味甘，性凉，归肺、肝、脾经，有清热利肺、和中滑肠作用，适用于大便不畅、咳嗽等病症证患者的调养与康复。现代研究证实：青菜除主要含有纤维素外，还含有维生素A和维生素C等，以及钾、磷、镁等微量元素；有降血脂、促进肠蠕动等作用。

食谱举例

（1）炒青菜：青菜300克，切段。常法烹饪。有清热通便、下气和中作用，可供胃热便秘患者佐餐用，兼见口臭者更为适宜。

（2）青菜粥：青菜50克，切碎；粳米100克。常法煮粥。有养胃清热作用，可供有胃热见症的胃脘胀痛、大便秘结等患者食用。

（3）青菜豆腐汤：青菜50克，切丝；豆腐1盒，切片。常法烹饪。有清胃热、利肠道的作用，可供有胃热肠燥见症的口臭便秘患者佐餐用。

5. 杭白菜

作用概述 杭白菜的作用基本同白菜。现代研究证实：杭白菜含有纤维素、维生素C等成分。

食谱举例

上汤杭白菜：杭白菜300克，新鲜白米虾100克或虾皮1调羹。常法烹饪。有理气宽肠作用，可供有气滞、食滞见症的口臭便秘、腹胀不适者佐餐用。

温馨提示 脾胃虚寒型腹泻患者不宜多食杭白菜。

6. 油菜

作用概述 油菜味辛，性凉，归肺经，有清热解毒、活血化瘀等作用，可用于血痢等病证患者的调养与康复。现代研究证实：油菜主要含有纤维素和维生素K、槲皮苷等。

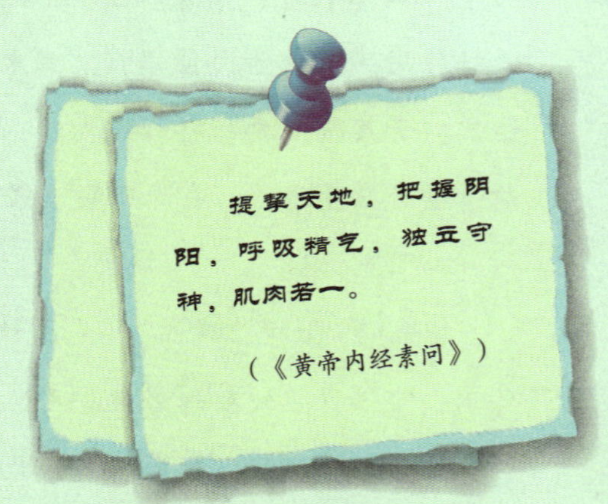

食谱举例

（1）香菇油菜烧豆腐：新鲜香菇3~5个，切开；油菜150克，切段；老豆腐1块，切块。常法烹饪。有健脾养胃、清热理气作用，可供有胃热或气滞、食滞、湿阻见症的口臭便秘或腹泻、胃脘胀痛者佐餐用。

（2）清炒油菜：油菜400克，切段。常法烹饪。有清热降气作用，可供有湿热内阻见症的便秘或腹泻、胃脘不适者佐餐用。

（3）油菜粥：油菜50克，切末；粳米50克。常法煮粥。有清热和胃作用，可供有胃热见症的胃肠病患者食用。

温馨提示 由于油菜有活血作用，故孕妇应慎食。

7. 空心菜

作用概述 空心菜（学名蕹菜）味甘，性微凉，有清热解毒、利尿、止血作用，可用于小便不利、尿血、鼻衄、便血、咳血等病证患者的调养与康复，外用可治疮痈肿毒。现代研究证实：空心菜含有蛋白质、脂肪、膳食纤维、碳水化合物及胡萝卜素、硫胺素、核黄素、尼克酸、抗坏血酸等维生素，钾、钠、钙、镁、铁、锰、锌、铜、磷、硒等微量元素；它所含的氨基酸品种较为丰富，包括异亮氨酸、亮氨酸、赖氨酸、苯丙氨酸、酪氨酸、苏氨酸、色氨酸等；曾有报道认为，空心菜对糖尿病的康复有一定作用。

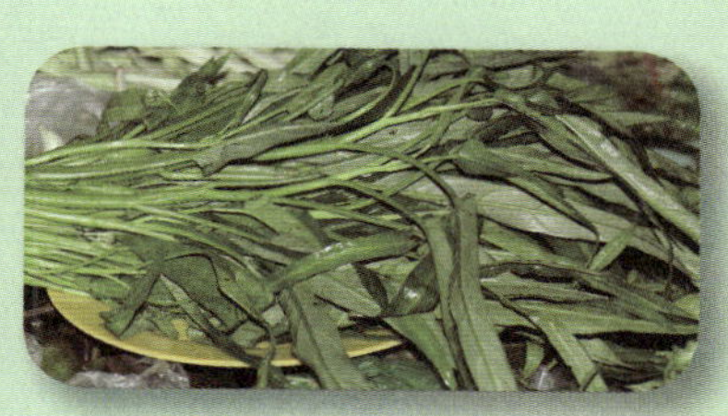

食谱举例

（1）**空心菜粥**：空心菜叶1把，切末；粳米50克。常法煮粥。有清热和胃作用，可供有胃热见症的胃肠病患者食用。

（2）**腐乳汁空心菜**：空心菜400克，切段；腐乳汁适量。常法烹饪。有清热理气作用，可供有胃肠积热见症的胃肠病患者佐餐用。

（3）**肉末空心菜**：空心菜杆400克，切成1寸左右长的段；猪腿肉50克，切末。常法烹饪。有健脾理气、清热养胃作用，可供有胃热气滞见症的胃脘不适、口臭便秘患者佐餐用。

温馨提示 有脾胃虚寒见症的胃肠病患者不宜多食空心菜。

知识拓展

微量元素

微量元素亦称“微量营养元素”。指人体所必需，但每日只需极少量的无机元素。世界卫生组织公布的人体必需微量元素有十几种，如铁、碘、锌、锰、钴、铜、钼、硒、铬，镍、锡、硅、氟、钒等。这些微量元素在体内的量虽少，但在生命活动过程中的作用是十分重要的。

8. 菠菜

作用概述 菠菜味甘，性凉，归胃、大肠经、胃经，有润燥滑肠、清热除烦、生津止渴、养肝明目、宽肠胃、通便秘作用。现代研究证实：菠菜含有粗纤维、胡萝卜素、维生素C及铁、钙、磷等微量元素；有促进肠蠕动、延缓衰老、促进新陈代谢等作用。

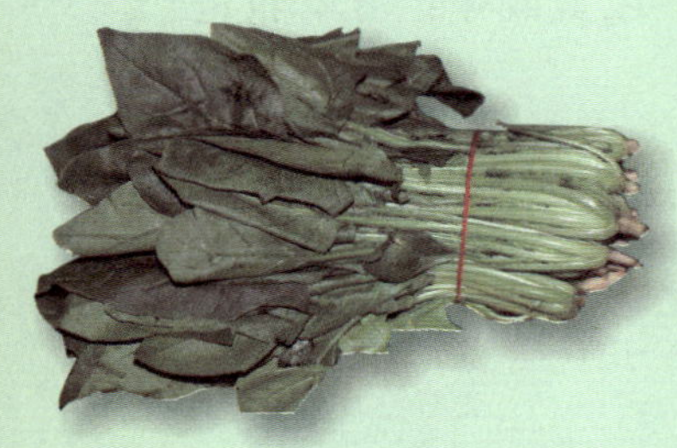

食谱举例

（1）清炒菠菜： 菠菜300克，切段。常法烹饪。有清胃下气作用，可供有胃热气滞见症的胃肠病患者佐餐用。

（2）菠菜粉丝汤： 菠菜100克，切段；粉丝1把，凉水浸泡；油豆腐适量。常法烹饪。作用和适宜人群基本同清炒菠菜。

（3）菠菜瘦肉粥： 菠菜50克，切末；猪腿肉少许，切末；粳米100克。常法煮粥。有健胃润燥作用，可供有胃阴不足见症的胃肠病患者食用。

温馨提示

（1）脾虚腹泻患者不宜多食菠菜。

（2）菠菜的草酸含量较高，肾结石、胆结石患者不宜食用。

9. 白菜

作用概述 白菜味甘，性平，归胃、肝、肾经，有清热解毒、利尿通便作用，适用于发热、小便不利、大便秘结等病证患者的调养与康复。现代研究证实：白菜含有粗纤维和维生素C、维生素E；有促进肠蠕动的作用，对防治便秘、肠癌有一定的作用。

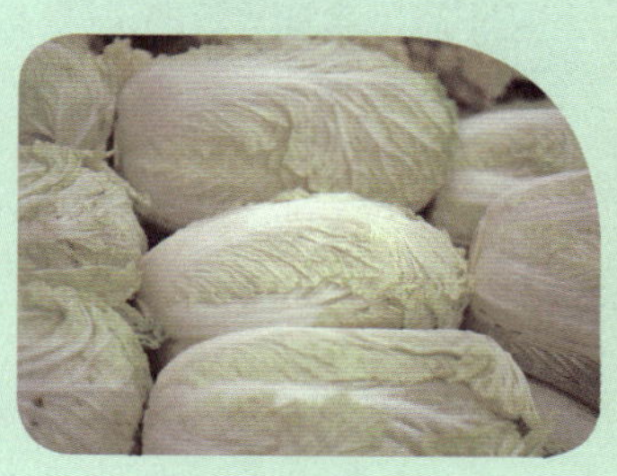

食谱举例

（1）肉丝白菜： 白菜500克；猪腿肉50克，切丝；水发木耳适量。常法烹饪。有清补脾胃、理气和中作用，可供有胃热气滞见症的便秘、腹胀、食欲减退患者佐餐用。

（2）爽口白菜卷： 猪腿肉50克，切末；胡萝卜1个，去皮，切末；白菜叶300克。先将肉末、胡萝卜末和匀成馅；白菜叶入沸水烫后包裹胡萝卜肉馅。常法蒸熟。有健脾养胃作用，可供有脾虚胃热见症的口臭便秘、胃脘胀闷者佐餐用。

（3）羊肉炖白菜： 羊肉、白菜各200克，切块；老豆腐1盒，切块。常法烹饪。有温中健脾、养胃和中作用，可供有脾胃虚寒见症的便秘患者佐餐用。

10. 荠菜

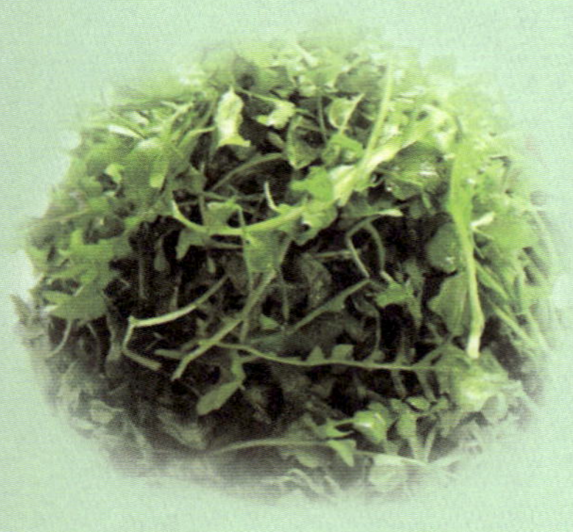

作用概述 荠菜味甘、淡，微凉，有凉血止血、清热利尿作用，适用于吐血、便血、麻疹、肾炎水肿、尿痛尿血、乳糜尿、肠炎、痢疾等病证患者的养生与康复。现代研究证实：荠菜含有荠菜酸、乙酰胆碱、橙皮苷、二硫酚硫酮、维生素C、粗纤维、胡萝卜素等成分；有止血、降血脂、降血压、抗菌、抗病毒、抗癌、促进肠蠕动等作用。

食谱举例

（1）荠菜馄饨：荠菜、青菜各200克，芹菜、水发干香菇、榨菜各少量，猪腿肉150克。将所有食品切末，加2个鸡蛋，调匀成馅，用馄饨皮包裹。有健脾养胃作用，一般胃肠病患者均可食用。

（2）荠菜炒笋丝：荠菜50克，切段；竹笋1枝，去壳，切丝；胡萝卜丝、香菇丝各少量。常法烹饪。有理气和中作用，可供有食滞、气滞、湿热见症的口臭便秘、胃脘胀闷患者佐餐用。

（3）荠菜粥：荠菜适量，切末；粳米50克。常法煮粥。有和中下气作用，可供有胃热气滞见症的胃肠病患者食用。

温馨提示 慢性腹泻患者应慎食荠菜。

11. 卷心菜

作用概述 卷心菜味甘，性平，归肝、肠、胃经，有清热解毒、健胃通络作用，适用于体虚、肢软无力、食少、健忘等病证患者的调养与康复。现代研究证实：除含有纤维素外，卷心菜还含有维生素C、维生素E、胡萝卜素、维生素U样成分及丰富的钾离子；有抗菌消炎、抗氧化和延缓衰老等作用。

食谱举例

（1）**醋溜卷心菜：** 卷心菜300克，香菇3~5个，分别切丝。常法烹饪。有和中开胃作用，可供萎缩性胃炎患者佐餐用。

（2）**卷心菜番茄牛肉汤：** 卷心菜300克，切块；番茄2个，切块；牛腩500克，切块。常法烹饪。有健脾养胃、清热理气作用，可供胃热脾虚见症的胃肠病患者佐餐用。

（3）**卷心菜炒粉丝：** 卷心菜200克，切丝；粉丝1撮，水发，切短；猪五花肉少量，切片。常法烹饪。作用和适用人群基本同"卷心菜番茄牛肉汤"，但补益作用稍弱。

12. 芥菜

作用概述 芥菜（又名雪里蕻、雪菜、皱叶芥等）味辛，性温，归肺、大肠经，有宣肺豁痰、温中理气作用，适用于胸膈满闷、咳嗽痰多、疮疡肿毒等病证患者的调养与康复。现代研究证实：除含有纤维素外，芥菜还主要含有多种维生素，如维生素A、维生素C、维生素D及B族维生素；有抗氧化、抑菌、促进肠蠕动等作用。

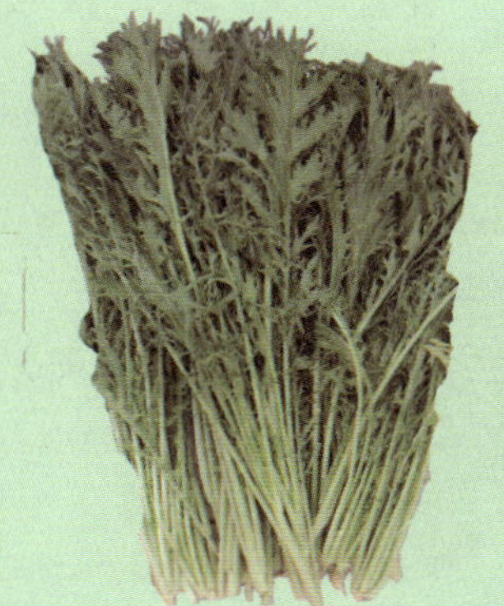

食谱举例

（1）**芥菜鲜肉馄饨：** 新鲜芥菜、新鲜荠菜各500克，分别焯水后切碎；猪腿肉300克，切碎；

鸡蛋2个，打匀。常法制成馅，用馄饨皮包裹，常法烧煮。有温中开胃作用，一般胃肠病患者均可食用。

（2）咸菜炒肉丝：芥菜（咸菜，切碎）、猪腿肉（切丝）各适量。常法烹饪。有养胃理气作用，可供有气滞、食滞见症的便秘腹胀患者佐餐用。

（3）咸菜炒毛豆：芥菜（咸菜，切碎）、毛豆各适量。常法烹饪。有宽中下气作用，可供有气滞、食滞、湿阻见症的腹胀便秘或兼见口臭患者佐餐用。

温馨提示 芥菜不能生食，也不宜多食，如果是经腌制的咸菜更不宜多食。

13. 草头

作用概述 草头（正名苜蓿，又名金花菜、蓿草）味苦、甘，性凉，有清热、利湿、通淋、排石作用，适用于湿热黄疸、泄泻、痢疾、水肿、淋证及胃肠热证等病证患者的调养与康复。现代研究证实：由于草头的品种很多，所含成分也有所差异，其茎作用含有结晶性皂苷，水解产生苜蓿酸及三种三萜皂苷氨基酸；叶含有芒柄花醇，维生素A原及维生素C、维生素D、维生素E、维生素K等成分。有抗动脉粥样硬化及调节免疫功能等作用。

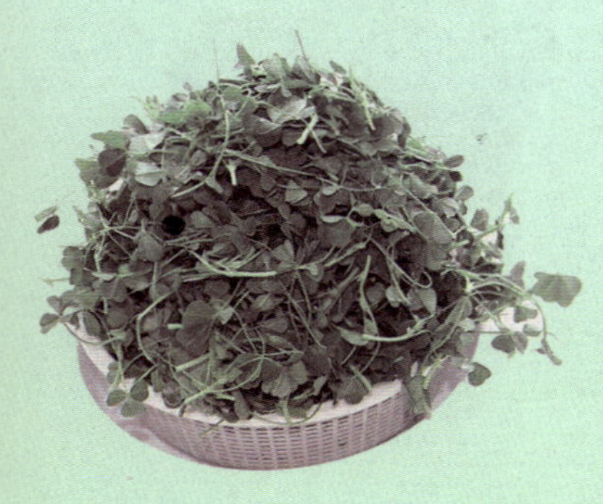

食谱举例

（1）生煸草头：草头300克。常法烹饪。有清胃热、调气机作用，可供胃热型便秘、湿热内阻及有内热见症的功能性消化不良、疰夏、便秘型肠易激综合征等患者佐餐用。

（2）草头圈子： 大肠500克、焯水，加调料煮烂后切成段装在盘子的中间；草头200克，常法煸炒后围在大肠的周围。有清热养胃、调气和中作用，适用人群基本同"生煸草头"，但有一定的补益作用。

（3）草头米饼： 草头200克，切碎；粳米用凉水浸泡三四小时后磨成粉；将切碎的草头拌匀于米粉中，加少量水、盐。常法烙饼。作用和适用人群与生煸草头基本相同，但清热作用较弱。

14. 大葱

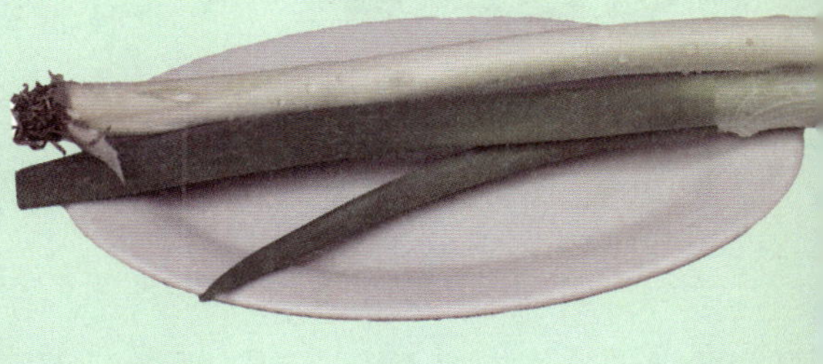

作用概述 大葱味辛，性温，归脾、胃、肺经，有祛痰下气、解毒杀虫作用，适用于食积脘胀、泻痢等病证患者的调养与康复。现代研究证实：大葱主要含有蛋白质、糖类、纤维素以及磷、铁、镁等微量元素；维生素A原、维生素C、B族维生素等。具有增进食欲和助消化、抗疲劳、抗癌等作用。

食谱举例

（1）葱爆羊肉： 大葱2根，切片；羊腿肉200克，切片。常法烹饪。有健脾暖胃、和中理气作用，可供有脾胃虚寒见症的胃脘胀痛、便秘或腹泻患者佐餐用。

（2）大葱炒蛋： 大葱1根，切碎；鸡蛋2个，打匀。常法烹饪。有温中益气作用，可供有虚寒见症的胃脘胀痛患者佐餐用。

（3）大葱豆腐汤：大葱1根，切碎；豆腐1盒，切片。常法烹饪。有温中理气作用，可供虚寒性胃痛腹胀患者佐餐用。

15. 大蒜

作用概述 大蒜味辛，性温，归脾、胃、肺、大肠经，有温中行滞、解毒、杀虫作用，适用于脘腹冷痛、痢疾、泄泻、感冒、肠痈等病证患者养生与康复。现代研究证实：大蒜主要含有大蒜素等多种含硫挥发性化合物、葫蒜素等苷类化合物、D-半乳聚糖等多糖、中性脂等脂类、蒜氨酸酶等酶；有抗病原性微生物、降血脂、抗动脉粥样硬化、降低血液黏度、抗肿瘤、抗突变、保肝、降血糖、调节免疫功能等作用。

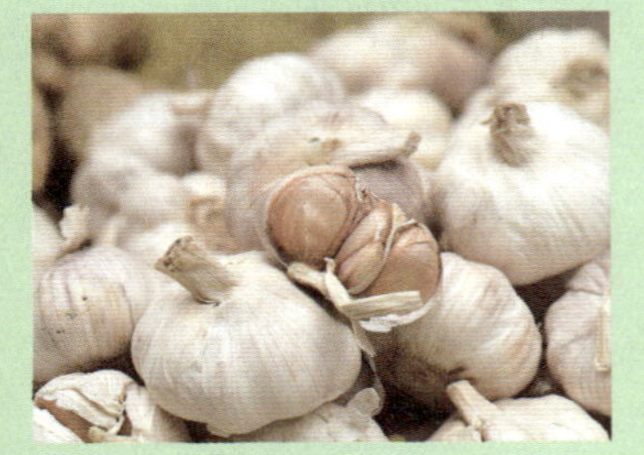

食谱举例

（1）糖醋大蒜：大蒜，数量不限，入食醋、白糖浸泡。有温中解毒作用，可供胃寒疼痛、虚寒腹泻及急性胃炎患者食用或佐餐。

（2）用作调料：①对有脾胃虚寒见症的患者或虚寒体质在一般菜肴中加大蒜以温中散寒；②对有腥味的鱼肉类菜中加大蒜以去腥、增味。

（3）生食：北方有生食大蒜的习惯，尤其是在食用面食时。

温馨提示 阴虚内热、热病或热性体质的人群，不宜食用大蒜。

16. 蒜苗

作用概述 参见“大蒜”。

食谱举例

（1）蒜苗炒豆干：蒜苗300克，切段；豆腐干3块，切丝。常法烹饪。有温中调气作用，可供寒湿中阻型腹泻、胃脘胀痛患者佐餐用。

（2）蒜苗炒猪肝：蒜苗300克，切段；猪肝200克，切片。常法烹饪。有健脾养胃、温中散寒作用，可供脾胃虚寒型腹泻、胃脘胀痛患者佐餐用。

（3）蒜苗炒羊肉：蒜苗300克，切段；羊腿肉200克，切片。常法烹饪。作用和适用人群与蒜苗炒猪肝基本相似。

17. 蒜薹

作用概述　参见"大蒜"。

食谱举例

（1）蒜薹炒腊肉：蒜薹300克，切段；腊肉50~100克，切薄片。常法烹饪。有温中健脾作用，可供脾虚中寒型胃肠病患者佐餐用，兼见气滞腹胀、便秘者更为适宜。

（2）蒜薹炒鸭肫：蒜薹300克，切段；鸭肫3个，切薄片。常法烹饪。有健脾胃、助消化作用，可供有寒凉见症的功能性消化不良、食欲减退患者佐餐用。

（3）蒜薹炒百叶：蒜薹300克，切段；百叶1张，切片（约麻将牌大小）。常法烹饪。有温中理气作用，可供有寒、滞见症的胃肠病患者佐餐用，兼见便秘者更为适宜。百叶又名"千张""豆腐皮"，是豆浆沥去水分后压制成的薄片状豆制品。

18. 丝瓜

作用概述 丝瓜味甘，性凉，归肝、胃经，有消热化痰、凉血解毒、解暑除烦、通经活络、祛风作用，适用于热病、身热烦渴、痰喘咳嗽、肠风痔漏、崩漏、带下、血淋、疔疮痈肿等病证患者的调养与康复。

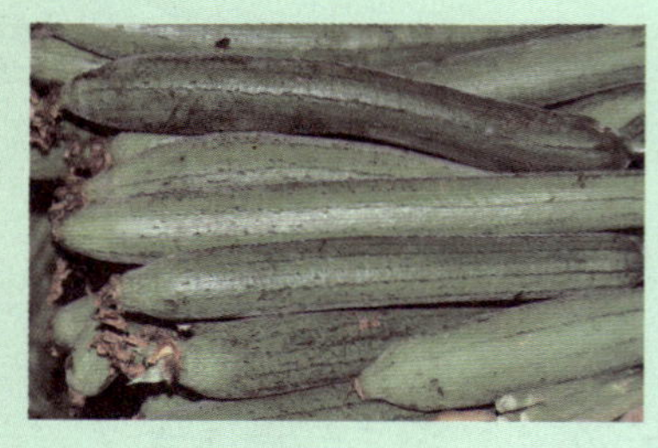

现代研究证实：丝瓜主要含有皂苷、丝瓜苦味质、多量黏液与瓜氨酸等成分；有抗病毒、抗过敏等作用。

食谱举例

（1）丝瓜炒鸭蛋：丝瓜2~3根，切块；鸭蛋2个，打匀。常法烹饪。有清热养胃、通经调气的作用，可供有胃热、气滞、食滞见症的胃肠病患者佐餐用，兼见口臭、便秘者更为适宜。

（2）丝瓜炒百合：丝瓜2~3根，切块；百合1个，切片；枸杞子1调羹。常法烹饪。有清热利湿、调中开胃作用，可供有胃热见症的食欲减退、消化不良者佐餐用。

（3）香菇丝瓜汤：丝瓜1~2根，切块；新鲜香菇（撕开）3~4个，毛豆2调羹。常法烹饪。有健脾养胃作用，一般胃肠病患者均可佐餐用，兼见湿阻食欲减退、胸闷不适者更为适宜。

19. 韭菜

作用概述 韭菜味辛，性温，归肝、胃、肾经，有温阳补虚、理血解毒作用，适用于腰膝冷痛、反胃呕逆、吐血等病证患者的调养与康复。

现代研究证实：韭菜主要含有二甲基硫代亚磺酸酯、二丙烯基硫代亚磺酸酯、丙烯基硫代亚磺酸甲酯等成分；有抗突变、抗滴虫等作用。

食谱举例

（1）**韭菜炒蛋**：韭菜500克，切碎；鸭蛋（或鸡蛋）2个，打匀。常法烹饪。有温中理气作用，可供胃脘冷痛、寒性腹泻或便秘患者食用。

（2）**韭菜蛋饼**：韭菜50克，切碎；鸡蛋2个，打匀；面粉500克。常法烙饼。有温中健脾作用，可供有脾胃虚寒见症的胃脘痛、便秘等病症患者食用。

（3）**韭菜炒土豆丝**：韭菜100克，切段；土豆、胡萝卜各1个，切丝。有温阳理气、和中通便作用，可供阳虚、气滞型便秘患者食用。

20. 莼菜

作用概述　莼菜味甘，性寒，归肝、脾经，有清热利水、解毒消肿作用，适用于热痢、黄疸、痈肿、疔疮等病证患者的调养与康复。现代研究证实：莼菜含有丰富的微量元素锌，有"植物锌王"的美誉；此外，B族维生素的含量也较高。有抑菌、护肝等作用。

食谱举例

（1）**凉拌莼菜**：莼菜适量，切段。常法凉拌。有清热泻火作用，可供有胃肠积热见症的口臭便秘、腹胀不适、消化不良患者食用。

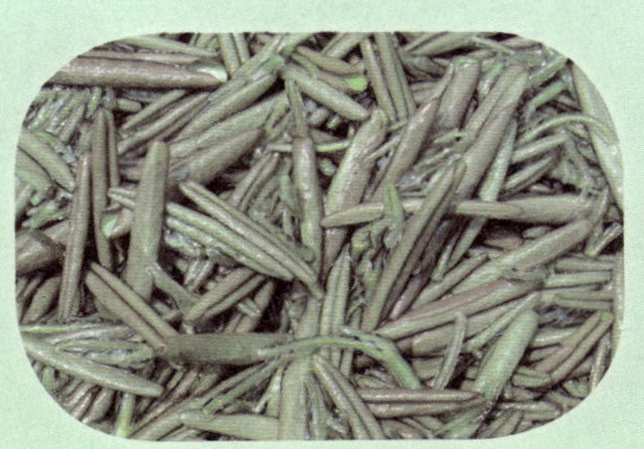

（2）**莼菜豆腐羹**：莼菜适量，切段；豆腐1盒，切块；新鲜香菇3~5个，切开；猪腿肉

适量，切成末。常法烹饪。有养胃和中作用，一般胃肠病患者均可食用。

（3）莼菜炒虾仁： 虾仁300克；莼菜适量，切段。常法烹饪。有健脾养胃作用，一般胃肠病患者均可食用，有脾虚见症者更为适宜。

温馨提示 莼菜性寒，脾虚腹泻患者不宜食用。

21. 茼蒿

作用概述 茼蒿味辛、甘，性平，归脾、胃经，有安心气、养脾胃、消痰饮、利肠胃作用，可用于咳嗽痰多、脾胃不和、记忆力减退、习惯性便秘等病证患者的调养与康复。现代研究证实：茼蒿含有特殊的挥发油、粗纤维、多种氨基酸及脂肪等；有通利大、小便等作用。

食谱举例

（1）凉拌茼蒿： 茼蒿200克，切段。常法凉拌。有清热理气作用，可供有胃热、气滞、食滞见症的口臭便秘、胃脘胀痛、食欲减退患者食用。

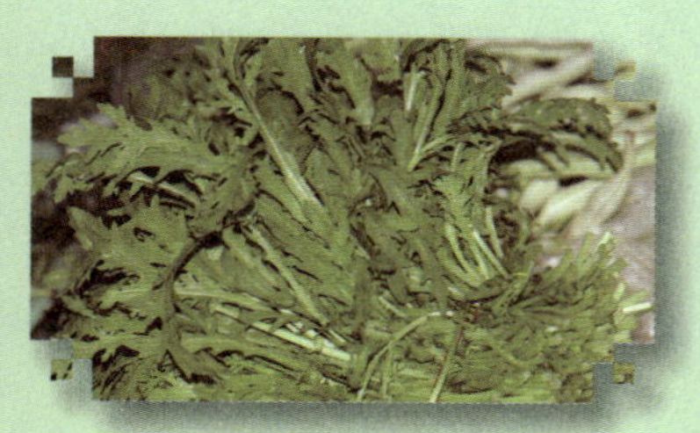

（2）茼蒿豆干： 茼蒿300克，切段；豆腐干2~3块，切丝。常法烹饪。有清热养胃作用，可供胃热型胃肠病患者食用。

（3）茼蒿瘦肉粥： 茼蒿适量，切段；猪腿肉少量，切末；粳米50克。常法煮粥。有益气健脾、和胃润燥作用，可供有阴虚肠燥见症的口臭便秘、腹胀不适患者食用。

温馨提示 古人有泄泻者禁食茼蒿之诫。

22. 马兰头

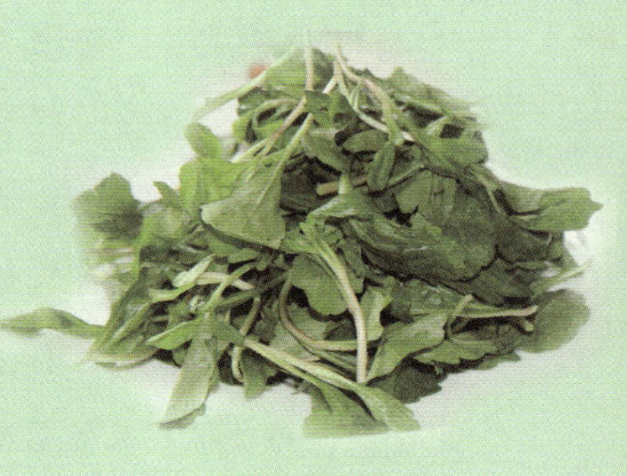

作用概述 马兰头味辛，性凉，归肝、胃、肺经，有凉血止血、清热利湿、解毒消肿作用，适用于吐血、衄血、崩漏、紫癜、创伤出血、黄疸、泻痢、水肿、淋浊、感冒咳嗽、咽痛喉痹、痈肿痔疮、丹毒、小儿疳积等病证患者的调养与康复。现代研究证实：马兰头含有钙、磷、铁等多种微量元素，胡萝卜素、尼克酸、B族维生素等多种维生素及包括7种必需氨基酸在内的多种氨基酸。

食谱举例

（1）凉拌马兰头： 马兰头300克、豆干2块，切成末；松子、腰果各少量。常法烹饪。有清胃润肠作用，可供有胃热肠燥见症的口臭便秘、腹部胀痛患者食用。

（2）马兰头炒春笋： 马兰头200克，切段；竹笋1只，切丝。常法烹饪。有清胃火、泻肠热作用，可供有胃热气滞、食滞见症患者食用，兼有口臭、便秘者更为适宜。

（3）马兰头鸡蛋饼： 面粉300克，鸡蛋2个，马兰头（切碎）少量。常法烙饼。有养胃清热作用，可供无明显虚寒见症的胃肠病患者食用。

23. 枸杞头

作用概述 枸杞头味苦、甘，性凉，归肝、肾经，有清热滋阴、养肝明目作用，适用于头晕目眩、目赤肿痛等病证患者的调养与康复。现代研究证实：枸杞头主要含有甜菜碱，芸香甙，维生素C及谷氨酸、天门冬氨酸、脯氨酸、丝氨酸、酪氨酸、精氨酸等氨基酸。

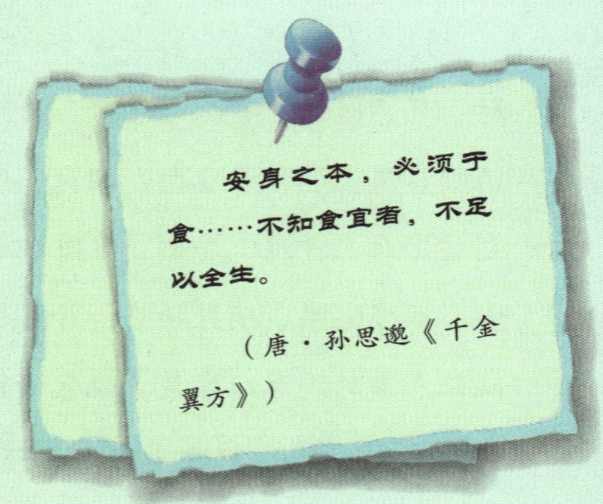

食谱举例

（1）**清炒枸杞头**：枸杞头300克；竹笋1只，切丝。常法烹饪。有清热下气作用，可供有胃热气滞、食滞见症的胃肠病患者佐餐用，兼见口臭便秘者更为适宜。

（2）**枸杞头豆腐羹**：枸杞头适量，切末；豆腐1盒，切片；猪腿肉少量，切末。常法烹饪。有清热泻火、养胃和中作用，可供有胃肠积热见症的胃肠病患者佐餐用，兼有便秘、口臭者更为适宜。

（3）**枸杞头猪肝汤**：枸杞头1把，切段；猪肝100克，切片。常法烹饪。作用和适用人群基本同枸杞头豆腐羹。

24. 甜椒

作用概述 甜椒（又名青椒、菜椒）味辛，性热，归心、脾经，有温中散寒、开胃消食作用，适用于寒滞或脾胃虚寒引起的腹痛、呕吐、泻利等病证患者的调养与康复。现代研究证实：甜椒有解热镇痛、对抗肿瘤、增强食欲和促进消化、降血脂等作用。

食谱举例

（1）甜椒肉丝： 红、黄甜椒各1个，去瓤，切丝；猪腿肉50克，切丝。常法烹饪。有理气宽中、健脾养胃作用，可供无明显气虚、阳虚见症的胃肠病患者佐餐用，兼见口臭、便秘者更为适宜。

（2）糖醋甜椒： 甜椒2~3个，去瓤，切片。常法烹饪成酸甜味。有和中开胃、下气宽肠作用，可供萎缩性胃炎患者佐餐用，兼见便秘、食差者更为适宜。

温馨提示 溃疡病患者不宜多食甜椒。

知识拓展

辣椒"家族"大盘点

所谓辣椒是因其味辣而得名，但它的"家族成员"中也不全辣，即使辣其程度也各不相同。有代表性的如下：

（1）菜椒：植物体粗壮而高大，叶呈矩圆形或卵形，果实大型，近球状、圆柱状或扁球状，故也被称为"灯笼椒"；又因其味不辣而略带甜或稍带椒味而被叫作"甜椒"。菜椒的维生素含量较为丰富，一般胃肠道疾病患者也可使用。

（2）朝天椒：果梗及果实均直立向上（朝天），果实较小，呈圆锥状，成熟后，果实颜色为红色或紫色，味极辣。因其对胃黏膜有极强的刺激作用，故胃肠病患者不宜食用朝天椒。

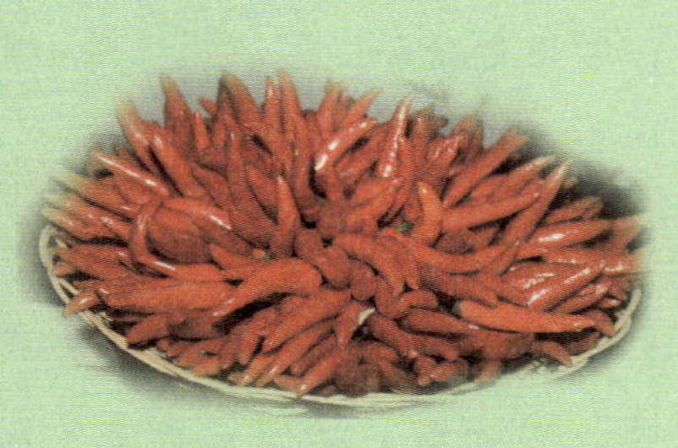

（3）簇生椒：植物体高大，在枝顶端由于节间极短缩而数朵花和数个叶一起呈簇生状，花梗细瘦，直立或斜升，花稍俯垂。果实成熟后呈红色，味很辣，胃肠病患者也不宜食用。

25. 香菇

作用概述 香菇味甘，性平，归肝、胃经，有补肝肾、健脾胃、益气血、益智安神等作用，可用于治疗食欲减退、少气乏力等病证患者的调养和康复。现代研究证实：香菇含有多种药用组分；香菇提取物有抗病毒、抗菌、抗肿瘤、调节免疫等多种作用。

食谱举例

（1）香菇菜心：青菜心200克；新鲜香菇3~5个，切开。常法烹饪。有健脾养胃、清热理气作用，可供有胃热气滞见症的便秘、口臭、腹胀不适患者佐餐用。

（2）香菇炒肉片：新鲜香菇300克，猪腿肉100克，切片。常法烹饪。有健脾益胃作用，可供一般胃肠病患者佐餐用。

（3）香菇瘦肉粥：新鲜香菇3~5个，切开；猪腿肉30克，切末；粳米

100克。常法煮粥。有健脾养胃作用，一般胃肠病患者均可食用。

温馨提示 香菇属于高嘌呤食物，高尿酸血症及痛风患者不宜食用。

知识拓展

食 用 菌

食用菌是指可供人类食用的大型真菌。常见的有香菇、蘑菇、平菇、金针菇、黑木耳、银耳、金耳、猴头菇、白灵菇、杏鲍菇等，都为人们餐桌上的佳品。

26. 蘑菇

作用概述 蘑菇味甘，性平，归大肠、肺、胃经，有益气养胃、理气化痰作用，适用于体虚、食少腹胀、脾虚痰多等病证患者的调养与康复。现代研究证实：蘑菇含有氨基酸、胰蛋白酶、麦芽糖、解朊酶和酪氨酸酶；有抗肿瘤、抑菌、增强免疫、降血糖等作用。

食谱举例

（1）蚝油双菇：蘑菇、香菇（均为鲜品）各适量，数量大致相同，切开。常法烹饪（加用蚝油）。有健脾养胃作用，可供有脾胃虚弱见症的胃肠病患者佐餐用。

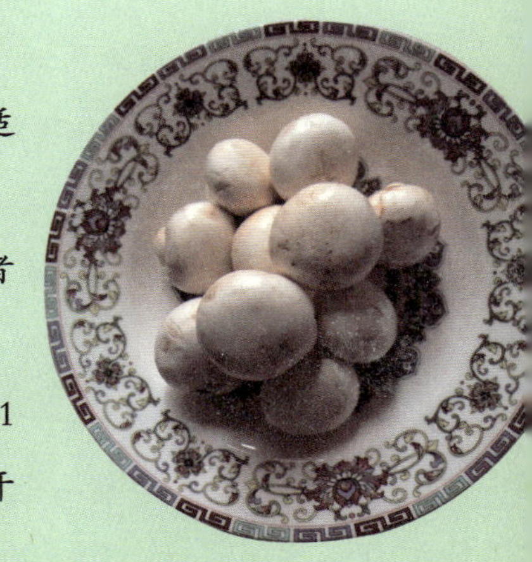

（2）蘑菇豆腐汤：新鲜蘑菇5个，切开；豆腐1盒，切块；猪腿肉少许，切末。常法烹饪。有和中开

胃作用，一般胃肠病患者均可食用。

（3）小鸡炖蘑菇： 光鸡半只，切块；蘑菇（干品）100克，水浸。常法烹饪。有健脾益气、养胃和中作用，可供有脾气不足见症的慢性腹泻、胃脘痛患者佐餐用。

温馨提示 蘑菇属于高嘌呤食物，痛风和高嘌呤血症患者不宜食用。

27. 木耳

作用概述 木耳（又名黑木耳）味甘，性平，归肺、脾、大肠、肝经，有祛风利湿、散瘀消肿作用，可用于风湿痹痛、跌打肿痛、衄血、便血等病证患者的调养与康复。现代研究证实：木耳含有大量的碳水化合物、蛋白质、铁、钙、磷、胡萝卜素、维生素等营养物质；具有调节免疫、抗溃疡、降血糖、降血脂、抗动脉硬化、抗辐射、抗炎、抗癌、抗突变、延缓衰老等作用，其对血液系统的作用表现为抗凝血、抗血栓形成、抗血小板聚集作用，有人将其誉为“天然阿司匹林”“食品阿司匹林”。

食谱举例

（1）木耳甜椒炒虾仁： 水发木耳1撮，撕成片状；甜椒1个，切片；虾仁50克。常法烹饪。有补中益气、活血养胃作用，可供有胃热或血瘀见症的胃肠病患者佐餐用。

（2）木耳红枣羹： 水发木耳1小碗，撕成片；红枣10枚；冰糖少许。常法烹饪。有健脾益气、养血活血作用，可供有气虚血瘀见症的胃肠病患者佐餐用。

（3）木耳烧鲫鱼： 水发木耳1撮，撕成片；鲫鱼2条。常法烹饪。有健脾开胃、养血活血作用，可供一般胃肠病患者佐餐用，有气血不足、瘀血中阻者尤为适宜。

温馨提示 虚寒型慢性泄泻患者慎食木耳，有出血倾向者忌食木耳。

28. 银耳

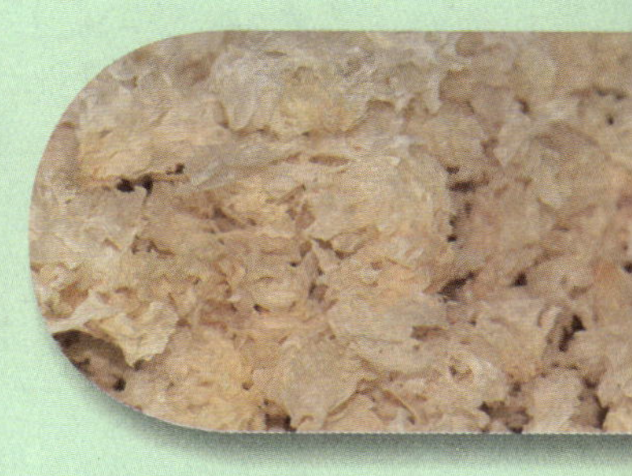

作用概述 银耳（又称白木耳、雪耳）味甘，性平，归肺、胃、肾经，功能滋阴润肺、养胃生津，可用于肺燥咳嗽、肠燥便秘、阴虚胃痛等病证患者的调养与康复。现代研究证实：银耳含有碳水化合物、胡萝卜素、纤维素、蛋白质，及维生素A、维生素E、烟酸、核黄素、硫胺素等多种维生素；铁、硒、锰、钾、钠等微量元素。有保肝、促进肠蠕动、防止钙流失等作用。

食谱举例

（1）凉拌银耳：水发银耳（撕成片）、黄瓜或甜椒（切丝）各适量。常法凉拌。有和中润燥作用，可供肠燥便秘、口干口苦患者佐餐用。

（2）银耳苦瓜汤：水发银耳适量，撕成片；苦瓜1根，去瓤，切片；火腿片少量。常法烹饪。有清热泻火作用，可供有胃热肠燥见症的口臭便秘、胃脘痛患者佐餐用。

（3）南瓜银耳粥：水发银耳、南瓜（去皮）各适量；粳米100克。常法煮粥。有养胃润燥作用，可供有肠燥、气滞、食滞见症的胃肠病患者食用。

温馨提示 腹泻患者不宜食用银耳。

29. 金针菜

作用概述 金针菜（又名黄花菜）味甘，性凉，有利湿热、宽胸膈作用，适用于小便赤涩、黄疸、胸膈烦热、夜少安寐、痔疮便血等病证患者的养生和康复。

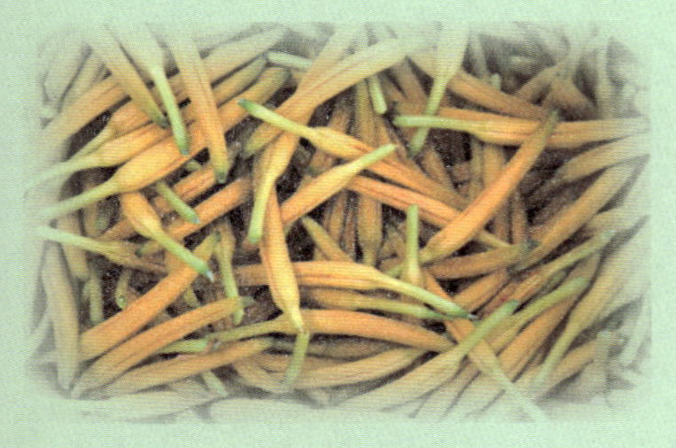

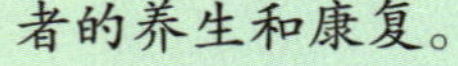

食谱举例

（1）金针菜烧鱼：金针菜（干品）50克，去根，用凉水浸泡片刻后切段；鲫鱼2条（500克左右），去鳞、鳃、内脏。常法烹饪。有养胃清热、理气宽中作用，一般胃肠病患者均可食用，有胃热见症者更为适宜。

（2）木须肉：金针菜（干品）50克，去根，用凉水浸泡片刻后切段；水发木耳半小碗；鸭蛋1个，打匀；猪腿肉50克，切片。常法烹饪。有健脾补虚、清热养胃作用，可供有胃热、气滞见症的胃肠病患者佐餐用，兼见血瘀见症者更为适宜。

（3）四喜烤麸：烤麸500克，切块；金针菜（干品）50克，去根，用凉水浸泡片刻后切段；花生米1把，水煮后去花生皮。常法烹饪。有清胃热、调气机作用，可供胃热、气滞型腹胀不适、便秘、口臭、食欲减退患者佐餐用。烤麸由生面筋经保温发酵后高温蒸制而成，味甘、性凉，有和中、解热、益气、养血、止烦渴等作用。

温馨提示 新鲜金针菜因含有秋水仙碱而具有毒性，故不宜食用。

30. 山药

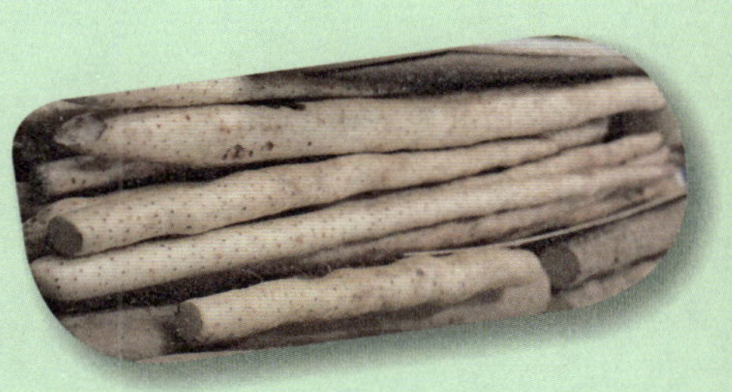

作用概述　山药味甘，性平，归肺、脾、肾经，有健脾、补肺、固肾、益精作用，可用于治疗脾虚泄泻、久痢、虚劳咳嗽、消渴、遗精、带下、尿频等病证患者的调养与康复。现代研究证实：山药含有皂苷、黏液质、胆碱、淀粉等成分；有降血糖、血脂，抗氧化，促进免疫功能，及促进胃、十二指肠溃疡愈合的作用。

食谱举例

（1）山药鸡汤：母鸡半只，切块；新鲜山药500克。常法烹饪。有极佳的健脾补肾、益气养胃作用，可供脾肾两虚见症的年老体弱、神疲乏力、食欲不振者佐餐用。

（2）红烧山药：新鲜山药500克；猪五花肉（或小排）200克。常法烹饪。有脾肾双补、养胃益气作用，可供有脾肾虚弱见症的消化不良、溃疡病患者佐餐用。

（3）山药粥：粳米50克；新鲜山药适量。常法煮粥。有和中开胃作用，可供消化不良、食少便溏者食用。

温馨提示　有实邪者慎食山药。

知识拓展

四大怀药

四大怀药是指古怀庆府(今河南省焦作辖区温县、沁阳、武陟、孟州)所产的山药、牛膝、地黄、菊花四味中药，其中怀山药和怀菊花已被国家有关部门认定为药食两用品。作为地域特产，四大怀药以药材道地、疗效可靠著称，深受临床医生的欢迎，所以在目前的中药处方中，常可看到它们的“芳名”。但也有不少医生不知其含义，于是在临床处方中常可见到“淮山药”“淮菊花”之类的名称，并偶尔见于报刊、书籍之中。

31. 土豆

作用概述 土豆（又名马铃薯、洋芋）味甘，性平，有和胃健脾、解毒消肿作用，可用于胃痛、湿疹等病证患者的调养与康复。现代研究证实：土豆含有大量碳水化合物及蛋白质，并含有8种人体必需氨基酸；土豆所含的维生素C是芹菜的3.4倍、番茄的1.4倍，所含的B族维生素居常用蔬菜之冠；另外，土豆还含有钙、铁、锌、磷、硒、钾、钠、镁等多种微量元素。有抗衰老、抗氧化、降低胆固醇、防止动脉硬化等作用。

食谱举例

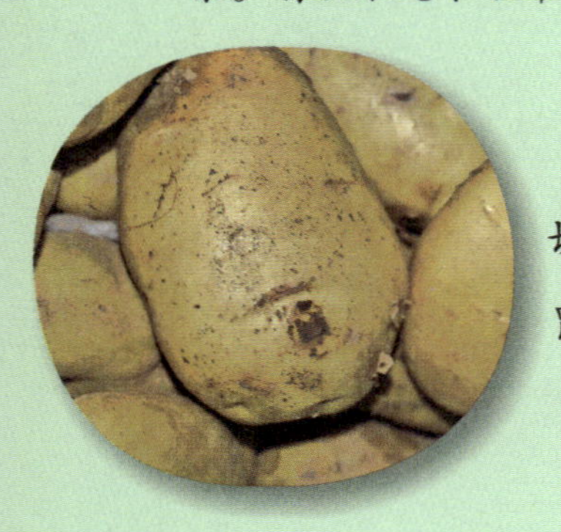

（1）清炒土豆丝：土豆300克，甜椒1个，分别切丝。常法烹饪。有理气宽中作用，可供无明显脾胃虚弱见症的胃纳不佳、便秘患者佐餐用。

（2）土豆烧茄子：土豆、茄子各等量，分别切块。

常法烹饪。作用和适宜人群基本同清炒土豆丝。

（3）土豆炖牛肉： 土豆200克，牛腩肉300克，分别洗净、切块。常法烹饪。有益气健脾、养胃和中作用，可供除有明显湿热者外的一般胃肠病患者佐餐用。

温馨提示 不能食用发芽、腐烂的土豆，因其含有过量龙葵碱，极易引起中毒，轻者引起恶心呕吐、头晕腹泻，重则还会危及生命。

32. 芋头

作用概述 芋头（又名芋艿）味甘、辛，性平，归胃经，有健脾补虚、散结解毒作用，可用于脾胃虚弱、纳少乏力、消渴、腹中痞块等病证患者的调养与康复。现代研究证实：芋头含有蛋白质、多糖及维生素B_1、维生素B_2、烟酸等成分。其所含的植物多糖有助消化、抗疲劳、抗病毒、抗菌消炎、延缓衰老、抗辐射、抗肿瘤、降血糖、降血脂及调节免疫等作用。

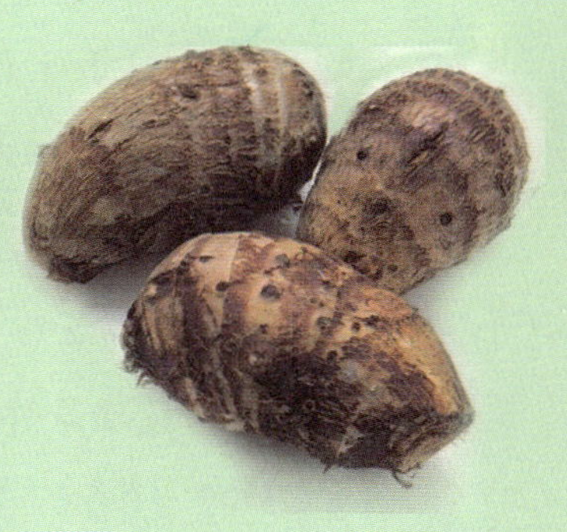

食谱举例

（1）葱油芋头： 芋头500克，切块；小葱1撮，切末。常法烹饪。有理气宽中作用，可供有气滞见症的便秘、口臭、腹部胀痛不适患者佐餐用。

（2）芋头大虾煲： 芋头300克，切块；大虾200克。常法烹饪。有健脾养胃、补中理气作用，可供有胃脘胀痛、大便不利见症的一般胃肠病患者佐餐用。

（3）芋头焖鸭： 芋头300克，切块；光鸭半只，切块。常法烹饪。有养胃理气作用，可供有胃阴不足、气机不利见症的口臭便秘、腹胀不适患者佐餐用。

温馨提示 古人认为，生食芋头会中毒，一定要煮熟后食用；食滞、气滞、湿阻患者应慎食芋头。

33. 魔芋

作用概述 魔芋味辛，性温，有毒，有活血化瘀、解毒消肿、宽肠通便、化痰软坚作用，适用于瘰疬痰核、损伤瘀肿、便秘腹痛、咽喉肿痛、牙龈肿痛等病证患者的养生与康复。现代研究证实：魔芋含有较多的膳食纤维、黏蛋白等成分；有降血脂、抗癌、促进肠蠕动等作用。

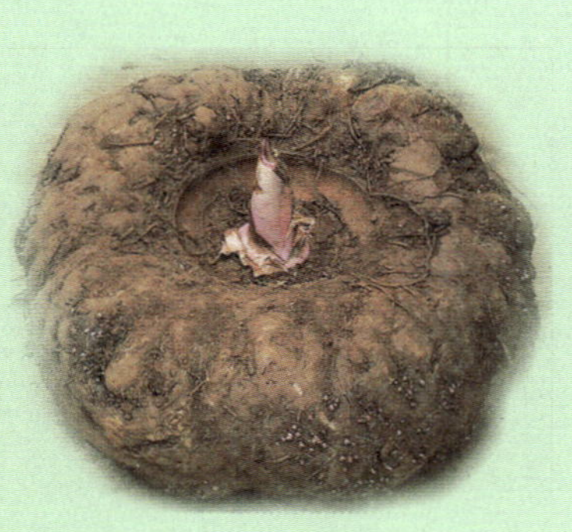

食谱举例

（1）**魔芋焖鸭**：魔芋半个，切块；光鸭半只，切块。常法烹饪。有养胃阴、调胃气作用，可供有胃阴不足见症的胃脘痛、便秘、食欲不佳患者佐餐用。

（2）**魔芋炖牛腩**：魔芋半个，切块；牛腩300克，切块。常法烹饪。有健脾益气、养胃理气作用，可供有脾胃虚弱见症的胃肠病患者佐餐用。

（3）**魔芋片蒸咸肉**：魔芋，切片；猪五花咸肉，切片；魔芋片与咸肉片一一相夹。常法蒸至魔芋熟烂。有和胃下气作用，可供有气滞见症的便秘、口臭患者佐餐用。

温馨提示 魔芋有毒，必须煮熟烧透后才能食用。

34. 慈姑

知识拓展

茨菰花

折来趁得未晨光，光露晞风带月凉。

长叶剪刀廉不割，小花茉莉淡无香。

稀疏略糁瑶台雪，升降常涵翠管浆。

恰恨山中穷到骨，茨菰也遣入诗囊。

（宋·杨长孺）

作用概述 慈姑（又名茨菰、茨菇）味甘、涩，性微寒，归肺、心经，有敛肺止咳、止血作用，适用于瘰疬痰核、肿块疮疖、肺热咳嗽、喘促气憋、心悸心慌、水肿、小便不利等病证患者的调养与康复。现代研究证实：慈姑含有秋水仙碱等多种生物碱及多种微量元素；有一定的强心、防癌、抗癌作用。

食谱举例

（1）素炒慈姑：慈姑、茭白、胡萝卜各适量，洗净，切片；水发木耳少量，撕开。常法烹饪。有清热养胃、和中下气作用，可供有胃热、气滞、食滞见症的胃肠病患者佐餐用。

（2）慈姑烧肉：慈姑、猪五花肉各等量，切块。常法烹饪。有养胃和中作用，可供无明显阳虚见症的胃肠病患者佐餐用。

（3）慈姑鸡汤：鸡肉500克，慈姑300克，分别切块；新鲜香菇适量。常法煮汤。有健脾养胃作用，可供有脾胃虚损见症的胃肠病患者佐餐用。

温馨提示 孕妇、便秘者不宜食用慈姑。

35. 红薯

作用概述 红薯（又名甘薯、山薯）味甘，性平，归脾、肾经，有补中和血、益气生津（生食）、宽肠通便作用，可用于脾气虚弱、大便秘结、肺胃有热、口渴咽干等病证患者的调养与康复。现代研究证实：红薯含有碳水化合物、纤维素、蛋白质及多种微量元素；有延缓衰老、抵抗糖尿病、减肥、抗癌作用。

食谱举例

（1）红薯粥：中等大红薯1只，去皮，切小块；粳米100克。常法煮粥。有和中理气作用，可供一般便秘者食用。

（2）烤红薯：红薯，个大者对劈、个小者整只，放在微波炉中用“大火”烤。烤的时间根据微波炉功率的不同而异。可供一般便秘者作为主食或点心食用。

（3）红薯炖牛肉：红薯300克，去皮，切块；牛腩200克，切块。常法烹饪。有温中健脾、养胃降气作用，可供有脾虚见症的便秘者佐餐用。

温馨提示

（1）红薯有通便作用，故腹泻患者不宜食用。

（2）红薯会产气，故腹胀患者不宜食用。

（3）霉变、发芽的红薯因含有毒素，故不能食用。

36. 竹笋

作用概述 竹笋味甘，性微寒，有清热消痰、利膈下气等作用，可用于腹胀、便秘等病证患者的调养与康复。现代研究证实：竹笋富含纤维素，并含有氨基酸、维生素C和多种微量元素；有助消化、促进肠蠕动、减肥降压、调节血脂等作用。

食谱举例

（1）油焖笋：竹笋500克，切块。常法烹饪。由于竹笋富含纤维素，有促进肠蠕动的作用，故这道菜具有下气通便作用，可供有食滞、气滞见症的便秘、口臭、腹胀不适患者佐餐用，而有腹泻者不宜食用，年老体弱者也不宜多食。

（2）笋炒三丝：竹笋2只，切丝；胡萝卜1个，切丝；青椒1个，切丝。常法烹饪。作用和适宜人群与油焖笋相似，但促进肠蠕动的作用稍逊于油焖笋。

（3）香菇竹笋排骨汤：竹笋2只，切块；水发干香菇3~5个，切片；小排骨500克，切块。常法煮汤。作用和适宜人群与油焖笋相似，但促进肠蠕动作用小于油焖笋，且兼有养胃补虚作用。

温馨提示 腹泻患者不宜食用竹笋。

37. 胡萝卜

作用概述 胡萝卜（又名红胡萝卜）味甘、辛，性温，有明目、下气补中、利膈宽肠的作用，可用于消化不良、久痢、咳嗽、夜盲症等病证患者的调养与康复。现代研究证实：胡萝卜的主要营养素是β-胡萝卜素（在体内可以转化为维生素A），并含有B族维生素、维生素C、糖类、脂肪和少量蛋白质；有增强免疫、抗癌、延缓衰老，及调节肠道微生态等作用。

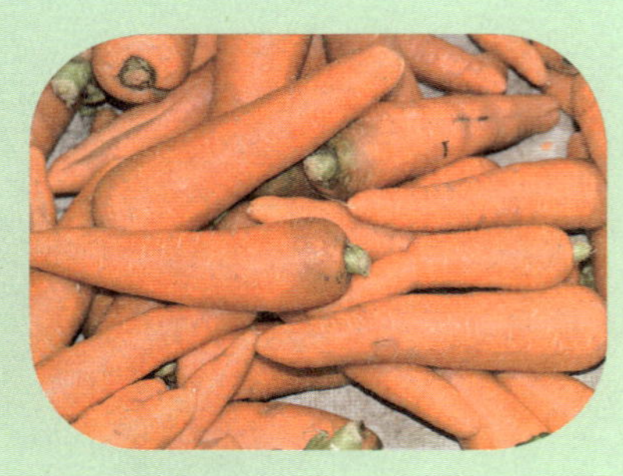

食谱举例

（1）胡萝卜玉米排骨汤：胡萝卜1个，去皮，切块；甜玉米1个，切段；猪排骨300克，切块。常法煨汤。有养胃润燥作用，可供有阴虚肠燥见症的便秘、口臭、胃脘不适患者佐餐用。

（2）胡萝卜鸭脯粥：胡萝卜1个，去皮，切丁；鸭胸脯肉50克，切末；粳米100克。常法煮粥。有养阴益胃、清热和中作用，可供有胃阴不足或兼胃热的胃脘痛、便秘、慢性腹泻患者食用。

（3）胡萝卜牛腩汤：胡萝卜1个，切块；新鲜山药1段，去皮，切段；牛腩300克，切块。常法煨汤。有健脾补肾、养胃和中作用，可供有脾胃虚弱、阳气不足见症的胃脘痛、慢性腹泻、食欲不振患者佐餐用。

温馨提示 为充分吸收β-胡萝卜素，胡萝卜应该经油炒或入荤汤烧煮后食用。

38. 白萝卜

作用概述 白萝卜味辛、甘，性凉，归肺、胃经，有健脾消食、下气化痰作用，适用于食积不化、脘腹胀满、咳嗽痰多等病证患者的调养与康复。现代研究证实：白萝卜含有能诱导人体自身产生干扰素的多种微量元素，可增强机体免疫力，并能抑制癌细胞的生长；白萝卜中的芥子油和膳食纤维可促进胃肠蠕动，从而起到通便作用。

食谱举例

（1）**葱油白萝卜丝：**白萝卜适量，切丝；小葱少许，切碎。常法烹饪。有健脾消食、下气开胃作用，可供无明显虚弱见症的胃肠病患者佐餐用。

（2）**鲫鱼白萝卜丝汤：**鲫鱼2条（约300克）；白萝卜半个，切丝。常法煨汤。有健脾益气、调中开胃作用，一般胃肠病患者均可食用。

（3）**白萝卜粥：**白萝卜1段，切丝；粳米100克。常法煮粥。有健脾养胃、消食下气作用，可供有气滞、食滞、湿热见症的胃肠病患者食用，兼见便秘、腹胀者更为适宜。

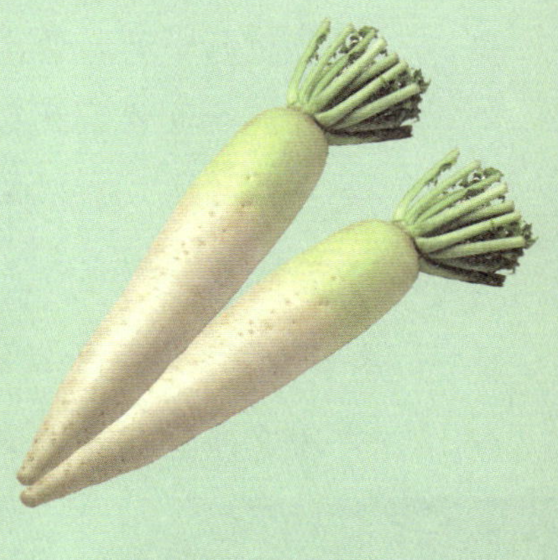

温馨提示 在服用人参时，不宜生食白萝卜；一次食用白萝卜的量不宜过多，否则胃中可能会有嘈杂不适感。

词语解析

十月白萝卜赛人参

白萝卜有多方面的食疗功能，如助消化、消积滞、化痰湿、下气滞等，根据其成熟的季节，可以分为春季白萝卜、秋季白萝卜和四季白萝卜，但一般认为以秋季白萝卜为佳。甚至秋高气爽之际的白萝卜甚至还有生津止渴的作用，为了强调秋季白萝卜的益处，民间有“十月白萝卜赛人参”一说。

39. 黄瓜

作用概述 黄瓜味甘、苦，性凉，归脾、胃、大肠经，有清热、利尿作用，适用于烦渴、咽喉肿痛、赤眼、烫伤等病证患者的调养与康复。现代研究证实：黄瓜含有维生素C，维生素E等多种维生素，丙氨酸、精氨酸、谷氨酸等氨基酸，葡萄糖、果糖等糖类等成分；有抗肿瘤、延缓衰老、降血糖、降血脂、防止酒精中毒等作用。

食谱举例

（1）双耳拌黄瓜：黄瓜1条，切丝；水发木耳、银耳各适量，切丝。常法凉拌。有清热和胃、调中下气作用，可供有胃肠积热见症的口臭、口干、便秘、泻下不爽、胃脘胀满患者佐餐用。

（2）黄瓜柠檬汁：黄瓜1条，柠檬1个，分别切片，放入榨汁机榨汁，去渣频饮。有清热泻火作用，可供有胃热见症的胃肠病患者饮用。

（3）老黄瓜烧肉：老黄瓜1条，去皮、瓤，切块；猪五花肉300克，切块。常法烹饪。有健脾养胃作用，一般胃肠病患者均可食用。

温馨提示 脾胃虚寒的腹痛腹泻患者不宜食用黄瓜。

40. 冬瓜

作用概述 冬瓜味甘、淡，性凉，归肺、大肠、小肠、膀胱经，有润肺生津、化痰止渴、利尿消肿、清热祛暑、解毒排脓、解鱼毒和酒毒作用，适用于暑热口渴、痰热咳喘、水肿、脚气、胀满、消渴、痤疮、面斑、脱肛、痔疮等病证患者的调养与康复；另外，冬瓜皮和冬瓜子也入药。中医认为：冬瓜皮以利尿见长；冬瓜子以健脾化痰见长。现代研究证实：冬瓜含有较多的维生素C和钾盐，并含有丙醇二酸等成分，有利尿、减肥等作用。

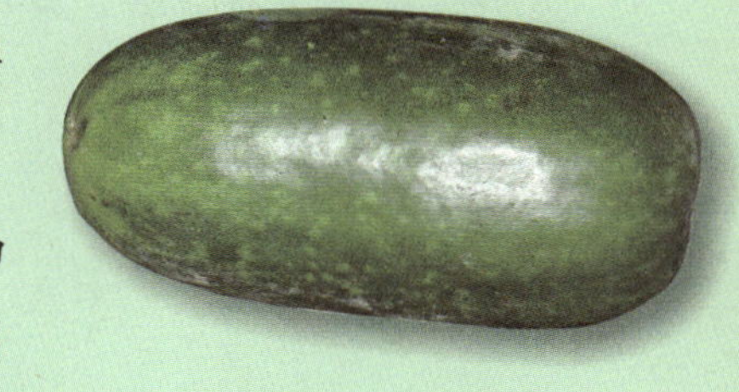

食谱举例

（1）冬瓜老鸭汤：光鸭半只，切块；冬瓜500克，切块。常法烹饪。有养阴泻火、下气宽中作用，可供有胃热见症的胃肠病患者佐餐用，兼见口臭便秘者更为适宜。

（2）冬瓜烧毛豆：冬瓜500克，切片；毛豆适量，开洋少量。常法烹饪。有清热养胃作用，可供有胃热见症的胃肠病患者佐餐用，有口臭便秘者更为适宜。

（3）红烧冬瓜：冬瓜500克，切块。常法烹饪。有清热泻火作用，可供有胃热见症的口臭、便秘、胃脘胀痛、消化不良患者佐餐用。

温馨提示 冬瓜性寒，脾肾阳虚、肢冷腹泻患者不宜食用。

41. 南瓜

作用概述 南瓜味甘，性温，归脾、胃经，有补中益气、消炎止痛、解毒杀虫作用，适用于久病气虚、脾胃虚弱、气短倦怠、便溏、蛔虫等病证患者的调养与康复。现代研究证实：南瓜含有维生素C、胡萝卜素、B族维生素等多种维生素，精氨酸、瓜氨酸、天门冬氨酸等多种氨基酸及钴、锌等微量元素；有保护胃黏膜、降血糖、抗突变等作用。

食谱举例

（1）**南瓜粥：**南瓜50克，去皮，切段；粳米50克。常法煮粥。有健脾养胃作用，可供消化不良、食欲不振患者食用。

（2）**南瓜猪骨汤：**南瓜100克，去皮，切块；猪大骨300克，劈开；蔻仁、芥菜末各少量。常法煨汤。有健脾开胃作用，可供有脾虚见症的食欲减退、消化不良、腹胀不适患者佐餐用。

（3）**南瓜汤：**南瓜300克，去皮，切块；红薯1个，去皮，切块；红枣10枚，蜂蜜少量。常法煮汤。有健脾养胃作用，可供有脾虚见症的食少便结、胃脘胀闷患者食用。

温馨提示 南瓜性温，胃热炽盛、气滞中满、湿热气滞患者不宜多食，患有气滞湿阻者忌食。

42. 芦笋

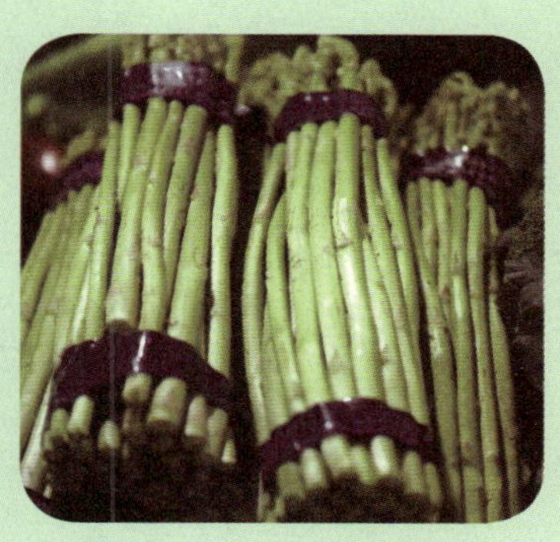

作用概述 芦笋味甘、苦，性凉，有润肺镇咳、祛痰杀虫作用，可用于肺燥咳嗽等病证患者的调养与康复。现代研究证实：芦笋营养成分丰富，除含有蛋白质、脂肪、碳水化合物、纤维素外，芦笋的维生素含量高于一般蔬菜，氨基酸有18种之多，还含有硒、钙、磷、钾、镁、锌等多种微量元素。有抗癌、降脂、提高免疫功能、延缓衰老及抗疲劳、护肝、抗溃疡等作用。它的抗癌作用名列常用蔬菜之前列，甚至有“抗癌之王”的美誉。

食谱举例

（1）**芦笋豌豆炒蘑菇：** 芦笋10根，根部去皮，切段；豌豆2调羹；蘑菇5个，切片。常法烹饪。有和中理气作用，可供有气滞见症的便秘、口臭、腹胀不适、食欲不佳者佐餐用。

（2）**凉拌芦笋：** 芦笋10根，取上部质嫩者，切长段。水煮后加调料，常法凉拌。作用和适宜人群与芦笋豌豆炒蘑菇相似。

（3）**扇贝炒芦笋：** 芦笋嫩头200克；新鲜扇贝100克，对切。常法烹饪。有健脾养胃、理气和中作用，可供有脾虚气滞见症的胃脘胀痛、便秘、口臭者佐餐用。

温馨提示 痛风患者不宜多食芦笋。

43. 茄子

作用概述 茄子味甘，性凉，归脾、胃、大肠经，有清热、活血、消肿作用，可用于肠风下血、跌打损伤、热毒疮痈等病证患者的调养与康复。现代研究证实：茄子含有蛋白质（含量较低）、粗纤维、可溶性糖、黄酮类物质，并富含维生素P；有镇痛、抗炎、抗凝血等作用，也有研究证实它有抗癌作用。

食谱举例

（1）肉末茄子：茄子500克，切块；猪腿肉100克，切成末。常法烹饪。有养胃补虚、和中理气作用，可供有气虚气滞见症的胃脘胀痛、便秘或腹泻者佐餐用。

（2）茄子豆角：茄子200克，切段；豆角，切成段。常法烹饪。可供有气滞见症的胃肠病患者佐餐用，腹泻者慎用。

（3）茄子豆腐煲：茄子200克，切丝；豆腐1盒，切块；鸡胸脯肉50克，切丝。常法烹饪。有健脾和胃、润肠理气作用，可供有脾胃虚弱见症的便秘、腹胀或疼痛者佐餐用。

温馨提示 腹泻患者不宜食用茄子；民间有秋后不食茄的说法，可供参考。

44. 番茄

作用概述 番茄（学名西红柿）味酸，性微寒，归肝、脾、胃经，有清热凉血、健脾消食、养阴润燥作用，主要用于暑热烦渴、食少纳呆、阴虚胃痛、肠燥便秘等病证患者的调养与康复。现代研究证实：番茄含有番茄红素，维生素C、维生素A、维生素B_1、维生素B_2、胡萝卜素等，钙、磷、钾、镁等微量元素。有抗氧化、抗癌、延缓衰老等作用。

食谱举例

（1）番茄炒蛋：番茄2只，切片；鸡蛋2个，打碎。常法烹饪。有益气健胃作用，一般胃肠病患者均可食用。

（2）番茄汁：番茄1只，去皮，用食品榨汁机榨汁。有清热和胃作用，可供有胃热肠燥见症的胃肠病患者饮用。

（3）番茄冬瓜汤：番茄1只，切块；冬瓜1大块，去皮，切片；豌豆、开洋各少量。常法烹饪。有和中开胃作用，一般胃肠病患者均可食用。

温馨提示 未成熟的青番茄含有生物碱不宜食用；脾虚腹泻患者不宜多食番茄。

知识拓展

番茄红素

番茄红素是一种脂溶性色素，主要来源于番茄、西瓜、番石榴、紫色葡萄柚、木瓜和胡萝卜等植物，番茄中番茄红素的含量最高。现代研究证实：番茄红素具有抗氧化、延缓衰老、抑制肿瘤、减少心血管疾病、提高人体免疫力、延缓骨质疏松、抗辐射等作用，有“21世纪的保健品新宠”之美誉。

45. 百合

作用概述 百合味甘、微苦，性微寒，归心、肺经，有养阴润肺、清心安神作用，可用于阴虚久咳、痰中带血、余热未清及失眠多梦等病证患者的调养与康复。现代研究证实：百合含有百合皂苷、百合多糖、酚酸甘油酯等成分；具有耐缺氧、抗肿瘤、抗氧化、抗疲劳、止咳、抗哮喘、抗抑郁、抗菌、抑菌、降糖等作用。

食谱举例

（1）西芹百合：西芹200克，切块；新鲜百合1只，分瓣；油发腰果1调羹。常法烹饪。有清热理气作用，可供有气滞见症的便秘、口臭、胃脘胀痛者佐餐用。

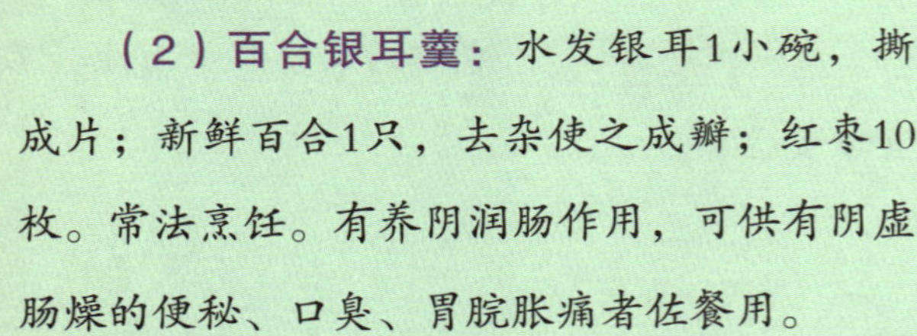

（2）百合银耳羹：水发银耳1小碗，撕成片；新鲜百合1只，去杂使之成瓣；红枣10枚。常法烹饪。有养阴润肠作用，可供有阴虚肠燥的便秘、口臭、胃脘胀痛者佐餐用。

（3）百合鸽子汤：光鸽1只，切大块；新鲜百合1只，分瓣；枸杞子适量。常法烹饪。有养胃调中、健脾补虚作用，可供有胃阴不足见症的胃肠病患者佐餐用。

温馨提示 虚寒型腹泻者不宜食用百合。

46. 藕

作用概述 藕味甘，性寒，有清热生津、凉血散瘀作用，适用于热病烦渴、咯血、衄血、吐血、便血、尿血等病证患者的调养与康复。现代研究证实：藕含有淀粉、天门冬素、焦性儿茶酚、维生素C等；有止血等作用。

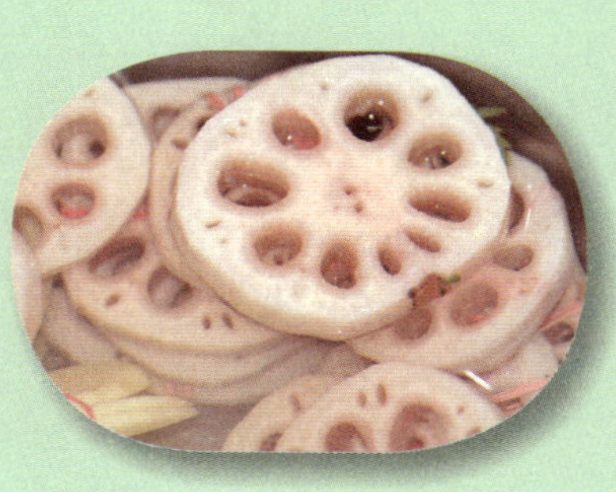

食谱举例

（1）炒藕片：莲藕1段，切成薄片，常法烹饪。有下气和中作用，可供有气滞、食滞见症的胃肠病患者佐餐用。

（2）莲藕炖排骨：莲藕1段，切片；猪小排骨500克，切块。常法煨汤至莲藕烂。有补虚理气、和中开胃作用，可供有脾虚气滞见症的纳差便秘、腹胀不适患者佐餐用。

（3）莲藕山药粥：莲藕1小段，切成薄片；新鲜山药1小段，去皮，切片；粳米100克。常法煮粥。有补益脾胃、理气和中作用，可供脾肾阳气不足见症的胃肠病患者食用。

知识拓展

莲的全身都是宝

莲为睡莲科植物，生长在水中，其水上部分的莲子、莲须、莲心、莲房、荷叶、荷梗、荷蒂以及水下、泥中的莲藕都可入药。

莲子是莲的成熟种仁，有补脾止泻、益肾固精、养心安神等作用，主要用于脾虚久泻、肾虚遗精、滑精、尿频等病证，也是百姓喜爱的养生食品。

莲须是莲的雄蕊，味甘、涩，性平，有清心、益肾、涩精、止血作用，可用于治疗梦遗滑泄、吐血、崩漏、带下、泻痢等病证。

莲心是莲子中的青嫩芽胚，由于味较苦，故一般要把它从莲子中抽出，单独入药。有清心除烦作用，多用于热病烦热神昏；也有止血作用，可用于吐血、遗精等病证。

莲房是莲的成熟花托，也就是莲壳，味苦、性温，有消瘀止血作用，可用于下血病证和脱肛等。

荷叶是莲的叶子，味苦、涩，性平，有清暑利湿、升阳止血作用，可用于治疗暑热病证、脾虚泄泻及多种出血病证。

荷梗是莲的叶柄和花柄，味苦、性平，有通气宽胸作用，常用于治疗暑湿中阻、胸闷不畅等病证。

荷蒂是荷叶中央近叶柄处的叶片，味苦、性平，有清暑祛湿、和胃安胎、和血止血作用，常用于血瘀、泄泻、孕妇胎动不安等病证。

莲藕是莲根茎的肥厚部分，长在泥中。味甘、性寒，有清热生津、凉血散瘀作用，可用于治疗热病烦渴、咯血、衄血、吐血、便血、尿血等病证。

藕粉是莲藕经磨浆、脱水、干燥等一系列工艺后得到的干粉，有益血止血、调中开胃作用，可用于治疗虚损失血、食少便溏等病证。

关于五果，各家之说不完全相同。古代医家王冰在注释古典医著《黄帝内经素问》时说，五果"谓桃、李、杏、栗、枣也"。按现代的分类法，其中既有水果、又有坚果。本书参照王氏之说，作为养胃食品的第三部分，向大家推荐——

水果坚果——五果为助

1. 山楂

作用概述　山楂（又名山里果、山里红等）味酸、甘，性微温，归脾、胃、肝经，有消食健胃作用，可用于饮食积滞、脘腹胀痛、泄泻痢疾、血瘀痛经、闭经、产后腹痛、恶露不尽、疝气、睾丸肿痛、高脂血症等病证患者的调养与康复。现代研究证实：山楂含有左旋表儿茶素等黄酮类、枸橼酸等酸类物质及维生素C等成分；有促进消化、降压、降脂、抗氧化、防癌、增强免疫等作用。

食谱举例

（1）山楂汤：山楂200克加水煎汤，食肉喝汤。有消食、助消化作用，可供肉食过多、消化不良、腹胀患者饮用。

（2）蒸山楂：鲜山楂、怀山药各等量，加白糖适量调匀蒸熟后服用。有和中、助消化作用，可供有脾虚见症的小儿久泻患者食用。

（3）山楂糕：山楂、琼脂各适量。常法制作。有酸甜开胃作用，可供消化不良、食欲

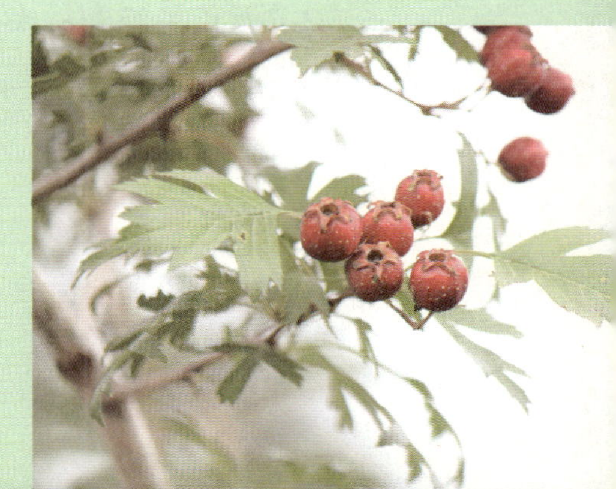

不振者作为点心食用。

温馨提示 脾胃虚寒者及孕妇慎食。山楂不宜与猪肝同时食用，以免降低其营养价值；不宜与黄瓜、南瓜、胡萝卜同时食用，以免破坏其含有的维生素C。

2. 无花果

作用概述 无花果味甘，性凉，归脾、胃、大肠经，有清热生津、健脾开胃、解毒消肿作用，可用于咽喉肿痛、咳嗽声哑、乳汁稀少、肠热便秘、食欲不振、消化不良、泄泻痢疾等病证患者的调养与康复。现代研究证实：无花果含有大量枸橼酸及少量延胡索酸、琥珀酸等脂肪酸类，天冬氨酸、甘氨酸、谷氨酸、亮氨酸等氨基酸；有抗肿瘤、镇痛等作用，并能助消化、增强免疫功能。

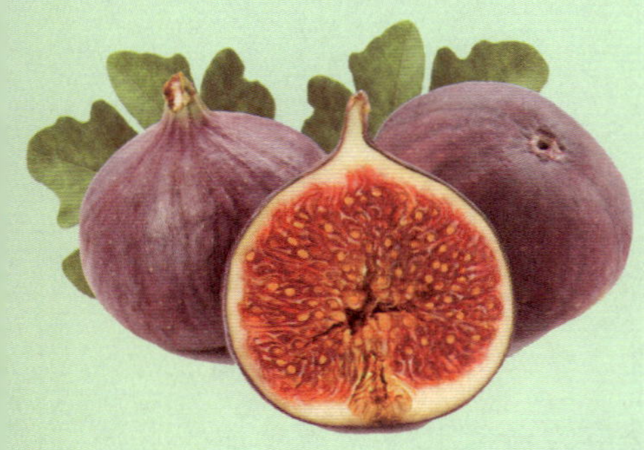

食谱举例

（1）**无花果蒸猪肉**：无花果120克，瘦猪肉90克。常法烹饪。有养脾胃、清肠热、助消化作用，可供有胃热见症的消化不良、慢性腹泻患者佐餐用。

（2）**无花果炖梨**：无花果、雪梨各等量，枸杞子少量，加冰糖蒸熟。有养阴生津、健胃益肺作用，可供有胃阴不足见症的便秘或兼见咳嗽患者作为点心用。

（3）**无花果白菜汤**：无花果5粒，大白菜500克，开洋50克。常法煮汤。有补中宽肠作用，可供便秘患者佐餐用。

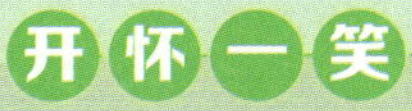

无花果的传说

传说很久很久以前，无花果有着十分美丽的花朵，它也因此而盛气凌人。有一天玉皇大帝派花仙子下凡“视察”，此时正赶上无花果的盛花期，它“艳压群芳”吸引无数人前往观赏。高傲自大的无花果越发不可一世，非但不把其他花卉放在眼里，就连“钦差大臣”花仙子也不理睬。持有“尚方宝剑”的花仙子怒不可遏，一挥手抹去无花果的全部花朵。从此，无花果便再也不开花了。

当然，传说归传说，其实无花果不是没有花，相反它的花非常多，只是它的花全部被包在肉质内，人们无法看见，植物学上称之为“隐头花序”。

3. 木瓜

作用概述 木瓜味酸，性温，归肝、脾、胃经，有舒筋活络、和胃化湿作用，可用于风湿痹痛、肢体酸重、筋脉拘挛、吐泻转筋、脚气水肿等病证患者的调养与康复。现代研究证实：木瓜含有三萜类成分、苹果酸等脂肪酸；具有保肝、抗菌、抗肿瘤等作用，并能缓解实验性动物关节炎。

食谱举例

（1）木瓜粥：木瓜1枚，粳米50克，共煮成粥。有和胃化湿止泻作用，可供有湿阻见症的慢性腹泻患者食用。

（2）木瓜羹：木瓜1枚，藕粉少量。常法制作。作用和适宜人群基本同木瓜粥。

（3）木瓜焖肉：木瓜1枚，猪五花肉500克。常法烹饪。由于木瓜含有助消化物质，与猪五花肉一起焖，有利于食用者对肉食的消化和吸收，可供有脾胃虚弱见症的胃肠病患者佐餐用。

温馨提示 木瓜不宜多食和久食，伤食而脾胃未虚者、积滞多者不宜食用木瓜。

4. 乌梅

作用概述 乌梅味酸，性平，归肝、脾、肺、大肠经，有敛肺止咳、涩肠止泻、止血、生津、安蛔作用，可用于久咳不止、久泻久痢、尿血便血、崩漏不止、虚热烦渴、蛔厥腹痛等病证患者的调养与康复。现代研究证实：乌梅含有苯甲醛、苯甲醇等挥发性物质，枸橼酸、苹果酸等有机酸类成分，芦丁等黄酮类成分等；有抗突变、抗肿瘤、杀精、抗微生物等作用，并能兴奋和刺激蛔虫后退，对离体平滑肌也有调节作用。

食谱举例

（1）乌梅粥：粳米50克，乌梅2~3个。常法煮粥。有健脾养胃、涩肠止泻作用，可供无明显食滞、湿热见症的慢性腹泻患者食用。

（2）乌梅茶：乌梅、陈皮、普洱茶各适量，开水泡饮。有消食、助消化作用，可供各类消化不良、食滞腹泻或便秘患者饮用。

（3）乌梅炖鸡：母鸡半只，乌梅3~5个，香菇（干品）适量。常法烹饪。有健脾开胃作用，可供有脾虚见症的胃纳不佳患者佐餐用。

5. 甘蔗

作用概述 甘蔗味甘，性凉，归脾、肺、胃经，有清热生津、润燥和中、解毒作用，可用于烦躁、消渴、反胃、干咳、大便干燥等病证患者的调养与康复。现代研究证实：甘蔗含有天冬氨酸、谷氨酸、丝氨酸、丙氨酸等氨基酸，甲基延胡索酸、琥珀酸等有机酸类，蔗糖、果糖、葡萄糖等糖类及多种维生素；其提取物具有抑制肿瘤、抗流感病毒的作用。

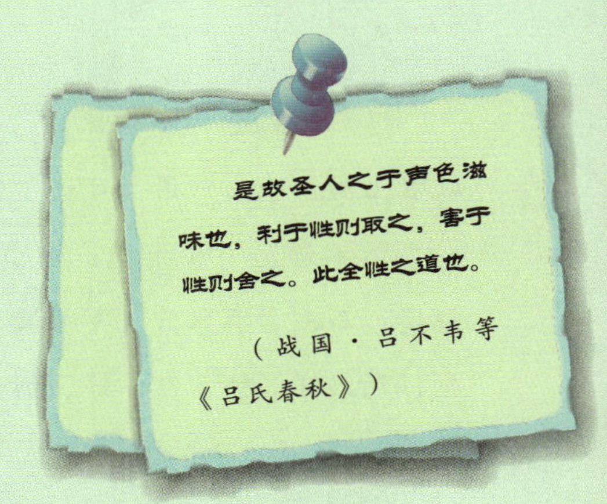

食谱举例

（1）甘蔗生姜汁：甘蔗、生姜分别榨汁后，按7：1混合，少量频饮。有和中理气降逆作用，可供胃气上逆、恶心呕吐者饮用。

（2）甘蔗马蹄饮：甘蔗1截，去皮，切段；马蹄100克。同煮至沸。有生津益胃、理气降逆作用，可供有胃阴不足、胃气上逆见症的恶心呕吐患者饮用。

（3）甘蔗焖羊肉：羊肉500克，切块；甘蔗1截，去皮，切块。常法烹饪。甘蔗性凉生津，与性热而燥的羊肉同煮，两者相辅相成，有健脾温中而不燥的特点，可供有脾阳不振见症的胃脘冷痛或兼有腹泻患者佐餐用。

温馨提示 食用霉变甘蔗会引起中毒，主要毒性物质是由节菱孢霉菌产生的3-硝基丙酸。

6. 石榴

作用概述 石榴味甘、微酸、涩，性平，归大肠经，有生津止渴、收涩止泻、杀虫作用，可用于胃阴不足、口渴咽干、饮酒过度、腹泻、痢疾久治不愈、小儿疳积、蛔虫内积等病证患者的调养与康复。现代研究证实：石榴含有鞣酸、苹果酸、枸橼酸等有机酸，糖类，维生素C，钾、钠、钙、镁、铁、锰、锌、铜、磷等微量元素；有抗氧化、抑菌、抗癌等作用。

食谱举例

（1）冰鲜石榴水：鲜石榴去皮捣烂，用开水浸泡，置冰箱冷藏后含漱，次数不限。有生津润燥作用，可用于治疗急性扁桃体炎、咽喉炎及口舌生疮类病证。

（2）石榴咕噜肉：石榴1个，剥取石榴子；猪五花肉250克，切块。常法烹饪。这道菜酸甜可口，有补脾开胃作用，可供萎缩性胃炎及其他胃纳不佳或兼有腹泻患者佐餐用。

（3）石榴草莓饮：石榴1个，剥取石榴子；草莓200克。将两者放入榨汁机打汁。有生津润燥作用，可供有胃肠积热见症的口干舌燥、腹泻不爽患者饮用。

温馨提示 石榴不宜与螃蟹等海产品同时食用，因海产品中富含的蛋白质、钙等营养物质，与石榴中含有的鞣酸结合会降低其营养价值，还会形成一种新的不易消化的物质，这种物质会刺激胃肠，引起腹痛、恶心、呕吐等症状。

7. 西瓜

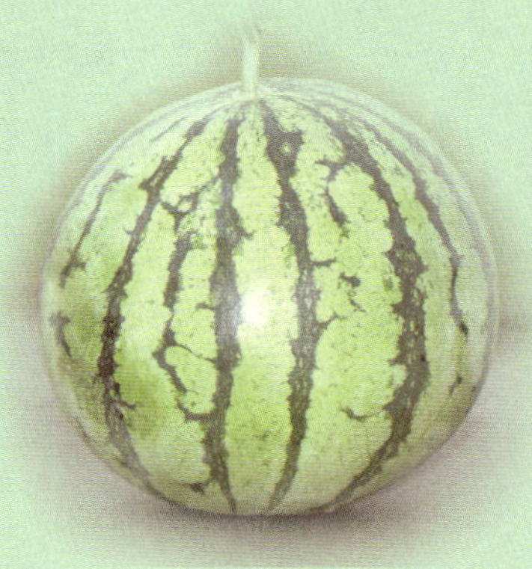

作用概述 西瓜味甘，性寒，归心、胃、膀胱经，有清热利尿、解暑生津作用，可用于治疗暑热烦渴、热盛津伤、小便不利、口疮等病证患者的调养与康复。现代研究证实：西瓜含有瓜氨酸、丙氨酸、精氨酸等氨基酸及钾、钠、钙、镁、铁、磷、锌等元素。

食谱举例

（1）西瓜汁：西瓜打汁频饮。有清热解暑、生津止渴作用，可供暑热伤津、舌燥烦渴患者饮用。

（2）西瓜牛奶西米露：西米50克，加少量水常法烧煮，冷却后加入500毫升的鲜牛奶、预制的球状西瓜肉。有生津润燥、清热开胃作用，可供有胃肠积热见症的大便闭结、口干舌燥患者饮用。

（3）西瓜翠衣炒毛豆：西瓜翠衣即西瓜皮，刮去瓤及表层。常法腌制成酱菜，切小块，与新鲜毛豆同炒。能清爽开胃，是夏季暑湿中阻、胃纳减退者的佐餐佳品。

温馨提示 素体脾胃虚寒而致便溏腹泻者慎食西瓜；长期使用糖皮质激素治疗者不宜多食西瓜，以免使血糖升高；西瓜不宜冷冻过久，否则易伤及脾胃，导致腹痛、腹泻等病证。

知识拓展

西瓜——天然白虎汤

白虎汤是中医的一首古方，出自汉代张仲景的《伤寒论》，由石膏、知母、粳米、甘草四味中药组成，有清热泻火作用，原书用于治疗表现为大热、大渴、大汗、脉洪大（合称“四大”）的病证。由于西瓜具有很好的清热泻火、生津止渴作用，有人将其与白虎汤相提并论，把西瓜誉为“天然白虎汤”。

8. 甜瓜

作用概述 甜瓜（又名香瓜）味甘，性寒，归心、胃经，有清热解暑、除烦止渴、利尿作用，适用于暑热所致的胸膈满闷不舒、食欲不振、烦热口渴、热结膀胱、小便不利等病证患者的调养与康复。现代研究证实：甜瓜含有大量碳水化合物、柠檬酸以及一种能将不可溶性蛋白质转化为可溶性蛋白质的蛋白酶；此外，甜瓜蒂中含有葫芦素，甜瓜子中含有杀蛔虫、丝虫的物质；甜瓜有补充人体水分、能量、营养素以及护肝作用。

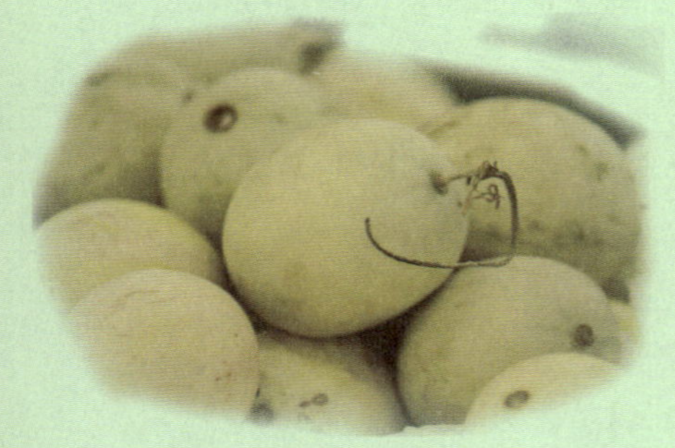

食谱举例

（1）甜瓜西芹饮：甜瓜半个，去皮、瓤，切片；西芹适量，切丝；苦瓜半个，去瓤，切片。用食品榨汁机榨汁。有清热泻火作用，可供有胃肠积热见症的口干、口臭、大便秘结、腹胀不适患者饮用。

（2）甜瓜西米露：甜瓜半个，去皮、瓤，切丁；西米适量，水发；酸奶适量。常法制作。有清热养胃作用，可供有胃热见症的胃脘胀满、食欲减退、大便闭结或泻下不爽患者食用。

（3）生食：甜瓜洗净，去皮、瓤，生食。有清热解暑、生津养胃作用，可供夏季口渴纳呆者食用。

温馨提示 脾虚腹泻、腹胀不适患者不宜食用甜瓜。

9. 芒果

作用概述 芒果味甘、酸，性凉，归肺、脾经，有健脾利水、理气止咳作用，适用于食少、呕吐、水肿、咳嗽痰多等病证患者的调养与康复。现代研究证实：芒果含有芒果酮酸、异芒果醇酸等三醋酸，多酚类化合物，芒果苷，维生素C，维生素A原及糖类等成分；有抗菌消炎、防癌抗癌、祛痰止咳、降血脂等作用。

食谱举例

（1）芒果西米露：芒果1个，去皮、核，切块；西米50克，水发。常法烹饪。有理气和胃作用，可供有气滞见症的胃脘胀满、食欲减退者食用。

（2）芒果排条：芒果1个，去皮、核，切条；猪里脊肉150克，切条；陈皮、甜椒各少许。常法烹饪。有健脾理气、养胃和中作用，可供有脾虚气滞见症的食欲减退、胃脘胀痛、消化不良患者佐餐用。

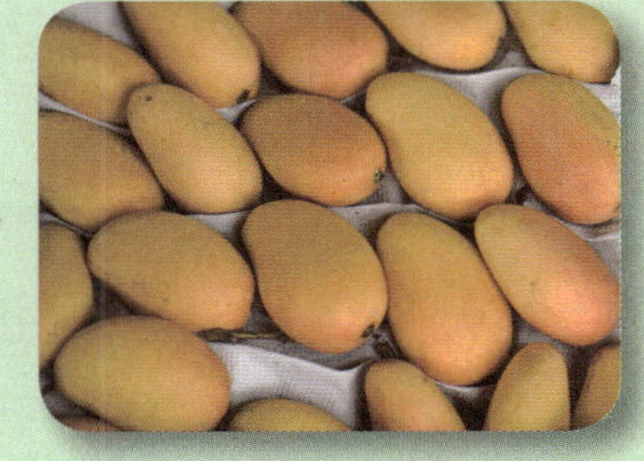

（3）芒果虾：芒果1个，去皮、核，切片；基围虾500克，去头、壳留尾。常法烹饪。作用和适用人群基本同芒果排条。

10. 杏子

作用概述　杏子味酸、甘，性温，归肺、心经，有润肺定喘、生津止渴作用，可用于治疗肺燥咳嗽、津伤口渴。现代研究证实：杏子含有枸橼酸、苹果酸、香草酸等有机酸，槲皮素、槲皮苷、芸香苷等黄酮类化合物，精氨酸、丝氨酸、甘氨酸等氨基酸及多种挥发性物质；有预防心脏病和心肌梗死、抗癌、降胆固醇、通便等作用。

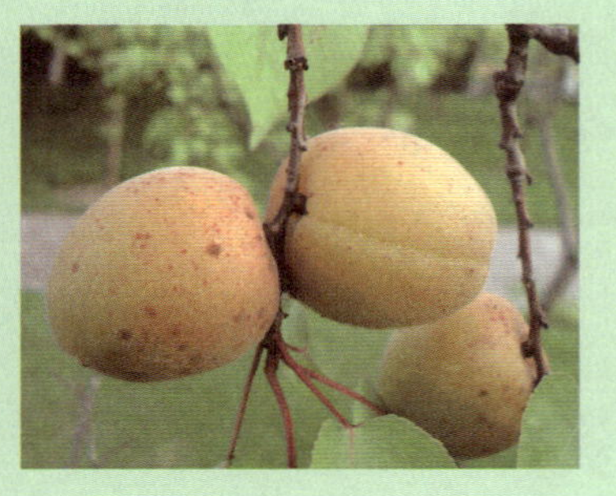

（1）青杏膏：取半熟鲜果，去皮，去核，捣烂取汁，熬成稠膏，每次服用半汤匙至1汤匙。有消炎及止咳作用，可供菌痢、肠炎、不明原因的高热、肺结核潮热、慢性咳嗽类病证患者服用。

（2）蒸二仁：杏仁（干品）、桃仁（干品）各10克，捣烂后加冰糖适量，蒸熟后食用。有养阴益肺、和胃润燥作用，可供肠燥见症的便秘患者食用，兼见咳嗽者更为适宜。

（3）杏干鸡肉：鸡胸脯肉200克，杏子干3~5个，四季豆200克。常法烹饪。有醒脾开胃作用，可供一般食欲不佳患者佐餐用。

温馨提示　杏子不宜多食久食，以免损伤牙齿和脾胃。

11. 李子

作用概述　李子味甘、酸，性平，归肝、肾经，有清热、生津、利水作用，可用于虚劳骨蒸、消渴等病证患者的调养与康复。现代研究证实：李子含有赤霉素A_{32}、胡萝卜类色素及维生素A，有抗氧化等作用。

食谱举例

（1）鲜果生食： 新鲜李子1~2个，早、晚各1次，可治消化不良。

（2）三仁煎： 李仁、杏仁、桃仁（均干品）各10克，加水煎煮。有清热润肠、下气通便作用，可供有肠燥见症的便秘患者食用。

（3）酸奶李子沙拉： 李子（去皮、核，切小块）、西瓜（取瓤用夹具制成小球）、小番茄（切开）各等量，放入碗中，拌上酸奶。有清热解渴、生津润燥作用，可供津少口渴或兼见便秘者加餐用。

温馨提示 李子不宜多食久食，脾胃虚弱者忌食。

12. 杨梅

作用概述 杨梅味甘、酸，性温，归肺、胃经，有生津解渴、和胃消食作用，可用于烦渴、吐泻、痢疾、腹痛等病证患者的调养与康复。现代研究证实：杨梅含有葡萄糖、果糖等糖类，柠檬酸、苹果酸、草酸等脂肪酸及维生素C等成分。

食谱举例

（1）杨梅酒： 新鲜杨梅，洗净，沥干水分，加高度优质白酒密封，半月后饮用，有解毒消食作用，可供食积不化或急性胃肠炎引起的腹痛、吐泻患者饮用。饮用的量可因人而异，但均不可过多。

（2）杨梅陈皮汤： 杨梅50克，陈皮10克，加水煎汤代茶频饮，有理气和胃作用，可供气滞型胃脘痛患者饮用。

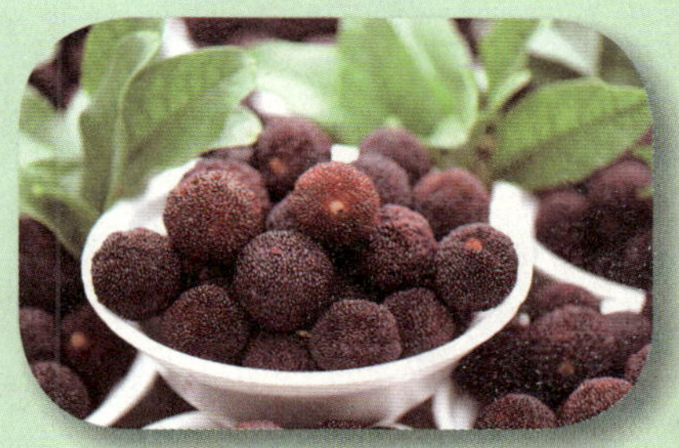

（3）杨梅橄榄汤： 新鲜杨梅、橄榄各等量，加水煮汤。有清热解毒、生津止咳作用，

可用于治疗急性咽喉炎、急性扁桃体炎以及湿阻中焦引起的消化不良等病证。

温馨提示 当服用维生素K及磺胺类药物时，不宜食用杨梅，以免降低药效；杨梅不宜与牛奶、白萝卜、黄瓜等同时食用，以免影响营养物质的吸收。

词语解析

望梅止渴

这是一个非常有名的成语，原意是说因为梅子酸，人想到吃梅子就会流涎，因而就有止渴作用。这一词语出自南朝宋刘义庆的《世说新语·假谲》，原文说："魏武行役失汲道，军皆渴，乃令曰：'前有大梅林，饶子，甘酸可以解渴。'士卒闻之，口皆出水，乘此得及前源。" 后比喻愿望无法实现，用空想来安慰自己。这个成语包含着条件反射的原理，在特定的情况下，"望梅"确实可以起到一定的"止渴"作用。

13. 沙枣

作用概述 沙枣味酸、涩，性温，有止咳化痰、消食化滞、活血化瘀、生津止渴作用，可用于治疗咳嗽痰多、消化不良、食积腹痛、瘀血闭经等病证患者的调养与康复。现代研究证实：沙枣含有多种黄酮类、萜类化合物，锌、钙、钾等微量元素及多种维生素；有降脂、抗凝血、护肝、抗溃疡、脱敏、抗

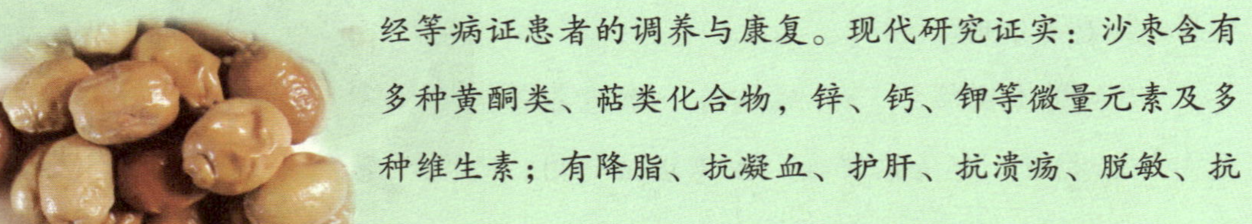

炎、抗氧化、抗疲劳、耐缺氧、抗突变、抑瘤等多种作用。

食谱举例

（1）沙枣窝头：玉米粉、面粉各适量；沙枣适量，去皮。常法制作。有养胃和中作用，可供有食滞、气滞见症的消化不良、食欲减退、胃脘胀痛患者食用。

（2）沙枣柠檬汁：沙枣适量，去核；柠檬1个，去皮。常法榨汁。有养胃助消化作用，可供有消化不良见症的萎缩性胃炎患者饮用。

（3）沙枣生食：沙枣适量，生食。有生津止渴、助消化作用，可供有食滞、气滞见症的消化不良患者食用。

温馨提示 由于沙枣富含维生素C，故不宜与黄瓜和猪肝同时食用；此外，泌尿系统疾病、消化性溃疡患者及服用维生素K者，也不宜食用沙枣。

14. 苹果

作用概述 苹果味甘、酸，性凉，有生津、除烦、益胃、醒酒作用，可用于津少口渴、脾虚泄泻、食后腹胀、饮酒过度等病证患者的调养与康复。现代研究证实：苹果含有苹果酸、延胡索酸、琥珀酸、丙酮酸等脂肪酸，谷氨酸、鸟氨酸、赖氨酸、天冬氨酸等氨基酸，维生素C，多种醇类，醛类，黄酮类成分；有抗癌作用，其提取物能使实验动物离体肠的异常运动正常化。

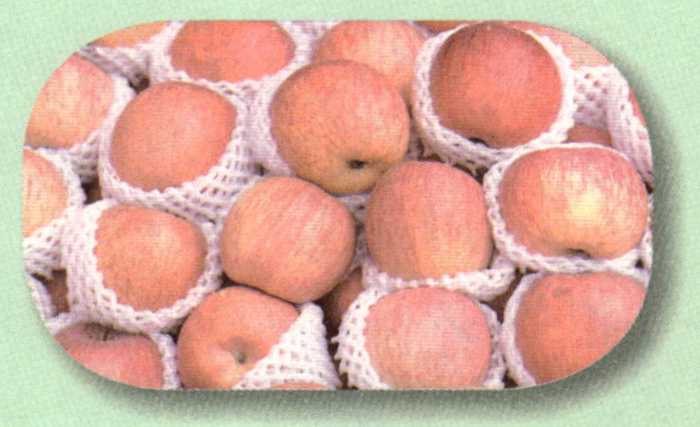

食谱举例

（1）苹果泥：苹果去皮用调羹刮泥，也可榨汁。可供婴幼儿消化不良者食用，也可供成人轻度腹泻患者食用。

（2）苹果蒸山药：苹果、山药各30克，加白糖适量。蒸熟食用。有健脾补肾、养胃和中作用，可供无明显食滞、湿热见症的消化不良，食少腹泻及原因不明的慢性腹泻患者食用。

（3）苹果排骨汤：苹果1个，切块；猪小排骨500克。常法煮汤。有补脾益胃作用，可供无明显食滞、湿热见症的食欲不佳、腹胀腹泻患者佐餐用。

温馨提示 服用磺胺类药物和碳酸氢钠期间不宜食用苹果，因为这些药物如与酸性的苹果同时食用，会在泌尿系统形成结晶而伤肾脏。

15. 枇杷

作用概述 枇杷味甘、酸，性凉，归肺、脾经，有润肺、下气、止咳作用，可用于肺燥咳嗽、恶心欲吐、烦渴等病证患者的调养与康复。现代研究证实：枇杷含有多糖，蛋白质，脂肪，维生素B_1、维生素C、胡萝卜素等维生素，磷、钙、铁等微量元素；枇杷中所含的有机酸，能刺激消化腺分泌，有增进食欲、帮助消化吸收、止渴解暑的作用。

食谱举例

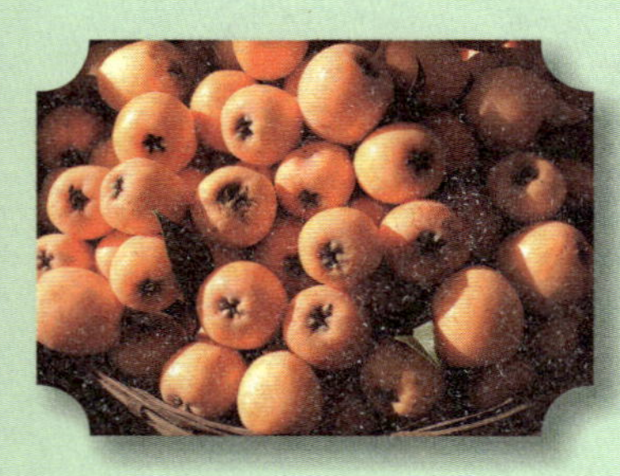

（1）冰糖蒸枇杷：枇杷（鲜果）90克；冰糖15克。蒸半小时后喝汤食肉。有下气清咽作用，可供急慢性咽喉炎患者食用。

（2）枇杷百合汤：新鲜枇杷5个，去皮、核，切块；新鲜百合1个，分瓣。常法制作（可加少许冰糖或蜂蜜），喝汤食果。有清热、降气、润燥作用，可供肺燥咳嗽、肠燥便秘及咽喉干燥者食用。

（3）枇杷银耳羹： 新鲜枇杷5个，去皮、核，切大块；水发银耳1小碗。常法制作（可加少许冰糖）。作用和适宜人群同枇杷百合汤。

温馨提示 枇杷不宜与海产品同时食用，因其中含有的果酸与海产品中的钙结合，会影响营养物质的吸收；枇杷也不宜与白萝卜、黄瓜类食物同时食用，否则会破坏其中的维生素C。

16. 荔枝

作用概述 荔枝味甘、酸，性温，归肝、脾经，有养血健脾、行气消肿作用，可用于病后体虚、津伤口渴、脾虚泄泻、呃逆食少等病证患者的调养与康复。现代研究证实：荔枝含有30多种挥发性物质；有降血糖作用。

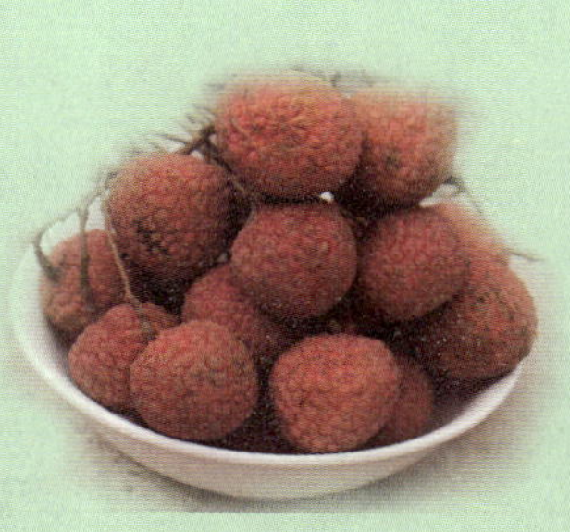

食谱举例

（1）荔枝粥： 荔枝干5个，粳米30克。常法煮粥。有健脾益胃作用，可供五更泄泻患者食用；酌加山药、莲子更为适宜。

（2）荔枝羹： 鲜荔枝适量，取果肉加水煮成羹。有滋阴养胃作用，可供有胃阴不足见症的口渴、便秘患者加餐用。

温馨提示 阴虚火旺者慎食荔枝。

知识拓展

阴虚火旺

中医的病证名称。人体的阴阳之间有着互相依存、相互制约的正常生理关系，一旦阴虚那么阳就会处于相对有余的状态。阴虚火旺就是指因阴精亏损所致虚火旺盛的病理状态，此类患者可以表现出烦躁易怒、午后潮热、口燥咽干、颧红盗汗、舌红少苔、脉细数等症状。

17. 柑

作用概述 柑味甘、酸，性凉，有清热生津、醒酒利尿作用，可用于胸膈烦热、口渴欲饮、醉酒、小便不利等病证患者的调养与康复。现代研究证实：柑含有多种黄酮类和柠檬苦素类成分；有抗癌作用。

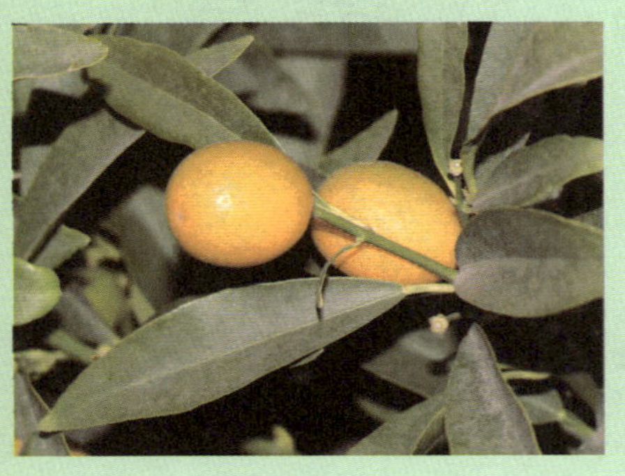

食谱举例

柑枸银耳羹：柑2个，枸杞子少许，水发银耳1小碗。常法制作。有清热润燥作用，可供有肠燥见症的便秘患者加餐用，兼见肺燥咳嗽者更为适宜。

温馨提示 脾胃虚寒者少食柑。

18. 柚

作用概述　柚味酸、甘，性寒，有消食、化痰、醒酒作用，可用于饮食积滞、食欲不振、醉酒等病证患者的调养与康复。现代研究证实：柚含有柚皮素等黄酮类物质和闹米林等柠檬苦素类成分；有保肝、抗肿瘤和治疗糖尿病等作用。

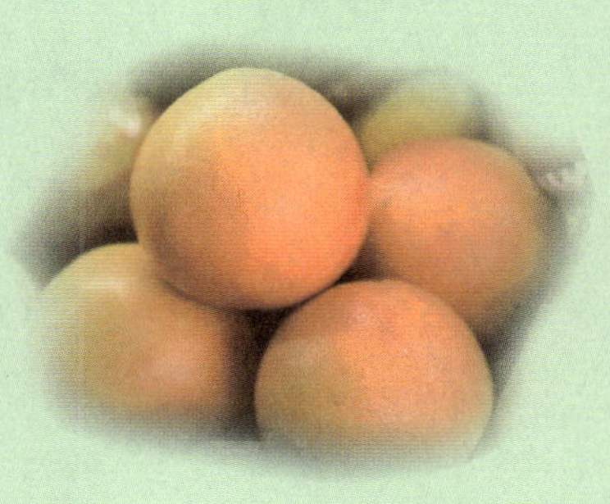

食谱举例

（1）番茄柚子饮：柚子2瓣，番茄1个，苹果半个。常法榨汁，去渣取汁。有清胃热、消食滞作用，可供有胃热、食滞见症的消化不良患者饮用。

（2）柚子枇杷百合羹：柚子半个，去皮，取肉；枇杷5个，去皮、核，切成两半；百合1个，去根、干使之成瓣。加水常法制作，其间可加入少量冰糖或蜂蜜。有滋阴润燥作用，可供有肠燥见症的便秘患者加餐用，兼见肺燥干咳、咽喉干燥者更为适宜。

温馨提示　柚不宜与胡萝卜、黄瓜、蛤、动物肝脏同时食用，以免降低营养价值。

19. 柿子

作用概述　柿子味甘、涩，性凉，归心、肺、大肠经，有清热、润肺、解毒作用，可用于咳嗽、吐血便血、热渴、口疮、热痢等病证患者的调养与康复。现代研究证实：柿子含有果糖、葡萄糖、蔗糖等糖类，瓜氨酸等氨基酸，未成熟者含有鞣酸；柿子中的有机酸有助于胃肠消化和增进食欲。

食谱举例

柿汁：柿子（未成熟者）捣烂取汁，冲服。有治地方性甲状腺肿的作用。

温馨提示 凡脾胃虚寒、痰湿内盛、外感咳嗽、脾虚泄泻、疟疾等患者均忌食柿子。

20. 柠檬

作用概述 柠檬味酸、甘，性凉，归胃、肺经，有生津解暑、和胃安胎作用，可用于胃热伤津、肺燥咳嗽、中暑烦渴、食欲不振、脘腹痞胀、妊娠呕吐等病证患者的调养与康复。现代研究证实：柠檬含有橙皮苷、香叶木苷、新橙皮苷、咖啡酸等成分；有抗菌、抗病毒、抗炎、止血、抗氧化等作用。

食谱举例

（1）白糖柠檬：新鲜柠檬500克，去皮，切块，加白糖250克，渍1天，放入锅内小火熬至汁快干时，再拌入少许白糖，出锅，随意食用。有养阴降气作用，可供萎缩性胃炎、功能性消化不良及妊娠呕吐者食用。

（2）柠檬茶：红茶适量用开水冲泡，片刻将茶水倒入事先放有2片柠檬的杯中。有养胃和中作用，可供萎缩性胃炎、消化不良患者饮用。

（3）柠檬鸡翅：柠檬半个，榨汁；鸡翅500克；白芝麻半调羹，炒香。常法烹饪鸡翅，快出锅时加入柠檬汁，最后撒上白芝麻。有补脾益气、养胃和中作用，可供有脾胃不足见症的消化不良、食欲不振者佐餐用。

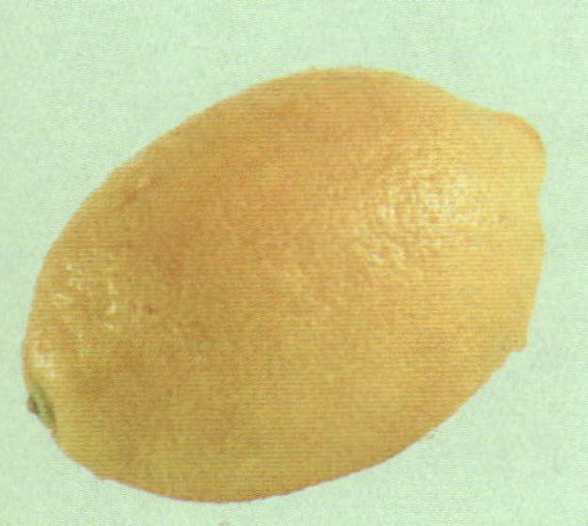

温馨提示 消化性溃疡患者不宜食用柠檬；柠檬不宜与牛奶、胡萝卜、黄瓜、动物肝脏、海产品同时食用；在服用维生素K、磺胺类、碳酸氢钠等药物时，也不宜食用柠檬。

21. 香蕉

作用概述 香蕉味甘，性寒，有清热、润肺、润肠、解毒作用，可用于热病烦渴、肺燥咳嗽、便秘痔疮等病证患者的调养与康复。现代研究证实：香蕉含有糖，多种维生素及钙、磷等微量元素，有抗溃疡、抗氧化和降胆固醇作用。

食谱举例

（1）**香蕉饼**：香蕉1根，面粉适量，鸡蛋1个，砂糖少量。常法烙饼。有养胃润肠作用，可供肠燥便秘患者加餐用。

（2）**香蕉葡萄汁**：香蕉2根，去皮；葡萄300克。放入榨汁机加水榨汁，去渣饮汁。有清热润肠作用，可供肠燥便秘者饮用。

温馨提示 慢性腹泻患者、糖尿病患者不宜食用香蕉；在服用四环素类、红霉素、甲硝唑、西咪替丁等药物时，也不宜食用香蕉。

22. 荸荠

作用概述 荸荠（又名地栗、马蹄）味甘，性寒，归肺、胃经，有清热、化痰、消食作用，可用于温病消渴、黄疸、热淋、痞积、目赤、咽喉肿痛等病证患者的调养与康复。现代研究证实：荸荠含有糖类，蛋白质

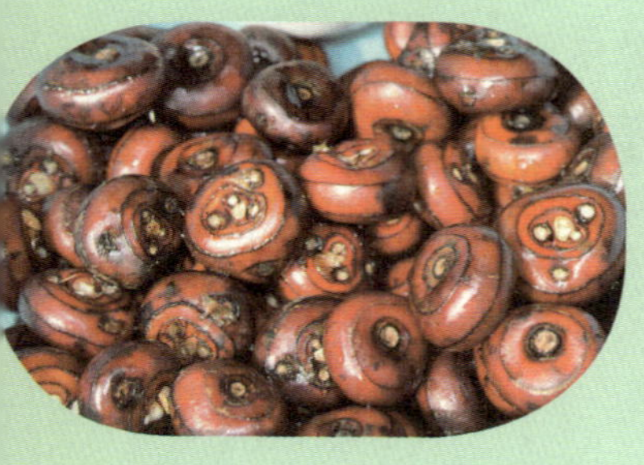

及钙、磷、铁等微量元素，胡萝卜素、硫胺素、核黄素、尼克酸、抗坏血酸等维生素；此外，还含有一种不耐热的荸荠英；有抗菌作用。

食谱举例

（1）荸荠海蜇汤：荸荠4个，海蜇皮30克，加水煎汤代茶。有滋阴泻火作用，可供有阴虚见症的大便干结患者饮用。

（2）三汁饮：荸荠、梨、鲜芦根，分别捣汁后混合，代茶频饮。有生津清热作用，可供热病烦渴、便秘患者饮用。

（3）荸荠炒肉片：500克，去皮，切片；猪腿肉50克，切片。常法烹饪。有清热养胃作用，可供食滞型、错杂型消化不良患者佐餐用。

温馨提示　虚寒及血虚者慎食荸荠。

23. 桃子

作用概述　桃子味甘、酸，性温，归肺、大肠经，有生津、润肠、活血、消积作用，可用于津少口渴、肠燥便秘、闭经、积聚等病证患者的调养与康复。现代研究证实：桃子含有苹果酸、枸橼酸、苯甲酸等有机酸，紫云英苷、蜡梅苷、桃皮素等黄酮类，己醛、苯甲醛、芳樟醇等挥发性物质，及蔗糖、葡萄糖、果糖等成分。

食谱举例

（1）冰糖蒸鲜桃：鲜桃3个，冰糖30克，蒸熟后去桃核食桃肉。有生津润燥作用，可供有胃热肠燥见症的便秘、口臭等患者食用，兼见肺燥咳嗽者更为适宜。

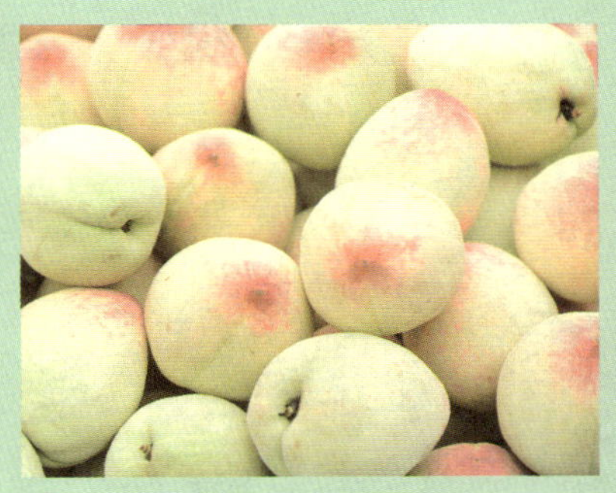

（2）**桃子西米露**：桃子2个（去皮、核，切块），西米、冰糖各适量。常法制作。有生津润燥作用，可供有胃肠积热见症的口臭便秘、脘腹胀闷患者食用。

（3）**桃子椰汁**：桃子2个，去皮、核，切成块，放在一个较大的碗中，倒入新鲜的椰汁。有养阴润燥作用，可供胃热肠燥所致的口臭便秘者食用。

温馨提示 桃子不宜多食。

知识拓展

药食两用品

药食两用品是指既可以作为可口的食品食用，又能够当做药材治病的品种，如刀豆、山药、桂圆、茯苓、菊花、白萝卜等，它们既属于中药，有一定的治病疗效，又是大家经常食用的富有营养的食品。

24. 菱

作用概述 菱（又名菱角等）味甘，性凉，归脾、胃经，有涩肠止泻、止血、敛疮、解毒作用，可用于泄泻痢疾、溃疡便血、痔疮脱肛等病证患者的调养与康复。现代研究证实：菱角含有蛋白质、淀粉、维生素C和微量元素，其所含氨基酸的种类齐全、含量高。

食谱举例

（1）菱角薏仁煎：菱角60克，薏苡仁30克。水煎代茶频饮。有利湿、解毒作用，可供有湿阻或湿热见症的消化性溃疡患者饮用。

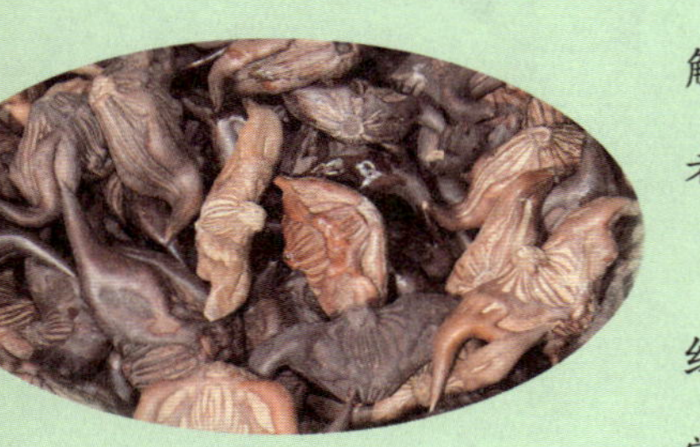

（2）菱角甜椒炒鸡丁：菱角500克，切开；红、黄甜椒各1只，切丁；鸡胸脯肉200克，切丁。常法烹饪。这道菜色香味俱全，有益脾气、清胃热作用，可供有胃热见症的腹泻患者佐餐用。

（3）素炒三白：菱角、莲藕、荸荠各等量，切片。常法烹饪。这道菜清淡可口，有清热利湿作用，可供有湿阻胃肠见症的便秘或泄利患者佐餐用。

温馨提示 脾胃虚寒、中焦气滞者慎食菱角。

25. 菠萝

作用概述 菠萝（又名凤梨）味甘，性平，归肺、大肠经，有健脾解渴、消肿、祛湿作用，可用于治疗暑湿伤食、脾胃虚弱等病证患者的调养和康复。现代研究证实：菠萝含有糖类，蛋白质，脂肪，钙、磷、铁等微量元素及多种维生素。

食谱举例

（1）菠萝汁：菠萝果肉250克，榨汁小口频饮。有利湿宽中、理气和胃作用，可供有食滞见症的食积不化、腹胀吐泻患者饮用。

（2）菠萝咕噜肉：菠萝半个，切块；猪肉500克，切块；青椒1只，去瓤，切块。常法烹饪。这道菜色彩诱人、酸甜可口，有健脾开胃作用，可供萎缩性胃炎及有湿阻见症的食欲减退患者佐餐用。

（3）**菠萝炒饭：**菠萝适量，切成小块；虾仁100克；鸡蛋1个；青菜适量。常法炒饭。菠萝炒饭营养丰富、风味独特，有健脾益气、开胃和中作用，可供食欲减退患者食用。

26. 梨

作用概述 梨味甘、微酸，性凉，归肺、胃经，有润燥、生津、清热、化痰作用，可用于肺燥咳嗽、热病津伤烦渴、消渴、噎膈等病证患者的调养与康复。现代研究证实：梨含有蔗糖、果糖、葡萄糖等糖类，苹果酸、枸橼酸等有机酸类成分。

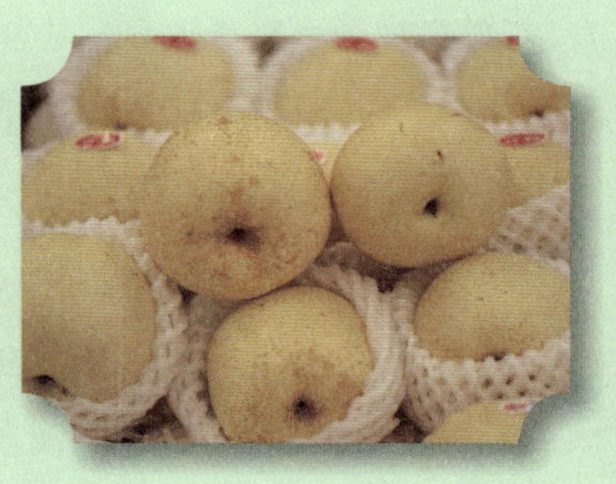

食谱举例

（1）**生梨蒸丁香：**梨1个，去心，放入丁香50粒，蒸熟，弃丁香食梨。有生津降气作用，可供有胃燥、气逆见症的噎膈反胃患者食用。

（2）**雪梨陈皮粥：**梨1个，去皮、核，切块；陈皮适量，用纱布包裹；粳米100克。常法煮粥。有清热理气作用，可供有肠胃积热见症的腹胀腹泻或便秘、口臭患者食用。

（3）**生梨拌苦瓜：**梨1个，去皮、核，切丝；苦瓜1条，去瓤，切丝；甜椒（红色）1个，切丝。加调料，拌匀。有清热生津、利湿宽中作用，可供有湿热内蕴见症的腹泻、便秘、口臭患者佐餐用。

温馨提示 脾虚便溏、肺寒咳嗽及产妇慎食梨。

27. 猕猴桃

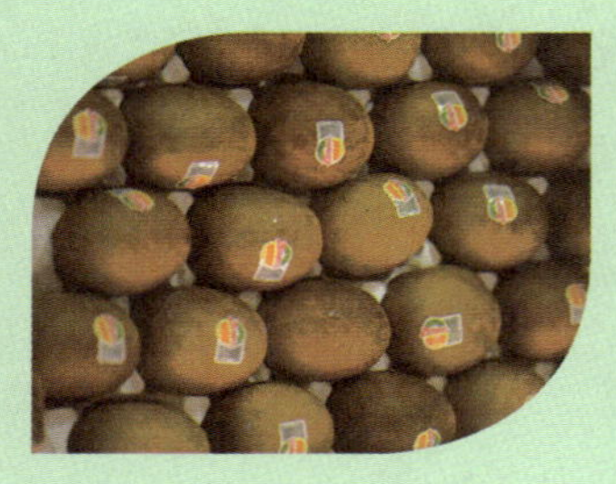

作用概述 猕猴桃味酸、甘，性寒，归胃、肝、肾经，有清热、止渴、和胃、通淋作用，可用于烦热、消渴、消化不良、黄疸、石淋、痔疮等病证患者的调养与康复。现代研究证实：猕猴桃含有猕猴桃碱、玉蜀黍嘌呤等生物碱，大黄素等蒽醌类成分及中华猕猴桃蛋白酶等成分，其鲜果中维生素C的含量甚高；有抗癌、防突变、延缓衰老、耐缺氧、抗疲劳等作用。

食谱举例

猕猴桃山楂饮：猕猴桃（干品）、山楂各15克，水煎代茶。有和胃利湿、助消化作用，可供有湿阻、食滞见症的功能性消化不良患者饮用。

温馨提示 脾胃虚寒者慎食猕猴桃。

28. 葡萄

作用概述 葡萄味甘、酸，性平，归肺、脾、肾经，有补气血、舒筋络、利小便作用，可用于气血虚弱、肺虚咳嗽、心悸盗汗、烦渴、风湿痹痛、水肿等病证患者的调养与康复。现代研究证实，葡萄含有葡萄糖、果糖、蔗糖、木糖等糖类，酒石酸、苹果酸等脂肪酸等成分；有抗肿瘤、抗氧化、延缓衰老、保肝等作用。

食谱举例

（1）**葡萄汁：**鲜葡萄榨汁，小口频饮。有清胃热作用，可供由胃热而致的口渴、便秘、口臭、胃脘疼痛患者饮用。

（2）葡萄柠檬汁： 葡萄500克；柠檬1个，切片。留出2片柠檬，将其余的柠檬与葡萄放入榨汁机榨汁，去渣取汁。将果汁倒入杯中，最后将留下的柠檬片嵌在杯口做点缀，也可直接将其放在杯中；如果事先将葡萄去籽则效果更为适宜。有生津和胃作用，可供由胃热而致的便秘、食欲不振患者饮用。

温馨提示 阴虚内热、胃肠湿热或痰热内蕴者慎食葡萄。

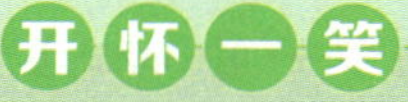

"吃葡萄不吐葡萄皮"

"吃葡萄不同葡萄皮，不吃葡萄倒吐葡萄皮"是一句流传甚广的绕口令，但事实上葡萄皮确实富含营养成分。研究证实，葡萄皮中含有的花青素比果肉还多，花青素具有保护微小血管和抗炎的作用，故建议吃葡萄是洗净后，连皮带肉与籽一起打成汁，真正做到"吃葡萄不吐葡萄皮"，以便完整地摄取营养。

29. 椰子

作用概述 椰子味甘、辛，性平，有补脾益肾、催乳作用，可用于脾虚水肿、腰膝酸软、产妇缺乳等病证患者的调养与康复。现代研究证实：椰子含油40%、碳水化合物15%、蛋白质5%左右，维生素C的含量在未成熟的椰子中较高。

食谱举例

（1）椰肉生食：椰子肉半个，生食，每天2次。有助消化、通便作用，可供一般便秘患者食用。

（2）椰子牛肉煲：椰子肉1大块，切小块；牛腩500克，切小块；土豆、洋葱各适量。常法烹饪。有脾肾双补作用，可供由脾肾气虚导致的腰酸乏力、神疲食少患者佐餐用。

（3）椰汁南瓜羹：新鲜椰汁1大杯，南瓜1大块。先将南瓜去皮、切块，蒸熟，捣烂，冷却后倒入椰汁，也可加入少量砂糖。如果没有鲜椰汁，用鲜牛奶调制市售椰子粉也可。有和中通便作用，可供一般便秘患者食用。

温馨提示 新鲜椰子汁容易变质，故椰子应该一次吃完。

30. 槟榔

作用概述 槟榔味辛、苦，性温，归胃、大肠经，有杀虫、消积、行气利水作用，可用于虫积腹痛、积滞泄利、里急后重、水肿脚气等病证患者的调养和康复。现代研究证实：槟榔含有脯氨酸、酪氨酸、苯丙氨酸、精氨酸等氨基酸，月桂酸、肉豆蔻酸、棕榈酸等脂肪酸以及生物碱、缩合鞣酸、槟榔红色素等；有抗真菌、抗病毒、抗血吸虫及拟胆碱等作用。

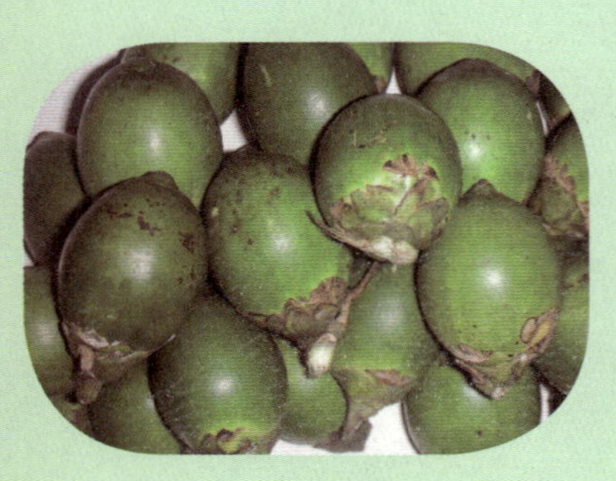

食谱举例

（1）槟榔汤：槟榔、山楂、神曲各适量。加水煎汤。有消食、助消化作用，可供食积型腹胀患者饮用。

（2）槟榔鸭：光鸭半只，切块，加入槟榔干品数片及其他调料。按"红烧"常规烹饪。有补脾养胃作用且补而不腻，可供胃纳不佳、腹胀或兼泻利者佐餐用。

（3）槟榔粥：槟榔（干品）10克，陈皮6克，粳米100克。常法煮粥。有理气、助消化作用，可供有气滞见症的功能性消化不良患者食用。

温馨提示 脾虚便溏者不宜食用槟榔。

31. 樱桃

作用概述 樱桃味甘、酸，性温，归脾、肾经，有补脾益肾作用，可用于脾虚泄泻、肾虚遗精、腰腿酸痛、四肢麻木不仁等病证患者的调养与康复。现代研究证实：樱桃含有糖、氨基酸、维生素C等成分。

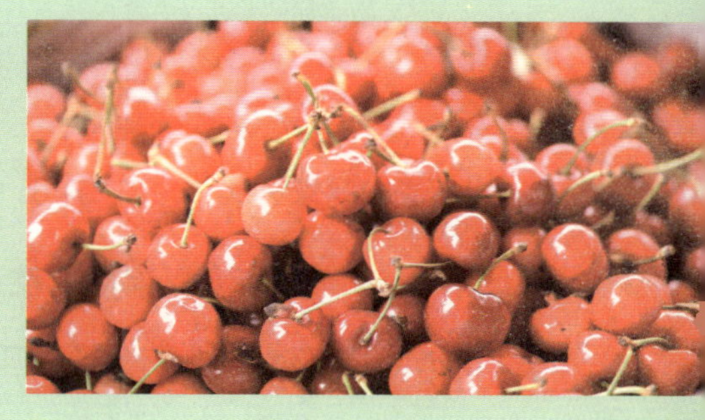

食谱举例

（1）樱桃粥：樱桃10个；加粳米100克；白糖、玫瑰花各适量。常规煮粥。有调中益气、祛风除湿作用，可供由脾虚导致的体质虚弱、风湿痹痛、慢性腹泻患者食用。

（2）樱桃酒：樱桃500克，装入有盖瓶内；倒入高度白酒至樱桃顶上二三厘米，盖上瓶盖，2个月后饮用。有温中利湿作用，可供有寒湿中阻见症的腹胀或兼见腹泻患者少量饮用。由于酒精会刺激胃肠黏膜，故患有溃疡病、胃炎、肠炎者不宜饮用。

（3）樱桃牛肉：黄牛牛腱500克，樱桃10个。常法制成卤牛肉，切片装盆后将樱桃围在菜盆的周边。这道菜中的樱桃看似只是起到点缀作用，与卤牛肉形成“红与黑”的效果；实际上，从作用来看，两者均为温性食品，都有补益脾肾的作用，且荤素搭配有增强食欲作用，更适合于脾胃虚弱、食少便溏者佐餐用。

温馨提示 樱桃不宜多食。

32. 橄榄

作用概述 橄榄味甘、酸、涩，性平，归肺、胃经，有清肺利咽、生津止渴、解毒作用，可用于咳嗽痰血、咽喉肿痛、暑热烦渴、醉酒、鱼虾中毒等病证患者的调养和康复。现代研究证实：橄榄含有已酸、辛酸、癸酸、月桂酸等多种脂肪酸。

食谱举例

（1）**橄榄茶：** 新鲜橄榄100克，加水200毫升，煎煮2~3小时，取汁1天内分饮。有清热解毒作用，可供急性细菌性痢疾、急性胃炎患者饮用。

（2）**橄榄鱼汤：** 新鲜橄榄5~10个，鲫鱼1条。先将橄榄劈开加水煮汤，再将鲫鱼煎后放在橄榄汤中烧煮。这道菜色白、味鲜，有清补脾胃作用，可供食欲减退、腹胀或兼见泄利者佐餐用。

（3）**橄榄炖瘦肉：** 新鲜橄榄5~10个，瘦肉200克。常法烹饪。作用和适宜人群同“橄榄鱼汤”。

温馨提示 脾胃虚寒及大便秘结者慎食橄榄。

33. 橙子

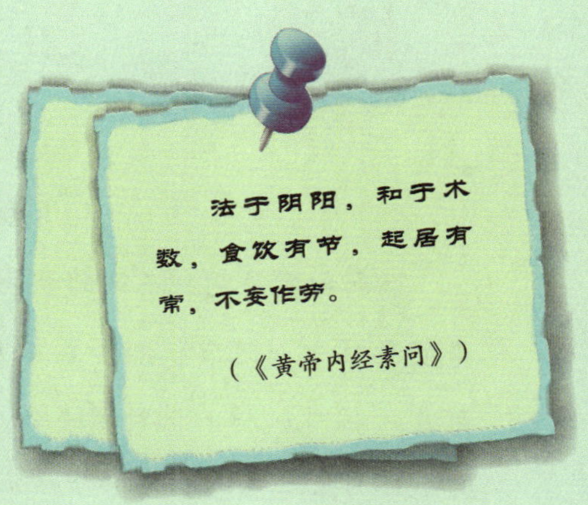

作用概述 橙子味甘、酸，性微凉，有生津止渴、开胃下气作用，适用于食欲不振、胸腹胀满作痛、腹胀腹泻等病证患者的调养与康复。现代研究证实：橙子含有大量的维生素C、胡萝卜素，并含有柠檬酸类黄酮等成分；有降低胆固醇、促进血液循环、缓解压力等作用。

食谱举例

（1）**橙子山楂饮：** 新鲜橙子1个，去皮；山楂3~5个，去核。放入食品榨汁机榨汁，代茶频饮。有开胃消食作用，可供有食滞、气滞见症的食欲减退、消化不良、胃脘胀闷患者饮用。

（2）**橙汁鱼片：** 黑鱼或青鱼、草鱼中段500克，去鳞，去皮、骨，切片；新鲜橙子1个，去皮，取汁。常法烹饪。有健脾开胃作用，可供有脾虚食滞、气滞见症的胃肠病患者佐餐用。

（3）**橙子蒸南瓜：** 南瓜500克，去皮，切块；新鲜橙子1个，剥皮（尽可能完整），果肉切块。将南瓜块、橙子果肉、橙皮一起蒸熟，然后去橙皮，食南瓜和橙肉。有助消化、开胃通便作用，可供有消化不良见症的口臭便秘、胃脘胀闷、食欲减退患者食用。

34. 橘子

词语解析

南橘北枳

橘和枳实是两种不同的植物，也是两味中药。橘为常绿乔木，其果实称橘子，可食，种子、果皮、叶片均可入药，分别称为橘核、陈皮、橘叶；枳为落叶灌木或小乔木，小枝多刺，果实为黄绿色，味酸不可食但可入药，其中近成熟的果实称为枳实，成熟的果实称为枳壳。南橘北枳的成语，出自《晏子春秋·内篇杂下》："橘生淮南则为橘，生于淮北则为枳，叶徒相似，其实味不同。所以然者何？水土异也。"意思是说淮南的橘树，移植到淮河以北就变为枳树。比喻同一物种因环境条件不同而发生变异。如果从严格的植物学分类出发，"南橘北枳"这种情况其实是源于古人观察不同而造成的误会。

作用概述 橘子味甘、酸，性平，归肺、胃经，有润肺生津、理气和胃作用，可用于消渴、呃逆、胸膈结气等病证患者的调养与康复。现代研究证实：橘子含有葡萄糖、果糖、蔗糖等糖类，苹果酸、枸橼酸等酸类及维生素C，橙皮苷、柚皮芸香苷等黄酮类等成分；有抗癌作用。

食谱举例

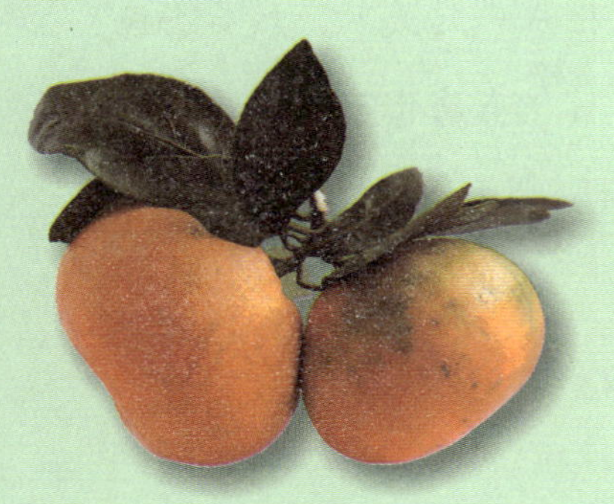

（1）橘子山楂汁：橘子1个，剥皮，分瓣；山楂2~3个，去核，切开。将两者放入榨汁机加水常法榨汁。有生津和胃、理气宽中作用，可供功能性消化不良患者饮用，但脾虚型患者不宜多饮。

（2）蔬果沙拉：橘子1个，剥皮，分瓣；鸭梨1个，去皮、核，切块；小番茄10个；生菜1棵，切成大块；甜椒1个，切块，加上沙拉酱或酸奶。这道菜清凉可口，有生津开胃作用，可供消化不良、胃纳不佳者佐餐用。

（3）橘子小汤圆：糯米200克，磨粉制成小汤圆；橘子2个，剥皮，分成瓣。常法以水煮汤圆，将熟时放入橘子瓣。有健脾益气作用，可供胃纳功能无明显减退的胃肠病患者食用。

35. 陈皮

作用概述 陈皮即橘子的皮，也是一种药食两用品。有理气化痰作用，多作调料用，可与多种食物同用制成各有特色的菜肴，如陈皮牛肉、陈皮虾等。

知识拓展

青皮与陈皮

青皮和陈皮都是橘子的皮，不同的是青皮是橘子幼果或未成熟果子的皮，陈皮则是成熟果子的皮。两者在作用、用途方面的主要区别是：青皮的药性较烈，行气作用强，中医常称之为"破气"，且偏于疏肝胆之气；陈皮的药性较为缓和，偏于疏肝脾胃之气。食疗、药膳中常用陈皮。

36. 橘饼

作用概述 橘饼味甘、辛，性温，归脾、肺经，有宽中下气、消积化痰作用，可用于饮食积滞、泻痢、胸膈满闷、咳喘等病证患者的调养与康复。

夫为医者，当须先洞晓病源，知其所犯，以食治之。食疗不愈，然后命药。

（唐·孙思邈《千金要方》）

食谱举例

（1）橘饼汤：橘饼1个，切薄片，置碗中，倒入适量沸水，用盖子掩盖片刻。喝汤食饼。可供因生食瓜果引起的腹痛、腹泻患者食用。

（2）橘饼银耳羹：橘饼（切小块）2个，水发银耳1小碗，枸杞子少量。常法制作。有润肠下气作用，可供有肠燥见症的便秘患者食用。

知识拓展

橘子内外均入药

从皮到核，陈皮、橘络、橘核，甚至橘叶都能入药，所以橘子的内外都是宝贝。

（1）橘叶：即橘树的树叶，味苦、辛，性平，归肝、胃经，有疏肝行气、化痰散结作用，主治由肝气郁结引起的乳痈、乳房肿块、胸胁胀痛、疝气等病证。

（2）陈皮：即橘子的皮，学名为陈皮。

（3）橘络：为橘子的内层筋络，味苦、甘，性平，归脾、肺经，有通络、化痰止咳作用，主治咳嗽痰多，胸胁作痛。

（4）橘核：即橘子的核，味苦，性平，归肝、肾经，有理气、散结、止痛的作用，主治疝气、睾丸肿痛、腰痛、乳痛等病证。

37. 白果

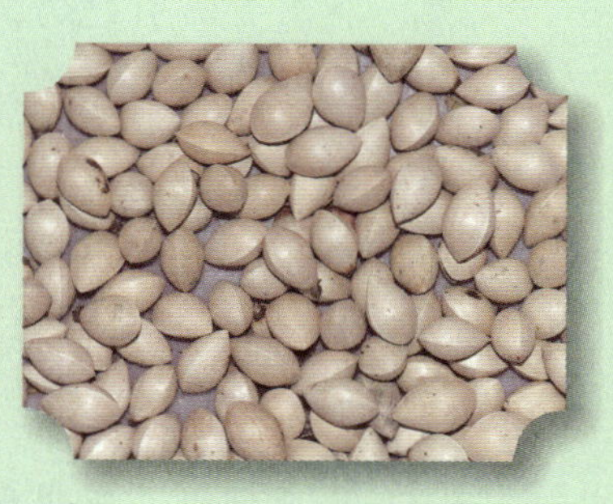

作用概述 白果（又名银杏）味甘、苦、涩，性平，归肺、胃经，有敛肺定喘、缩尿止带、解毒杀虫作用，适用于哮喘、痰嗽、遗尿、遗精、淋浊带下、肿毒等病证患者的治疗、调养和康复。现代研究证实：白果含有蛋白质、脂肪、碳水化合物、银杏毒素等成分；有祛痰、抑菌、收敛和增加实验性脑缺血动物血供等作用。

食谱举例

（1）**白果猪肚汤**：猪肚半只，焯水，切片；白果适量，去壳；砂仁（用纱布包裹）9克。常法煲汤。有养胃、助消化作用，可供有胃纳减退、消化不良见症的胃肠病患者佐餐用。

（2）**白果枸杞粥**：糯米100克，白果、枸杞子各少量。常法煮粥。有养胃涩肠作用，可供有脾胃虚弱见症的慢性腹泻、腹胀不适患者食用。

（3）**白果炒鸡丁**：鸡胸脯肉100克，切丁；白果适量。常法烹饪。有养胃健脾作用，可供有脾虚见症的慢性腹泻患者佐餐用。

温馨提示 生白果有毒不能食用，煮熟的白果也不宜多食。

知识拓展

认识砂仁

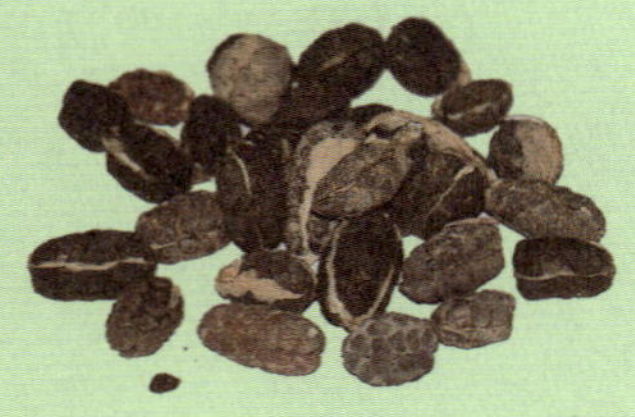

砂仁为药食两用品，是姜科植物阳春砂、海南砂或缩砂的成熟果子，也是一味常用中药。味辛，性温，归脾、胃经，有化湿醒脾、行气和胃、安胎作用，主治湿阻中焦、脾胃气滞引起的脘腹痞满、胃纳呆滞、霍乱吐泻、妊娠恶阻、胎动不安等病证。

38. 龙眼肉

作用概述 龙眼肉味甘，性温，归心、脾经，有补心脾、益气血、安神作用，可用于虚劳、惊悸怔忡、失眠健忘、血虚萎黄、女性月经不调和崩漏等病证患者的调养与康复。现代研究证实，龙眼肉含有葡萄糖、蔗糖、酸类、腺嘌呤、胆碱等含氮物质；蛋白质，脂肪及维生素B_1、维生素B_2、维生素P、维生素C等。具有抗突变、抗应激、抗菌作用，其提取物可影响大鼠垂体-性腺轴的内分泌功能。

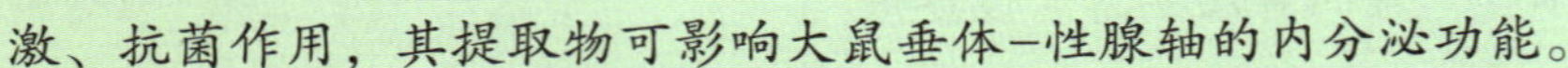

温馨提示 体内有痰火及湿滞停饮者忌食龙眼肉。

食谱举例

（1）龙眼生姜汤：龙眼肉（干品）14克，生姜3片，水煎代茶频饮。有温中健脾作用，可供有脾虚见症的慢性泄泻患者饮用。

（2）桂圆莲子粥：龙眼肉（干品）15克，粳米100克，莲心6克，芡实15克，白糖适量，加水煮粥。有很好的滋补作用，可供无明显食滞、湿阻见症的慢性病（包括胃肠道疾病）患者的康复调理用。

（3）桂圆红枣银耳羹：龙眼肉（干品）10克，红枣20枚，水发银耳1小碗。常法制作。有温中健脾、养胃润燥作用，可供由脾虚导致的神疲乏力、口干不欲饮、腹中冷痛患者加餐用。

39. 红枣

作用概述　红枣（又名大枣）味甘，性温，归脾、胃经，有补中益气、养血安神作用，可用于脾虚食少、乏力便溏、妇人脏躁等病证患者的调养和康复。现代研究证实：红枣含有果糖、葡萄糖、蔗糖等糖类；天门冬氨酸、谷氨酸、精氨酸等氨基酸，苹果酸、酒石酸等有机酸类，维生素C、维生素A、维生素P、维生素B_2等，钾、镁等微量元素，皂苷类、生物碱类、黄酮类等成分。有免疫兴奋、抗氧化、抗肿瘤、抗突变及抗变态反应等作用。

食谱举例

（1）红枣赤豆粥：红枣5枚，赤豆10克，粳米50克，加水煮粥。有健脾益气、和中补虚作用，可供由脾虚导致的倦怠无力、慢性腹泻患者长期食用。

（2）红枣焖鸭：白鸭1只，红枣、栗子、杏仁、核桃各适量，加调料常规焖煮至酥烂。有温中益气、强骨益髓的作用，可供由脾肾两虚而致的腰膝酸软、肢凉不温、腹胀不适、食少便溏患者

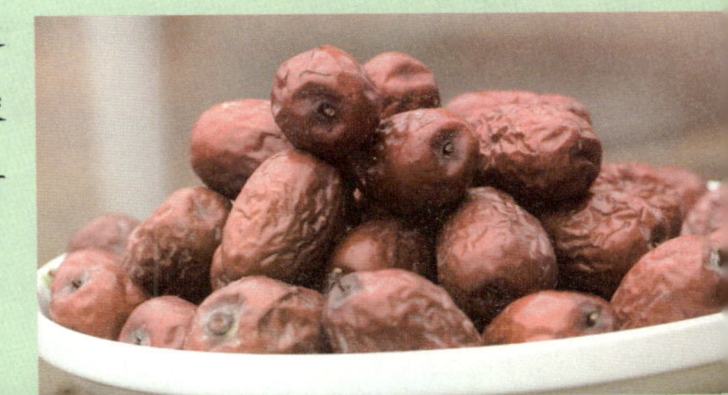

佐餐用。

（3）红枣糕：红枣200克，去核，切碎；糯米2 500克，磨粉。常法蒸糕。有补中益气、健脾止泻作用，可供由脾虚而致的慢性腹泻患者作为点心食用。

40. 花生

作用概述 花生（学名落花生，又名长生果）味甘，性平，归脾、肺经，有健脾养胃、润肺化痰作用，可用于脾虚反胃、产后缺乳、肺燥咳嗽、大便燥结等病证患者的调养和康复。现代研究证实：花生含有卵磷脂、嘌呤、花生碱、甜菜碱等生物碱，B族维生素、泛酸、生物碱、维生素C等多种维生素，铬、铁、钴、锌等微量元素；具有细胞凝集作用。

食谱举例

（1）花生红枣粥：花生仁25克，糯米50克，红枣25克，加水煮粥。有健脾开胃、补益气血作用，可供有脾胃失调见症的营养不良者长期使用。

（2）花生煮猪蹄：花生仁200克，加水浸泡片刻；猪蹄1只，切块。常法烹饪。这道菜香糯可口，有补中益气作用，可供有脾虚见症的胃肠病患者佐餐用。

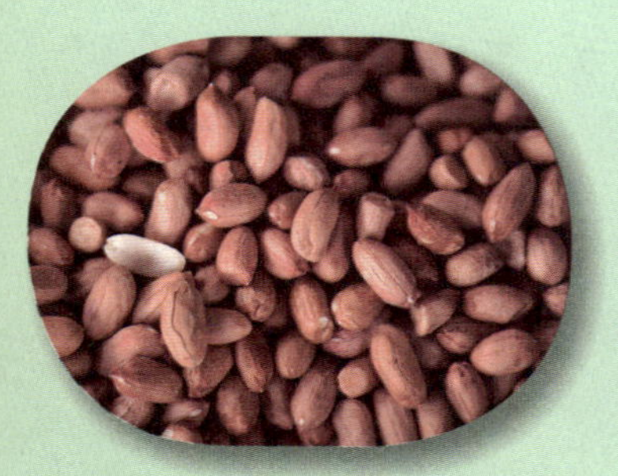

（3）花生烧素鸡：花生仁50克，干香菇5个，分别冷水浸泡；素鸡500克。常法烹饪。这道菜香糯爽口，有和中开胃作用，可供有湿阻见症的食欲减退患者佐餐用。

温馨提示 花生不宜多食，大便不实者慎食。

41. 松子

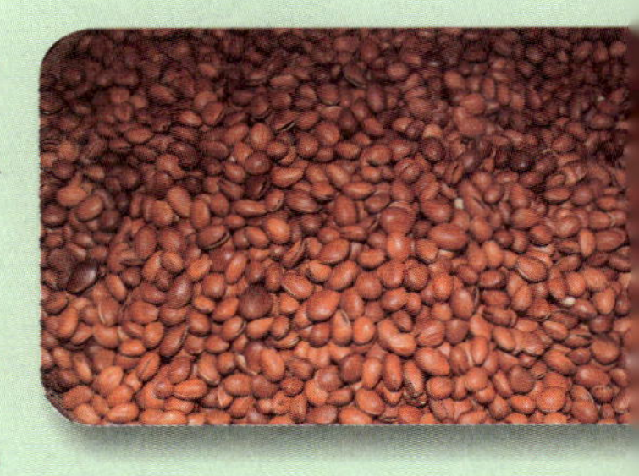

作用概述 松子味甘，性温，归肝、肺、大肠经，有养阴润肺、润肠通便、平肝熄风作用，可用于肺燥咳嗽、肠燥便秘、头晕目眩等病症患者的调养和康复。现代研究证实：松子主要含有油酸酯、亚油酸酯等脂肪类物质，及防己碱、蛋白质、挥发油等；有抗肿瘤、促进免疫、抗感染等作用。

食谱举例

（1）松子黄鱼：黄鱼1条，剖开；松子适量，去壳，炒熟；白萝卜1个，去皮，切丁。常法烹饪。这道菜色彩鲜艳、味道鲜美，有健脾养胃润燥作用，可供肠燥便秘患者佐餐用。

（2）松子炒鸡丁：鸡胸脯肉200克，切丁；豌豆、预处理过的松仁适量。常法烹饪。有补中益气、和胃润肠作用，可供肠燥便秘者佐餐用。

（3）松子荷兰豆：荷兰豆、松仁各适量。常法烹饪。作用和适宜人群同上两道菜，唯补益作用较差，可供无脾胃虚弱见症的便秘患者佐餐用。

温馨提示 大便不实者不宜食用松子。

42. 核桃肉

作用概述 胡桃肉（又名胡桃仁、核桃仁）味甘，性温，归肾、肺、大肠经，有补肾益精、温肺定喘、润肠通便作用，适用于肾阳不足、腰膝酸软、阳痿遗精、虚寒喘嗽、肠燥便秘等病证患者的调养和康复。现

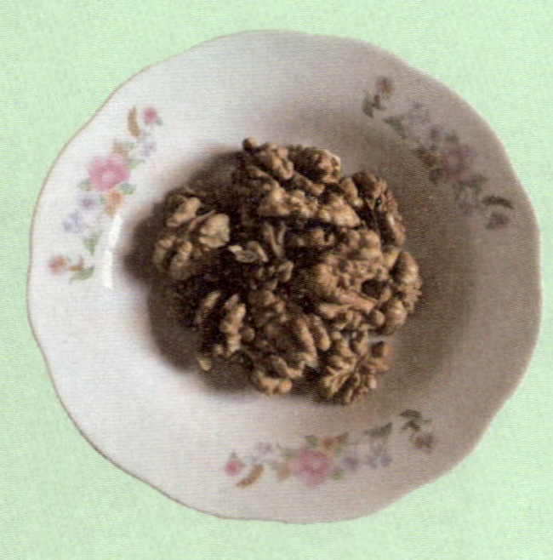

代研究证实：胡桃仁主要含有粗蛋白、粗脂类及多种必需氨基酸；有抗癌作用。

食谱举例

（1）核桃红枣粥：核桃、红枣各适量；粳米100克。常法煮粥。有养胃润肠作用，可供有胃阴虚、肠燥见症的便秘患者食用。

（2）核桃仁炒韭菜：核桃仁、韭菜（切段）各适量。常法烹饪。有润肠下气作用，可供有胃阴不足、肠燥气滞见症的胃肠病患者佐餐用，兼见便秘者更为适宜。

（3）核桃鸡丁：核桃仁、鸡胸脯肉（切丁）各适量。常法烹饪。有补脾气、养胃阴作用，可供有胃阴不足见症的胃肠病患者佐餐用，兼见便秘者更为适宜。

43. 栗子

作用概述　栗子味甘、微咸，性平，归脾、肾经，有益气健脾、补肾强筋、活血止血作用，可用于脾虚泄泻、反胃呕吐、腰膝酸软、跌打肿痛、吐衄便血等病证患者的调养和康复。现代研究证实：栗子含有脂肪、氨基酸，及铁、镁、磷、铜等微量元素；栗子所含的不饱和脂肪酸对高血压、冠心病、动脉硬化患者具有较好的调养作用。

知识拓展

氨基酸

氨基酸是构成蛋白质的基本单位，从营养学的角度，可以把氨基酸分为三大类——必需氨基酸、半必需氨基酸和条件必需氨基酸、非必需氨基酸。

（1）必需氨基酸：指人体不能合成或合成速度远不适应机体的需要，必须由食物蛋白供给的氨基酸，共8种：赖氨酸、色氨酸、苯丙氨酸、蛋氨酸、苏氨酸、异亮氨酸、亮氨酸、缬氨酸。

（2）半必需氨基酸和条件必需氨基酸：人体虽能够合成但通常不能满足正常需要的氨基酸，共2种：精氨酸和组氨酸。

（3）非必需氨基酸：指人体能由简单的前体合成，不需要从食物中获得的氨基酸。如甘氨酸、丙氨酸等。

食谱举例

（1）栗子糕：栗子（去壳、皮）捣烂，加水煮烂后加糖使之成膏状。有健脾胃、助消化作用，可供消化不良引起的腹泻患者食用。

（2）栗子烧鸡：栗子500克，去壳、皮；鸡肉500克，切块。常法烹饪。有健脾益气、补虚温中作用，可供有脾虚见症的慢性腹泻患者佐餐用。

（3）栗子鳝筒煲：栗子500克，去壳、皮；黄鳝2条，剖开，切段。常法烹饪。作用和适宜人群同栗子烧鸡。

温馨提示 食积停滞、脘腹胀满痞闷者慎食栗子。

44. 榛子

作用概述 榛子味甘，性平，归胃、脾经，有补益脾胃、滋养气血、明目作用，适用于饮食减少、体倦乏力、眼花、肌体消瘦等病证患者的调养和康复。现代研究证实：榛子富含油脂、维生素E、紫杉酚；有促进脂溶性维生素吸收、延缓衰老、抗癌、降低胆固醇、助消化和通便作用。

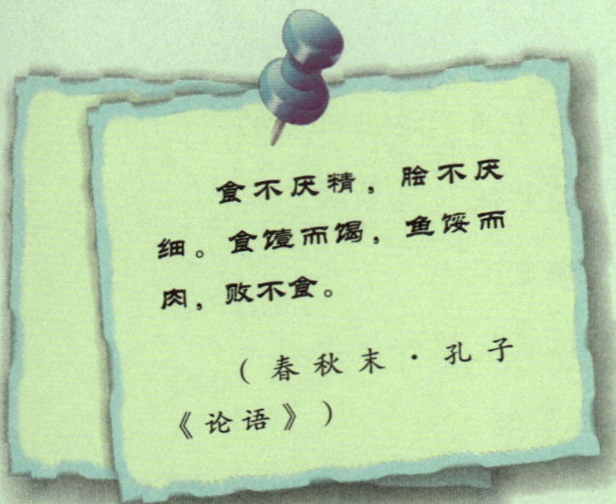

食谱举例

（1）八宝粥： 糯米100克；榛子仁、黄豆、扁豆、赤豆、葡萄干各适量。常法煮粥。有健脾养胃、涩肠止泻作用，可供无明显食滞、气滞、湿热见症的慢性腹泻患者食用。

（2）炒酱： 榛子、猪腿肉（切丁）、菱肉各适量；甜面酱200克。常法烹饪。有健脾和胃作用，可供无明显食滞、气滞、湿热见症的胃肠病患者佐餐用。

温馨提示 榛子中油脂的含量很高，故胆囊功能减退的患者不宜食用。

45. 腰果

作用概述 腰果味甘，性平，有润肺化痰、止咳除烦作用，适用于咳逆、口渴、心烦等病证患者的调养和康复。现代研究证实：腰果主要含有不饱和脂肪酸、多种维生素、腰果酸、腰果酚、腰果二酚、左旋表儿茶素、腰果苷等成分。

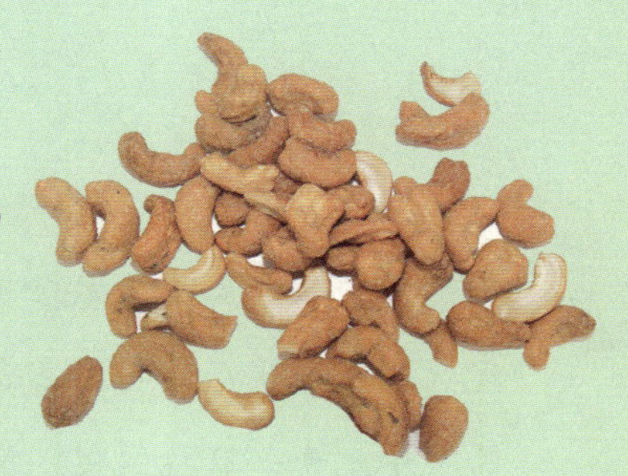

食谱举例

（1）腰果鸡丁：腰果50克，鸡胸脯肉200克，枸杞子少量。常法烹饪。有健脾温中作用，可供无明显湿热、食滞、气滞的胃肠病患者佐餐用。

（2）腰果炒时蔬：腰果、嫩玉米粒、西芹（切丁）各适量。常法烹饪。有养胃调气作用，可供气滞型便秘、腹胀患者佐餐用。

（3）腰果豆浆：黄豆50克，腰果30克。常法制作。有健脾益气、养胃润燥作用，可供便秘患者饮用。

46. 香榧子

作用概述 香榧子味甘、涩，性平，归大肠、胃、肺经，有杀虫消积、润燥止咳作用，适用于小儿疳积、肺燥咳嗽、肠燥咳嗽等病证患者的调养和康复。现代研究证实：香榧子主要含有脂肪油，其中不饱和脂肪酸的比例非常高。

食谱举例

香榧焖鸡肉：香榧子200克，去壳；鸡腿肉300克，切块。常法烹饪。有健脾益气、养胃止泻作用，可供有脾胃气虚见症的慢性腹泻患者佐餐用。

47. 葵花籽

作用概述 葵花籽味甘，性平，有健脾益气、杀虫消痈作用，适用于气虚便秘、血痢、蛲虫病、痈疖肿痛、高血压等病证患者养生和康复。现代研究证实：葵花籽富含亚油酸，并含有维生素E及钾、钙、磷、铁、镁等微量元素；有抗氧化、抗抑郁、预防心脑血管疾病等作用。

食谱举例

（1）**葵花籽米糊**：葵花籽仁、粳米、绿豆各适量，放入家用豆浆机，按说明加水打成糊。有清胃下气作用，可供由胃热所致的口臭便秘、胃脘不适患者食用。

（2）**鱼米葵花籽**：黑鱼或青鱼中段500克，去鳞、内脏，去皮、骨，切丁；葵花籽100克，去壳，取仁；胡萝卜1个，去皮，切丁。常法烹饪。有清热通便作用，可供由胃肠热结而致的口臭便秘、消化不良者佐餐用。

（3）**葵花籽拌马兰头**：葵花籽100克，去壳，取仁；马兰头300克。常法凉拌。有清热开胃作用，可供由胃热而致的食欲不佳、口臭便秘、胃脘不适患者佐餐用。

温馨提示 葵花籽不宜多食。

48. 莲子

作用概述 莲子味甘、涩，性平，归心、脾、肾经，有养心补脾、益肾涩肠作用，可用于夜寐多梦、虚性腹泻、崩漏带下等病证患者的治疗、调养和康复。现代研究证实：莲子含有碳水化合物、蛋白质、脂肪，及钙、磷、铁等微量元素；有促进凝血、使某些酶活化、维持神经传导性、镇静神经、维持肌肉的伸缩性和心跳的节律等作用。

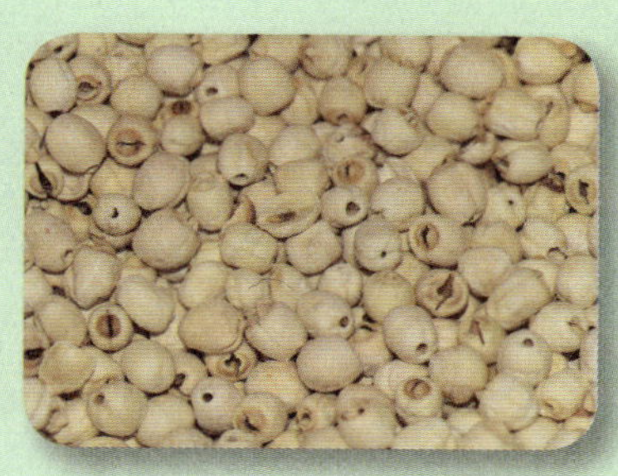

食谱举例

（1）莲子银耳羹： 莲子（干品）50克，水发银耳1小碗，红枣5~10枚。常法烹饪。有养胃润燥作用，可供有胃阴不足见症的便秘口臭、胃脘痛患者加餐用。

（2）莲子桂圆粥： 莲子（干品）20克，桂圆（去壳）5~10只，枸杞子少许，糯米100克。常法煮粥。有健脾益气、养胃调中作用，可供有脾弱气虚见症的慢性腹泻患者食用。

（3）莲子煲猪肚： 莲子（干品）10~20个；陈皮少许；猪肚1具。常法烹饪至猪肚熟烂。有养胃理气作用，可供有脾虚气滞见症的胃脘胀痛、食欲不佳者佐餐用。

温馨提示 便秘、腹胀患者忌食莲子。

"常吃适量的鱼、禽、蛋和瘦肉"也是《中国居民膳食指南》里10条"膳食经典"之一，这与人们较为熟知的"荤素搭配，以素为主"的饮食理念是一致的。因此，为了使大家"吃"得"最养胃"，最后讨论一下——

鱼肉蛋类——五畜为益

1. 黑鱼

作用概述 黑鱼味甘，性寒，归肝、脾、肾经，有健脾利水、益肾补血作用，适用于脾虚食少水肿、病后体虚等患者的调养和康复。现代研究证实：黑鱼含有蛋白质、脂肪、多种氨基酸，及钙、磷、铁等多种微量元素和多种维生素，对人体有较好的营养作用。

食谱举例

（1）**黑鱼汤：** 黑鱼500克，去鳞、内脏，切块；豆腐适量；荠菜（切碎）少量；砂仁、豆蔻各少量。常法煨汤。有健脾补肾、和中开胃作用，可供有脾虚胃热见症的腹泻或便秘、胃脘胀痛、食欲不佳患者佐餐用。

（2）**黑鱼焖茄子：** 黑鱼300克，去鳞、内脏，切块；茄子200克，切块；红甜椒1只，切块。常法烹饪。有补脾气、清胃热作用，可供有胃热见症的口臭便秘、消化不良、食欲减退患者佐餐用。

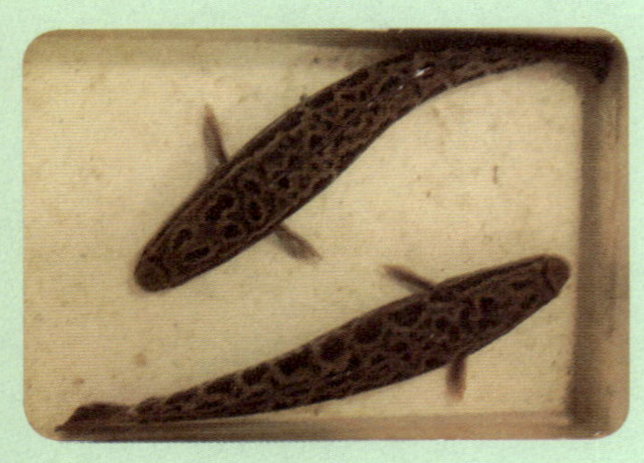

（3）**黑鱼片炒山药：** 黑鱼300克，去鳞、内脏，切片；新鲜山药1段，切片；茼蒿秆少

量，切段。常法烹饪。有温补脾肾作用，可供有中焦虚寒见症的胃脘疼痛、食少便溏患者佐餐用。

2. 鲈鱼

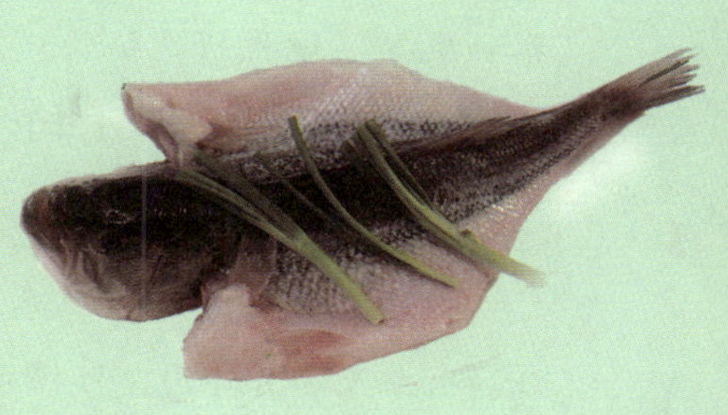

作用概述 鲈鱼味甘，性平，归脾、肾经，有健脾补肾、益气安胎作用，适用于脾虚泄泻、头晕、胎动不安等病证患者的调养与康复。现代研究证实：鲈鱼主要含有蛋白质、脂肪、碳水化合物，铜、钙、磷、铁等微量元素，维生素A和B族维生素等成分。

食谱举例

（1）清蒸鲈鱼： 鲈鱼1条，去鳞、内脏。常法烹饪。有健脾益气作用，可供有脾虚见症的慢性腹泻、纳谷不馨患者佐餐用。

（2）茄汁鲈鱼： 鲈鱼1条，去鳞、内脏。常法烹饪。有健脾开胃作用，可供有脾虚见症的萎缩性胃炎患者佐餐用。

（3）鲈鱼茯苓汤： 鲈鱼1条，去鳞、内脏，切块；茯苓9克，砂仁6克，新鲜香菇3~5个。常法烹饪。有补脾肾、益胃肠作用，一般胃肠病患者均可食用。

3. 乌贼鱼

作用概述 乌贼鱼（又名墨鱼）的骨头是一味常用中药，中医对其肉的论述不多。《医林纂要》认为，食用乌贼鱼能养血滋阴，明目去热。

清代的食疗专著《随息居饮食谱》认为，乌贼鱼有滋脾肾、补血脉、理奇经、愈崩淋、利胎产、调经带、疗疝瘕作用，最益妇人。一般认为，乌贼鱼味咸、性微温，有益气滋阴、养血止血作用，多用于妇科病证患者的调养和康复。现代研究证实：乌贼鱼含有蛋白质、脂肪等营养成分，钙、磷、铁等微量元素，维生素B_1、维生素B_2和烟酸等成分。

食谱举例

（1）墨鱼焖肉：乌贼鱼（去内脏）、猪五花肉各等量，切块。常法烹饪。有益气和胃作用，可供无明显湿热、食滞、气滞见症的胃肠病患者佐餐用。

（2）墨鱼冬瓜汤：乌贼鱼200克，去内脏，切块；冬瓜100克，去皮，切块；金针菇少量，切段。常法烹饪。有健脾清胃作用，可供一般胃肠病患者佐餐用。

（3）墨鱼炒芹菜：乌贼鱼200克，去内脏，切丝；芹菜300克，去根，不去叶，切段；豆干2块，切丝。常法烹饪。有理气和胃作用，可供有食滞、气滞见症的胃脘胀痛、口臭便秘或泻下不畅患者佐餐用。

知识拓展

乌贼骨

乌贼骨，即乌贼鱼体内的骨头，又名海螵蛸，是一味常用的收敛止血中药。味咸、涩，性微温，归肝、肾经，有收敛止血、制酸止带、涩精、除湿敛疮作用，主治多种出血性病证，如吐血、便血、鼻出血、崩漏等，又能够治疗胃痛吐酸、男子遗精、女性带下等病证。现代研究证实：乌贼骨主要含有碳酸钙、壳角质、黏液质、磷酸钙、镁盐等成分，其中碳酸钙有中和胃酸的作用，常用于治疗胃痛、泛酸类病证。

4. 白鱼

作用概述 白鱼味甘、性平，归脾、胃、肝经，有开胃消食、健脾利水作用，可用于食积不化、水肿等病证患者的调养和康复。现代研究证实：白鱼含有蛋白质、脂肪等营养要素，钙、磷、铁等微量元素，核黄素、烟酸等维生素。

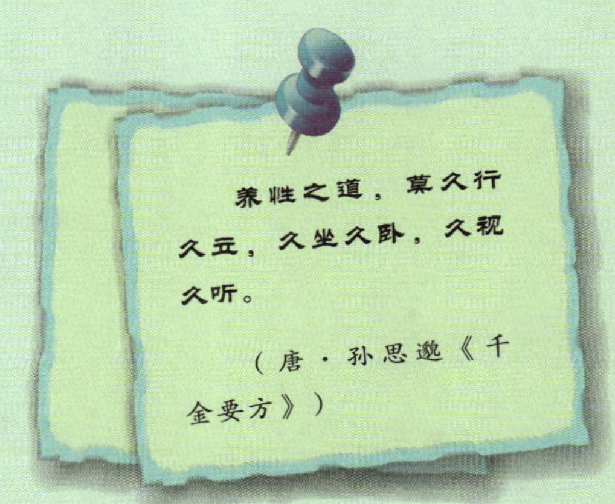

食谱举例

（1）白鱼炖豆腐： 白鱼1段（约500克），去鳞；豆腐1块。常法烹饪。有清热和胃、健脾调中作用，可供一般功能性消化不良患者佐餐用。

（2）豆豉白鱼： 白鱼1段（约500克），去鳞；豆豉1调羹。常法烹饪。有开胃消食、增进食欲作用，可供食欲减退、腹胀不适者佐餐用。

（3）大蒜白鱼： 白鱼1段（约500克），去鳞，切块；大蒜1个，去皮，分瓣。常法烹饪。有清热养胃、解毒和中作用，可供有实热见症的胃肠病患者佐餐用。

5. 凤尾鱼

作用概述 凤尾鱼（又名烤子鱼）味甘，性温，归脾、肝经，有补气健脾、活血等作用，由于其味鲜美、又无毒性，故一般人群均可食用。

食谱举例

干煎凤尾鱼： 凤尾鱼适量，去头、内脏。常法烹饪。有健脾益气作用，可供有脾虚见症的胃肠病患者佐餐用。

6. 青鱼

作用概述 青鱼味甘，性平，归肝经，有化湿除痹、益气和中作用，可用于脚气湿痹、腰腿酸软、胃脘痛等病证患者的调养和康复。现代研究证实：青鱼含有丰富的蛋白质，脂肪，钙、磷、铁等微量元素，硫胺素、核黄素、烟酸等维生素。

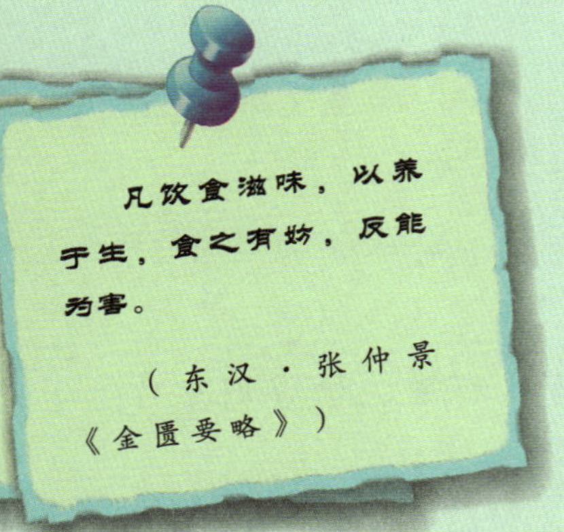

食谱举例

（1）红烧青鱼块： 青鱼300克，去鳞、内脏，切块。常法烹饪。有健脾益气、化湿和中作用，可供一般胃脘痛患者佐餐用。

（2）松子鱼丁： 青鱼中段200克，去鳞、内脏，剔骨，切丁；松子100克，剥取仁。常法烹饪。有健脾益气、养胃润肠作用，可供肠燥便秘者佐餐用。

（3）菠菜鱼圆汤： 青鱼中段200克，去鳞、内脏，剔骨，鱼肉剁碎，制成鱼圆；菠菜100克，切成2段。常法煮汤。有益气和中作用，可供一般胃脘痛患者佐餐用。

7. 带鱼

作用概述 带鱼味甘、性平，归胃经，有补气养血、调中开胃作用，适用于脾虚食少、神疲乏力、皮肤干燥等病证患者的调养和康复。现代研究证实：带鱼主要含有蛋白质，脂肪，钙、磷、铁等微量元素，硫胺素、核黄素、尼克酸、维生素A等维生素，并含较多的碘。

食谱举例

（1）清蒸带鱼： 带鱼1条，切段。常法清蒸。有益气养血、健脾和胃作用，可供一般性胃肠病患者佐餐用。

（2）白萝卜丝带鱼汤： 带鱼1条，切段；白萝卜半个，去皮，切丝。常法烹饪。有健脾养胃、理气和中作用，可供有气滞见症的便秘、腹胀等胃肠病患者佐餐用。

（3）腐竹烧带鱼： 带鱼1条，切段；腐竹适量，水浸，切段。常法烹饪。有健脾益气、暖胃和中作用，可供脾胃虚寒见症的慢性腹泻、腹胀不适患者佐餐用。

知识拓展

鱼胆不可随便吃

因鱼的胆汁具有清热解毒、明目、止咳的作用，民间有以鱼胆治疗喉痹、目赤肿痛等病证的"偏方"。有人因此而误将鱼胆生吞或将其中的胆汁滴入白酒中直接饮用。这是一种非常危险的食用方法。鱼胆有较强的毒性，且以青鱼、草鱼、鲤鱼、鲢鱼等的胆汁毒性较强，鱼胆主要成分是胆盐、氰化物和组胺，胆盐和氰化物可破坏细胞膜，使细胞受损；氰化物还能影响细胞色素氧化酶的生理功能，引起脑、心、肾、肝等脏器的损害，严重的可导致死亡。因此，千万不能随便食用鱼胆。

8. 草鱼

作用概述 草鱼味甘，性温，归肝、胃经，有暖胃益肠、平肝明目、祛风止痹作用，适用于虚劳乏力、头痛头晕等病证患者的调养和康复。现代研究证实：草鱼主要含有不饱和脂肪酸、硒元素等成分；对促进血液循环、延缓衰老、抗肿瘤有一定的作用。

食谱举例

（1）鱼丸青菜汤： 草鱼中段500克，去鳞，去皮、骨，将鱼肉制成鱼丸；小青菜心100克。常法烹饪。有养胃清热作用，一般胃肠病患者均可食用。

（2）炒鱼片： 草鱼中段500克，去鳞，去皮、骨，将鱼肉切片；水发黑木耳、青椒各适量，切片。常法烹饪。作用和适宜人群基本同鱼丸青菜汤，但因加入黑木耳有活血作用，对有气血瘀滞见症者尤为适合。

（3）红烧划水： 草鱼尾段500克，去鳞，纵向切2刀至脊柱骨；胡萝卜、茭白少量，切片。常法烹饪。作用和适宜人群基本同鱼丸青菜汤。

9. 桂鱼

作用概述 桂鱼（学名鳜鱼）味甘，性平，归胃经，功能补气血、益脾胃，适用于虚劳羸瘦、脾胃虚弱、肠风便血等病证患者的调养和康复。现代研究证实：桂鱼主要含有蛋白质，脂肪，钙、磷、铁等微量元素，硫胺素、核黄素、烟酸等维生素。

食谱举例

（1）**清蒸桂鱼**：桂鱼1条，去鳞、内脏。常法蒸熟。有健脾益气、养胃调中作用，一般胃肠病患者均可使用，有气虚见症者更为适宜。

（2）**红烧桂鱼**：桂鱼1条，去鳞、内脏；黄花菜适量，切段。常法烹饪。作用和适宜人群同清蒸桂鱼。

（3）**桂鱼汤**：桂鱼1条，去鳞、内脏，切块；番茄1个，荠菜少量，切碎。常法烹饪。作用和适宜人群基本同上。

10. 黄鱼

作用概述　黄鱼味甘，性平，归胃、肾经，有健脾益气、开胃和中作用，适用于头晕、失眠以及久病胃虚、食欲减退等病证患者的调养和康复。现代研究证实：黄鱼主要含有蛋白质、微量元素和维生素，有清除人体代谢产生的自由基、延缓衰老作用，并对各种癌症有一定的防治作用。

食谱举例

（1）**雪菜黄鱼汤**：黄鱼1条，去鳞、内脏；雪菜少量，切成末。常法烹饪。有健脾开胃作用，一般胃肠病患者均可食用。

（2）**黄鱼煨豆腐**：小黄鱼200克，去鳞、内脏；老豆腐1盒；豌豆少许。常法烹饪。作用和适宜人群基本同雪菜黄鱼汤。

（3）**荠菜黄鱼羹**：大黄鱼1条，去鳞、皮、骨，取肉切丁；香菇、荠菜各少量。常法烹饪。作用和适宜人群基本同雪菜黄鱼汤。

温馨提示　传统理论认为，黄鱼为"发物"，过敏体质者应慎食。

11. 银鱼

作用概述　银鱼味甘，性平，归脾、胃经，有润肺止咳、补脾养胃、宣肺利水作用，适用于脾胃虚弱、肺虚咳嗽、虚劳等病证患者的调养和康复。现代研究证实：银鱼主要含有蛋白质，脂肪，碳水化合物，钙、磷、铁等微量元素，硫胺素、核黄素、尼克酸等维生素。

食谱举例

（1）**银鱼炒蛋：**银鱼200克，去头、内脏；鸡蛋2只。常法烹饪。有健脾开胃作用，一般胃肠病患者均可食用，有脾虚胃热见症者尤为适宜。

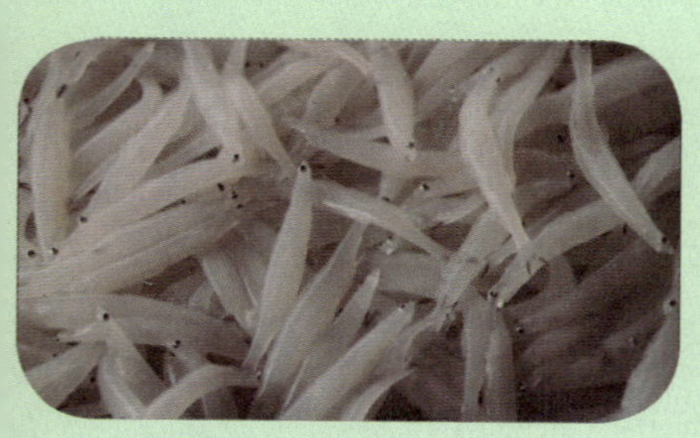

（2）**银鱼菠菜汤：**银鱼200克，去头、内脏；菠菜1把，切段。常法烹饪。有补虚下气作用，可供有食滞、气滞见症的腹胀不适、胃纳不佳、大便秘结者佐餐用。

（3）**韭菜炒银鱼：**韭菜200克，切段；银鱼200克，去头、内脏。常法烹饪。有温中下气作用，可供有阳虚见症的腹胀便秘、胃脘冷痛者佐餐用。

12. 鲢鱼

作用概述　鲢鱼（又名胖头鱼、花鲢鱼、鳙鱼）味甘，性温，归胃经，有疏肝解郁、健脾利肺、补虚弱、祛风寒、益筋骨作用，适用于咳嗽、水肿、眩晕、身体虚弱等病证患者的调养和康复。现代研究证实：鲢鱼主要含有蛋白质、脂肪等，其中蛋白质含量较高，脂肪含量较低，并含有较多的卵磷脂；有延缓衰老、保护心血管功能等作用。

食谱举例

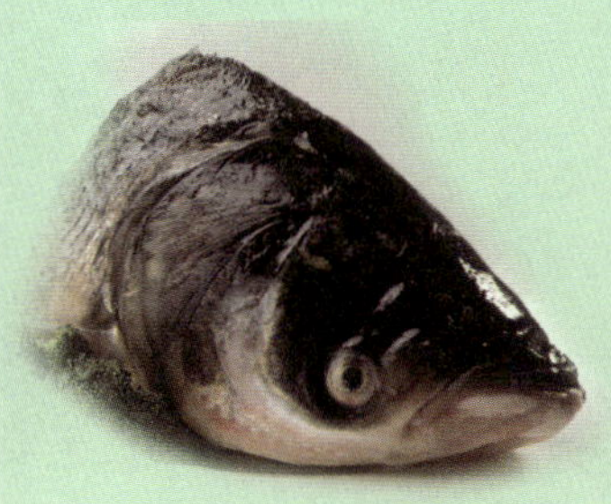

（1）鱼头豆腐汤：鲢鱼头半个，去鳞、鳃；豆腐1盒，切块；芹菜叶少许。常法煨汤。有和中开胃、增进食欲作用，可供有胃纳减退见症的胃肠病患者佐餐用。

（2）鱼头粉丝煲：鲢鱼头半个，去鳞、鳃，粉丝1撮，凉水浸泡片刻。常法烹饪。作用和适用人群基本同鱼头豆腐汤。

（3）鱼块烧毛豆：鲢鱼中段500克，去鳞、内脏；毛豆200克、水发黑木耳少量。常法烹饪。有养胃理气作用，可供有气滞、食滞、瘀血见症的胃肠病患者佐餐用。

13. 鲥鱼

作用概述 鲥鱼味甘，性平，归脾、肺经，有健脾补肺、行气消肿作用，适用于虚劳、久咳、水肿等病证患者的调养与康复。现代研究证实：鲥鱼主要含有蛋白质，脂肪，碳水化合物，钙、磷、铁等微量元素及多种维生素。

食谱举例

清蒸鲥鱼：鲥鱼1条，去内脏，纵向剖开；香糟少量。常法烹饪。有健脾益胃作用，可供有脾虚见症的胃肠病患者佐餐用。

温馨提示 鲥鱼清蒸时一般不去鳞，可在蒸熟后、食用之前去之。

14. 鲤鱼

作用概述 鲤鱼味甘，性平，归脾、肾经，有清热解毒、利水消肿作用，适用于水肿、黄疸、咳喘、乳汁不通等病证患者的调养和康复。现代研究证实：鲤鱼主要含有蛋白质，脂肪，多种氨基酸及多种维生素等成分；有降血脂和抗血栓、延缓衰老等作用。

食谱举例

（1）糖醋鲤鱼： 鲤鱼中段500克，去鳞、内脏，切块。常法烹饪。有养阴开胃作用，可供阴虚肠燥见症的慢性萎缩性胃炎患者佐餐用。

（2）鲤鱼汤： 鲤鱼中段300克，去鳞、内脏，切块；茯苓10克，薏米15克，胡萝卜1段。常法煨汤。有健脾利湿作用，可供有湿热中阻见症的胃脘不适、腹胀腹泻患者佐餐用。

（3）陈皮蒸鲤鱼： 鲤鱼500克，去鳞、内脏，切块；陈皮、砂仁各少许。常法烹饪。有理气和中作用，可供有气滞、食滞见症的口臭便秘、胃脘胀痛患者佐餐用。

15. 鲫鱼

作用概述 鲫鱼味甘，性平，归脾、胃、大肠经，有清热解毒、健脾利水作用，适用于脾虚食少、乏力、水肿等病证患者的调养和康复。现代研究证实：鲫鱼主要含有蛋白质，脂肪，碳水化合物，钙、磷、铁等微量元素及多种维生素等成分。

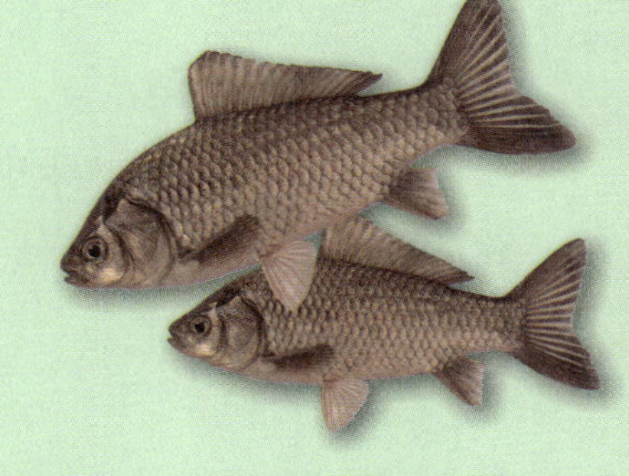

食谱举例

（1）葱烤鲫鱼：鲫鱼2条，去鳞、内脏；小葱1把。常法烹饪。有健脾开胃作用，一般胃肠病患者均可食用。

（2）开胃鲫鱼汤：鲫鱼2条，去鳞、内脏；白萝卜（去皮，切丝）、香菇（对切）、香菜末各少量。常法煨汤。这道菜色香味齐全，有健脾胃、增食欲作用，可供食欲不振患者佐餐用。

16. 鲨鱼

作用概述 鲨鱼肉味甘、咸，性平，归脾、肺经，有补虚、健脾、利水、祛瘀消肿作用，适用于久病体虚、脾虚浮肿、创口久不愈合、痔疮等病证患者的调养和康复。现代研究证实：鲨鱼肉含有多种酶、糖原、脂肪，还含有棕榈酰肉碱、谷氨酰胺、腺苷二磷酸、腺苷酸、腺苷三磷酸、肌苷酸、核酸、5-磷酸核糖、丙氨酸、亮氨酸、异亮氨酸等成分。

食谱举例

（1）鲨鱼酸菜煲：鲨鱼肉500克，切块；酸菜少量。常法烹饪。有开胃增进食欲作用，可供慢性萎缩性胃炎、食欲不振患者佐餐用。

（2）咖喱鲨鱼块：鲨鱼肉500克，切块。常法烹饪。作用和适用人群基本同鲨鱼酸菜煲。

（3）青菜鲨鱼汤：鲨鱼肉300克，切块；青菜适量。有开胃理气作用，一般胃肠病患者均可食用。

温馨提示 一般认为，鲨鱼肉不宜与甘草同食。

17. 鲳鱼

作用概述 鲳鱼味甘、苦，性平，归胃经，有补血养胃、柔筋利骨作用，适用于脾胃虚弱、食少乏力、头晕目眩、筋骨酸痛等病证患者的调养和康复。

食谱举例

（1）**熏鲳鱼：**鲳鱼1条，去鳞、内脏。常法烹饪。有健脾益气、开胃和中作用，可供有脾胃虚弱见症的胃肠病患者佐餐用。

（2）**红烧鲳鱼：**鲳鱼1条，去鳞、内脏；茭白1只，切片；水发黑木耳少量。常法烹饪。有健脾养胃、理气和中作用，可供有脾虚兼气滞见症患者佐餐用。

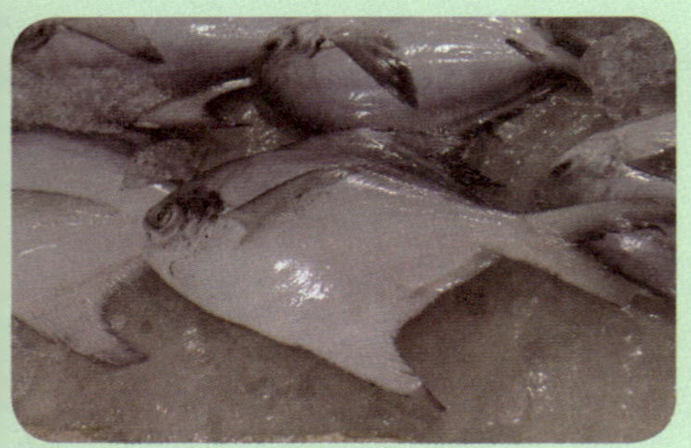

（3）**果味鲳鱼：**鲳鱼1条，去鳞、内脏；话梅2~3颗；苹果1个，切开去核。常法烹饪。有开胃增进食欲作用，可供萎缩性胃炎及其他食欲不振患者佐餐用。

温馨提示 古人有慎食鲳鱼子的告诫，可供参考。

18. 鲍鱼

作用概述 鲍鱼味甘、咸，性平，归肝、肾经，有清热滋阴、养肝调经作用，适用于虚劳骨蒸、月经不调、便秘、带下等病证患者的调养和康复。现代研究证实：鲍鱼营养价值很高，富含蛋白质，钙、铁、碘和维生素A；有双向性调节血压的作用；鲍鱼肉中的“鲍素”有抗癌作用。

食谱举例

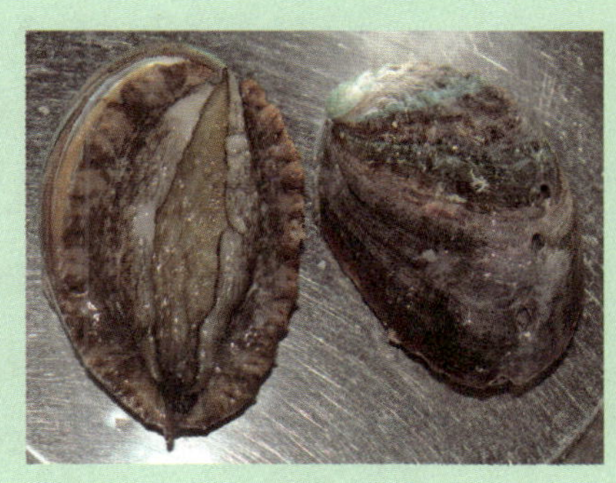

（1）**葱油鲍鱼：**鲍鱼适量。常法烹饪。有清热滋阴、健脾益胃作用，可供有脾胃虚弱见症的胃肠病患者佐餐用。

（2）**香菇鲍鱼粥：**鲍鱼1头，香菇2~4只，分别切丝；粳米100克。常法煮粥。有健脾养胃作用，可供有脾虚见症的胃肠病患者食用。

（3）**鲍鱼茭白丝：**鲍鱼、茭白、鸡腿菇各适量，分别切丝。常法烹饪。有健脾理气、清热养胃作用，一般胃肠病患者均可食用。

知识拓展

鲍鱼壳的药用

鲍鱼的贝壳中医称之为"石决明"，是一味平肝熄风药。味咸，性寒，有平肝潜阳、清肝明目作用，主治头痛眩晕、目赤翳障、视物昏花、青盲雀目等病证。

19. 鳗鱼

作用概述 鳗鱼味甘，性平，归肝、肾、脾经，有祛风除湿、补虚杀虫作用，适用于虚劳、风湿痹痛、痔疮出血、小儿疳积等病证患者的调养和康复。现代研究证实：鳗鱼除含有蛋白质、脂肪外，还含有钙、磷、铁等微量元素，多种维生素；有降血脂和血黏度、提高免疫功能等作用。

食谱举例

（1）红烧鳗鱼：鳗鱼1条，去内脏，切段。常法烹饪。有健脾益气作用，可供有脾肾气虚见症的胃肠病患者佐餐用。

（2）鳗鱼汤：鳗鱼1条，去内脏，切段；白菜少许，切块。常法煨汤。有健脾理气作用，可供有脾气不足兼气滞见症的胃肠病患者佐餐用。

（3）火腿蒸鳗鱼：鳗鱼1条，去内脏，切段；火腿片、笋片各适量。常法烹饪。作用和适用人群基本同红烧鳗鱼。

温馨提示 痰多泄泻者应慎食鳗鱼。

20. 鳝鱼

作用概述 鳝鱼（又名黄鳝）味甘，性温，归肝、脾、肾经，有健脾除湿、强筋壮骨作用，适用于虚劳、风寒湿痹、痔疮出血等病证患者的调养和康复。

食谱举例

（1）栗子鳝筒煲：鳝鱼2条，去内脏，切段；栗子500克。常法烹饪。有健脾益气作用，可供有气虚见症的慢性腹泻、胃脘不适等患者佐餐用。

（2）清炒鳝丝：鳝鱼300克，去内脏，切丝；茭白1只，切丝；韭菜少量。常法烹饪。有温阳益气、健脾和中作用，可供脾胃虚弱又有气滞见症的胃肠病患者佐餐用。

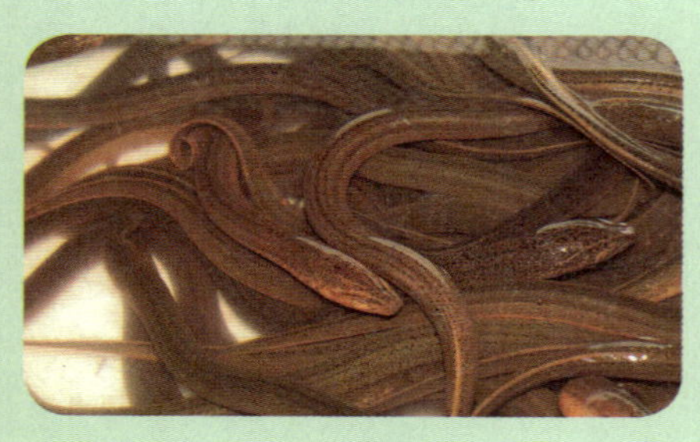

（3）健脾黄鳝汤：鳝鱼1条，去内脏，切段；火腿片少许；黄芪、茯苓各9克。有健脾益气作用，可供有脾气不足见症的胃肠病患者佐餐用。

21. 泥鳅

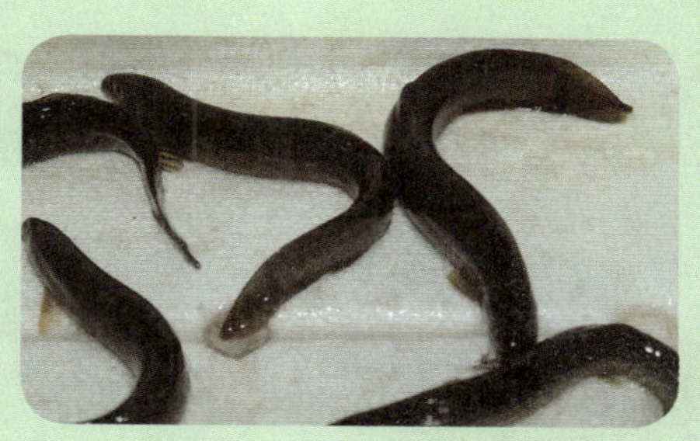

作用概述 泥鳅味甘，性平，归脾、肝、肾经，有补益脾肾、利水解毒作用，可用于脾虚泄泻、热病口渴、消渴、小儿盗汗、小便不利、阳痿、病毒性肝炎、痔疮、皮肤瘙痒等病证患者的调养和康复。现代研究证实：泥鳅除含有蛋白质、脂肪、碳水化合物等营养物质以外，还含有钙、磷、铁等微量元素，及维生素A、维生素B_1、维生素B_2、烟酸等成分；有强健体魄、抗炎、护肝、清除活性氧等作用，并能降血糖、调节血脂、调节免疫、提高实验动物的耐缺氧能力。

食谱举例

（1）泥鳅豆腐： 泥鳅200克，切段；豆腐1块，切块。常法烹饪。有清利湿热、调节脾胃作用，可供一般胃肠病患者佐餐用，有脾虚见证者更为适宜。（注：这道菜的传统烹饪方法是，将洗净的活泥鳅直接以小火煮豆腐，考虑到这种方法不太容易清洁泥鳅，故予改良。）

（2）泥鳅芋艿煲： 泥鳅300克；芋艿500克，切块。常法煲煮。有补脾肾、清热毒、宽胃肠作用，可供湿热内阻而便秘或泻利者佐餐用。

（3）红烧泥鳅： 泥鳅500克，切段，加调料常法烹饪。有补益脾肾作用，可供胃肠病有脾虚见症者佐餐用。

22. 海参

作用概述 海参味咸，性温，归心、肾经，有补肾益精、养血润燥作用，适用于肠燥便秘、体虚消瘦、阳痿遗精等病证患者的调养和康复。

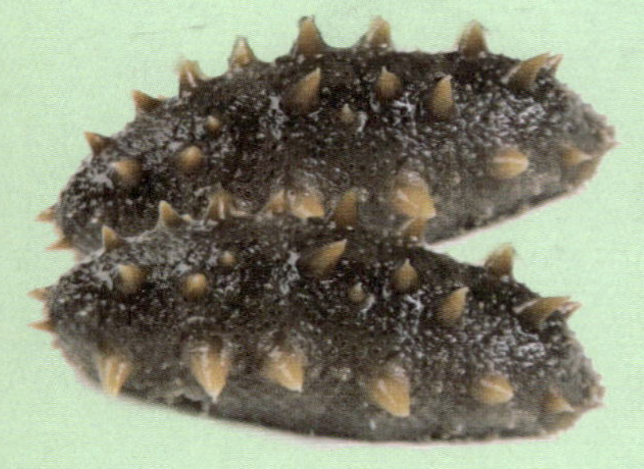

现代研究证实：海参主要含有海参苷元、绿刺参苷、刺参苷和酸性黏多糖等成分；有抗肿瘤、抗凝血、镇痛、抗辐射等作用。

食谱举例

（1）海参粥： 水发海参2只，去内脏；粳米100克；芹菜叶少量，切碎。常法煮粥。有补脾养胃作用，一般胃肠病患者均可食用。

（2）鸡丝海参汤： 水发海参2只，去内脏；鸡肉100克，切丝；金针菇1小把、菠菜少量，切成长段。常法烹饪。有补肾健脾、养胃和中作用，可供有脾肾虚弱见症的胃肠病患者佐餐用。

（3）海参炒蹄筋： 水发海参（去内脏）、水发蹄筋各等量，切段；西兰花，少量。常法烹饪。作用和适宜人群基本同鸡丝海参汤。

温馨提示 脾虚不运、外邪未尽者不宜食用海参。

23. 海虾

作用概述 海虾味甘，性温，归肝、肾经，有补肾壮阳、开胃化痰作用，适用于肾虚阳痿、产后缺乳等病证患者的调养和康复。现代研究证实：海虾营养丰富，除含有富含蛋白质外，还含有丰富的镁、磷等微量元素；有预防动脉硬化、通乳等作用。

食谱举例

（1）陈皮虾：海虾300克；陈皮、话梅各少量。常法烹饪。有健脾开胃作用，一般胃肠病患者均可食用。

（2）五彩虾仁：虾仁200克；胡萝卜，黄、红甜椒，青豆瓣各少量。常法烹饪。有健脾理气、养胃和中作用，一般胃肠病患者均可食用。

（3）海鲜羹：虾仁、水发海参（去内脏）、海蟹、新鲜香菇、莼菜各适量，分别按需切块、段或丝；荠菜少量，切碎。常法烹饪。有补虚润燥作用，一般胃肠病患者均可食用。

温馨提示 当清洗海虾时，应注意去除其肠。

24. 海蜇

作用概述 海蜇味甘、性平，归肝、肾经，有清热解毒、软坚化痰作用，适用于便秘痞满、哮喘咳痰等病证患者的调养和康复。现代研究证实：海蜇主要含有蛋白质、脂肪、胆碱，硫胺素、核黄素、尼克酸等维生素，碘、钙、磷、铁等矿物质；有扩张血管、降低血压等作用。

食谱举例

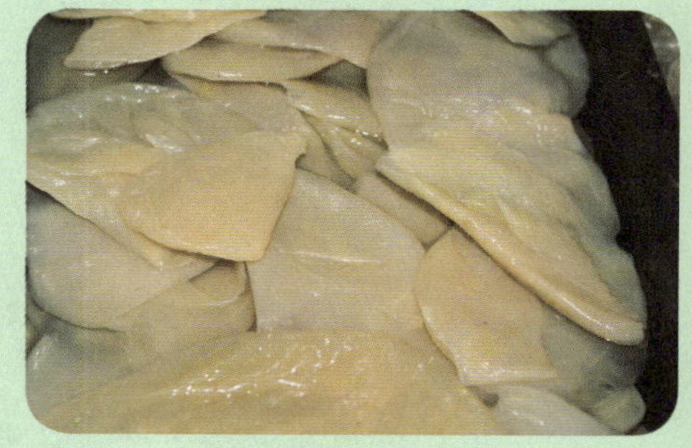

白萝卜丝拌海蜇：白萝卜，去皮；海蜇，两者用量大致相等，分别切丝。常法凉拌。有清热下气作用，可供有气滞、食滞见症的腹胀不适、便秘、口臭、食欲不佳患者佐餐用。

25. 螃蟹

作用概述 螃蟹（又名河蟹、毛蟹）味咸，性寒，归肝、胃经，有清热解毒、通络散瘀作用，适用于跌打损伤、烫伤、瘀血肿痛等病证患者的调养和康复。现代研究证实：螃蟹主要含有丰富的蛋白质，钙、磷、钾、钠等微量元素，B族维生素、维生素A和维生素E等成分。

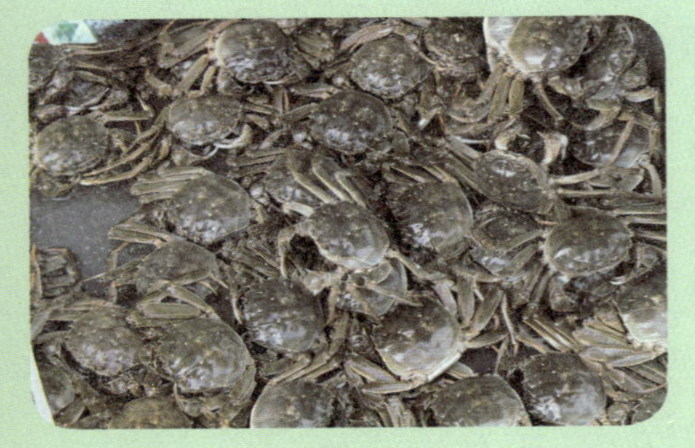

食谱举例

（1）清蒸螃蟹： 螃蟹。常法蒸煮。有健脾益气、清热和胃作用，可供有胃热见症的口臭便秘、胃脘不适、食欲不振患者佐餐用。

（2）螃蟹粥： 螃蟹2只，切块；粳米100克。常法煮粥。作用和适用人群基本同清蒸螃蟹。

（3）螃蟹烧毛豆： 螃蟹2~3只，切块；毛豆1小碗。常法烹饪。作用和适用人群基本同清蒸螃蟹。

温馨提示 螃蟹性寒，凡阳气不足者忌食；又因其有通络化瘀作用，故孕妇忌食。

26. 甲鱼

作用概述 甲鱼味甘，性平，归肝经，有清退虚热、滋阴补肾作用，适用于骨蒸劳热、久痢、带下、崩漏等病证患者的调养和康复。现代研究证实：甲鱼肉是一种高蛋白、低脂肪（且其脂肪多为不饱和脂肪）食品，并富含维生素、微量元素。

食谱举例

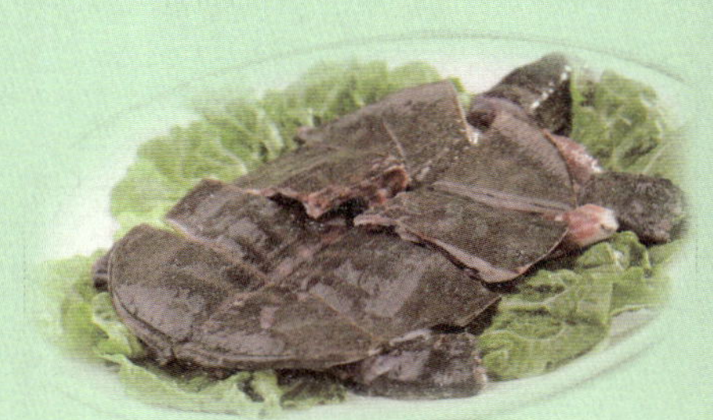

（1）清蒸甲鱼：甲鱼1只，去内脏，切开。常法清蒸。有滋阴补虚作用，可供有脾胃虚弱见症的胃肠病患者佐餐用，兼见阴虚肠燥者更为适宜。

（2）红烧甲鱼：甲鱼1只，去内脏，切开。常法烹饪。作用和适宜人群基本同"清蒸甲鱼"。

（3）甲鱼汤：甲鱼1只，去内脏，切块；老母鸡肉200克，切块；火腿片、水发干香菇、枸杞子各适量。常法煨汤。作用和适宜人群基本同清蒸甲鱼。

温馨提示 脾肾阳虚及孕妇慎食甲鱼。

知识拓展

甲鱼一身都是药

（1）鳖肉——甲鱼的肉：味甘，性平，有滋阴补肾、清退虚热作用，主治虚劳羸瘦、骨蒸劳热、久疟、久痢、崩漏、带下、癥瘕、瘰疬等病证。

（2）鳖头——甲鱼的头：味甘、咸，性平，有补气助阳作用，主治久痢、脱肛、子宫下垂等病证。

（3）鳖脂——甲鱼的脂肪：味甘、咸，性平，有滋阴养血、乌须发作用，主治体弱虚羸、须发早白等病证。

（4）鳖卵——甲鱼的卵：味咸，性寒，有补阴、止痢作用，主治小儿久泻、久痢等病证。

（5）鳖胆——甲鱼的胆汁：味苦，性寒，有解毒消肿作用，主治痔漏等病证。

（6）鳖血——甲鱼的血：味甘、咸，性平，有滋阴清热、活血通络作用，主治虚劳潮热、阴虚低热、胁痛、口眼㖞斜、脱肛等病证。

（7）鳖甲——甲鱼的背甲：味咸，性微寒，归肝、肾经，有滋阴清热、潜阳熄风、软坚散结作用，主治阴虚发热、劳热骨蒸、热病伤阴、虚风内动、小儿惊痫、久疟、疟母、癥瘕、闭经等病证。脾胃虚寒、食少便溏者及孕妇忌服。

（8）鳖甲胶——鳖甲煎熬而成的胶块：性味、功能与鳖甲相似，但长于滋阴养血退热，又能止血。脾虚食少便溏者及孕妇忌服。

27. 干贝

作用概述 干贝（又名瑶柱）味甘、咸，性微温，有滋阴养血、补肾调中作用，可用于消渴、肾虚尿频、食欲不振等病证患者的调养和康复。现代研究证实：干贝含有甘氨酸、谷氨酸、天冬氨酸等氨基酸，不饱和脂肪酸及镉、铜、铅等微量元素。

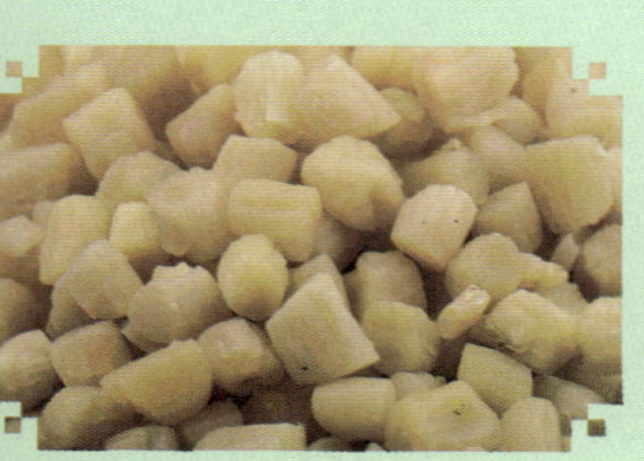

食谱举例

（1）干贝娃娃菜： 娃娃菜1棵，分叶；干贝5~10粒，用少量黄酒浸泡片刻后对切。常法烹饪。有滋阴养胃作用，可供有胃阴不足见症的食欲不佳或兼见便秘患者佐餐用。

（2）干贝豆干炒芹菜： 芹菜500克，切段；干贝10~15粒，用少量黄酒浸泡片刻后撕开；豆干3~5块，切丝。常法烹饪。有养胃宽肠作用，可供气滞、食滞见症的便秘患者佐餐用。

（3）干贝菠菜粥： 粳米100克；干贝5~10粒，用少量黄酒浸泡片刻后撕开；菠菜数棵，切成末。先将粳米与干贝常法煮粥，快熟时加入菠菜末。有健脾养胃、清热和中作用，可供功能性消化不良患者食用。

28. 鸡肉

作用概述 鸡肉味甘、性温，归脾、胃经，有温中益气、补精填髓作用，可用于虚劳羸瘦、病后体虚、食少纳呆、反胃、泻利、消渴、水肿、小便频数、崩漏、带下、产后缺乳等病证患者的调养和康复。现代研究证实：鸡肉含有丰富的蛋白质，钙、磷、铁等微量元素，硫黄素、核黄素、烟酸等维生素。

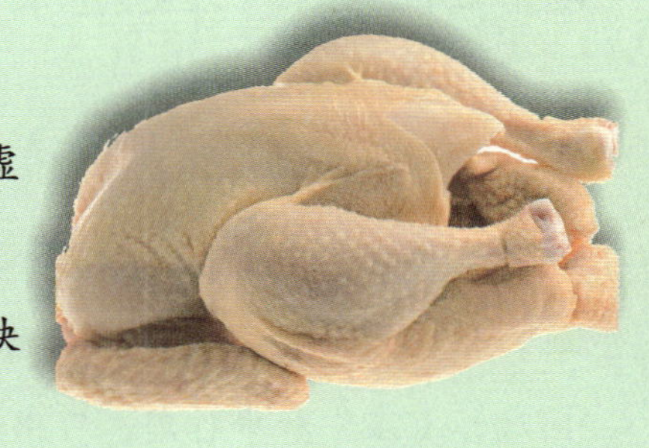

食谱举例

（1）菌菇鸡汤： 光母鸡半只，切块；新鲜香菇（切开）5~7只、金针菇（切段）1把、山药（去皮，切段）1段。常法煲汤。有健脾益气、养胃补中作用，可供有脾气虚弱见症的胃肠病患者佐餐用。

（2）菠萝鸡丁： 菠萝肉适量，鸡胸脯肉200克，分别切丁。常法烹饪。有健脾开胃作用，可供萎缩性胃炎患者佐餐用，其他食欲减退患者也可适量食用。

（3）荷兰豆炒鸡片：荷兰豆300克；鸡胸脯肉200克，切片。常法烹饪。有健脾养胃、理气宽中作用，可供有气滞、食滞见症的胃肠病患者佐餐用。

29. 鸡肠

作用概述 鸡肠有益肾、固精、止遗作用，适用于小便频数、遗精、白浊、痔漏、消渴等病证患者养生和康复。现代研究证实：鸡肠主要含有血管活性肽、蛙皮素、胰高糖素、P物质等成分；有抗遗尿作用。

食谱举例

甜椒炒鸡肠：鸡肠适量，剖开，洗净，切段；红、绿甜椒各1个，剖开，去瓤，切丝。常法烹饪。古代中医对鸡肠的性味、归经没有详细的论述，但鸡肉为甘温之品，据此推测鸡肠可能也属甘温食品，与性热的甜椒同炒，有温中和中作用，可供有虚寒见症的胃肠病患者佐餐用。

30. 鸭肉

作用概述 鸭肉味甘、咸，性平，归脾、胃、肺、肾经，有滋阴润燥、健脾利水作用，适用于便秘、水肿、咳嗽咽干等病证患者的调养和康复。现代研究证实：鸭肉主要含有低熔点脂肪酸、B族维生素和维生素E、烟酸等成分；有抗炎、延缓衰老、保护心脏等作用。

食谱举例

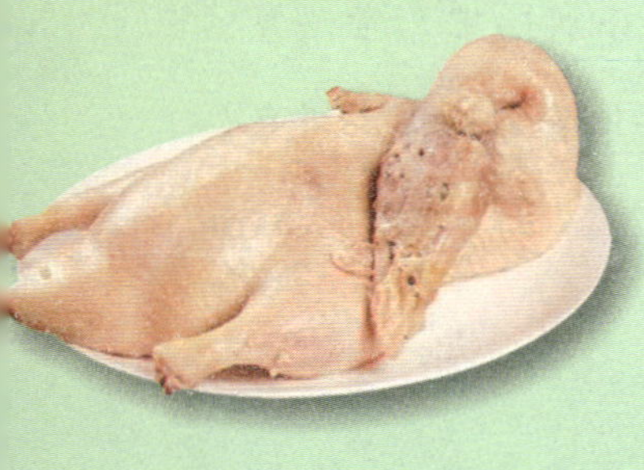

（1）老鸭芋艿汤：老鸭半只，切块；芋艿500克，切开；砂仁或蔻仁、苹果各少量。常法煨汤。有健脾养

胃、和中下气作用，可供有气滞、食滞见症的胃脘胀闷、大便不爽、食欲减退患者佐餐用。

（2）山药焖鸭： 光鸭半只，切块；新鲜山药300克，切块；新鲜山楂3~5个。常法烹饪。有补脾肾、益胃肠作用，可供有脾肾气虚见症的慢性腹泻、胃脘痛患者佐餐用。

（3）酱鸭： 光鸭1只；陈皮、话梅各少量。常法烹饪。有健脾开胃作用，一般胃肠病患者均可食用。

31. 鸭肫

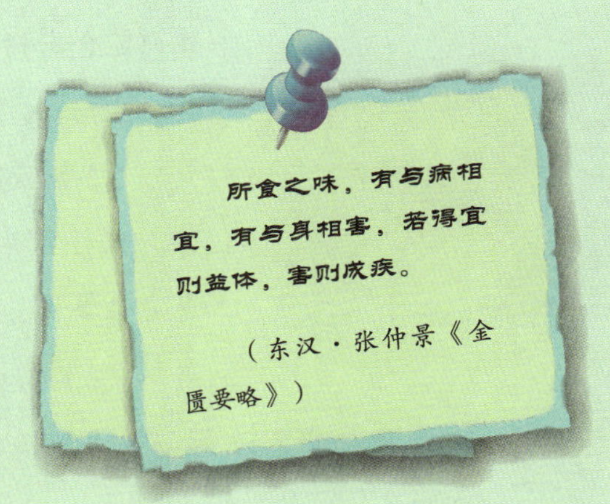

作用概述 鸭肫（又名鸭胗、鸭肫干、鸭肫肝等）味甘、咸，性平，归脾、胃经，有健胃助消化作用，适用于上腹饱胀、消化不良等病证患者的调养和康复。现代研究证实：鸭肫主要含有碳水化合物，蛋白质，脂肪，烟酸、维生素C、维生素E等维生素，钙、镁、铁、钾、磷、钠、硒等微量元素。

食谱举例

（1）盐水鸭肫： 鸭肫500克，劈开；陈皮9克，砂仁3克。常法烹饪。有开胃助消化作用，可供功能性消化不良及湿阻、疰夏等病证患者佐餐用。

（2）鸭肫炒甜椒： 鸭肫3~5个，劈开，切片；红、青甜椒各1个，去瓤，切片。常法烹饪。有和胃气、助消化作用，可供功能性消化不良及疰夏、湿阻、腹胀便秘患者佐餐用。

温馨提示 鸭肫一次食用量不宜过大，否则反而会引起消化不良。

32. 鸽肉

作用概述 鸽肉味咸，性平，归肝、肾经，有补肾益精、祛风解毒作用，适用于年老久病、体虚、消渴、闭经等病证患者的调养和康复。现代研究证实：鸽肉是一种高蛋白、低脂肪食品，另外，鸽肉还含有钙、铁、铜等微量元素及多种维生素。

食谱举例

（1）酱鸽： 肉鸽1只，去内脏，切块。常法烹饪。有补肾养胃作用，可供有脾肾不足见症的胃肠病患者佐餐用。

（2）鸽子汤： 肉鸽1只，去内脏，切块；绿豆、陈皮、枸杞子各适量。常法煨汤。有健脾理气作用，一般胃肠病患者均可食用。

33. 鹌鹑肉

作用概述 鹌鹑肉味甘，性平，归脾、肺经，有补中益气、补肝益肾作用，适用于脾虚食少、消化不良、腰酸膝软等病证患者的调养和康复。现代研究证实：鹌鹑肉是一种优质蛋白质，并富含卵磷脂；对抑制血小板凝聚、阻止血栓形成、保护血管壁有一定的作用，对脑神经也有一定的营养作用。

食谱举例

（1）红焖鹌鹑：光鹌鹑3只，切块；毛豆半小碗。常法烹饪。有健脾益气、和中开胃作用，一般胃肠病患者均可食用。

（2）鹌鹑汤：光鹌鹑2只，切块；山药1段，切段；枸杞子少许。常法煨汤。有健脾补肾、益气养胃作用，可供有脾肾气虚见症的慢性腹泻、胃脘痛、食欲不振患者佐餐用。

（3）山楂陈皮蒸鹌鹑：光鹌鹑3只，切块；山楂、陈皮各少许。常法烹饪。有健脾养胃、理气和中作用，可供有气滞、食滞见症的腹胀不适、便秘不爽、或有嗳气患者佐餐用。

34. 鹅肉

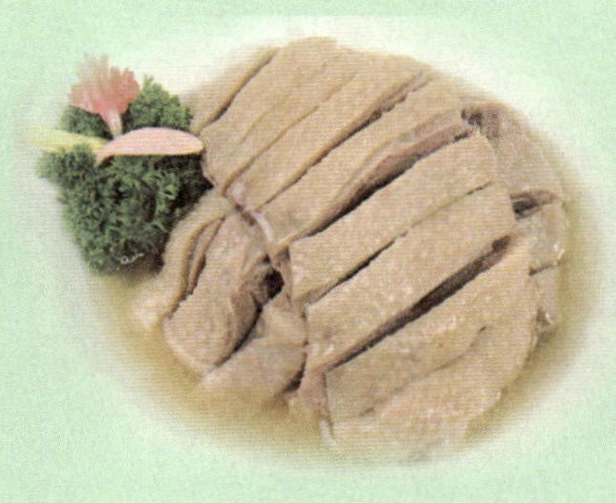

作用概述 鹅肉味甘，性平，归脾、肺经，有补脾益气、润肺止咳作用，适用于神疲乏力、体虚消瘦、消渴等病证患者的调养和康复。现代研究证实：鹅肉主要含有蛋白质，脂肪，碳水化合物，钙、镁、铁等微量元素。鹅肉对人体有较高的营养价值，其蛋白质的含量很高，有人体必需的多种氨基酸，并含有卵磷脂。

食谱举例

（1）茶树菇焖鹅：光鹅肉500克，切块；茶树菇（干品）50克，水浸，切段。常法烹饪。有养胃理气作用，可供有胃气不和见症的腹胀不适、便秘、口臭患者佐餐用。

（2）鹅肉汤： 鹅肉300克，切块；莲藕1节，切片；茼蒿1小把，切段。常法烹饪。有健脾通气作用，可供有气滞、食滞见症的胃肠病患者佐餐用。

（3）鹅肉炒芹菜： 鹅胸脯肉100克，切丝；芹菜300克，切段；胡萝卜1个，去皮，切丝。常法烹饪。有理气和胃作用，可供有胃肠气滞、食积不化见症的便秘、口臭、胃脘胀痛患者佐餐用。

温馨提示 古人认为，有湿热内蕴者不宜食用鹅肉。

35. 猪肉

作用概述 猪肉味甘、咸，性平，归脾、胃、肾经，有滋阴润燥作用，适用于肠燥便秘、热病津伤、体虚消瘦、消渴、干咳等病证患者的调养和康复。现代研究证实：猪肉主要含有蛋白质，脂肪，碳水化物及钙、磷、铁等微量元素。

食谱举例

（1）白切肉： 猪腿肉300克，水煮至熟，切片，佐餐用。一般胃肠病患者均可食用。

（2）肉末豆腐： 猪腿肉50克，切成末；豆腐1盒，切丁。常法烹饪。有和中开胃作用，一般胃肠病患者均可食用，食欲不佳、大便不爽者尤为适宜。

（3）丸子菜汤： 猪腿肉100克，切成末，做成丸子；菠菜1把、蘑菇3~5只，分别切开。常法煮汤。作用和适宜人群基本同肉末豆腐。

温馨提示 猪肉中的肥肉部分，脂肪含量可达90%，约为精肉的3倍；过多地摄入脂肪不利于健康。因此，建议尽可能地少食或不食肥肉。

36. 猪肝

作用概述 猪肝味甘、苦，性温，归脾、胃、肝经，有补肝明目、养血健脾作用，适用于肝虚目昏、雀目夜盲、血虚萎黄、久痢脱肛等病证患者的调养和康复。现代研究证实：猪肝富含铁质、维生素A、维生素B_2、维生素C等成分；有抗肝纤维化、抗肿瘤等作用。

食谱举例

（1）猪肝汤：猪肝200克，切片；枸杞头100克，切碎。常法烹饪。有清热养胃作用，可供有胃热见症的胃肠病患者佐餐用。

（2）菠菜炒猪肝：猪肝200克，切片；菠菜300克，切段。常法烹饪。有健脾调中作用，可供脾虚气滞见症的腹胀便秘、食欲减退患者佐餐用。

（3）卤猪肝：猪肝1具；茴香、桂皮、陈皮各适量。常法烹饪。有补肝滋阴、健脾开胃作用，可供有肝脾虚弱、胃纳乏力见症的胃肠病患者佐餐用。

37. 猪肚

作用概述 猪肚味甘，性温，有补虚损、健脾胃作用，适用于虚劳羸弱、脾虚食少、泄泻、消渴、小便频数、小儿疳积、男子遗精、女子带下等病证患者的调养和康复。现代研究证实：猪肚主要含有蛋白质、脂肪、碳水化合物、维生素、钙、磷、铁等；也有报道显示，猪肚含有胃泌素、胃蛋白酶、胃膜素及胃蛋白酶稳定因子等成分；有抗溃疡等作用。

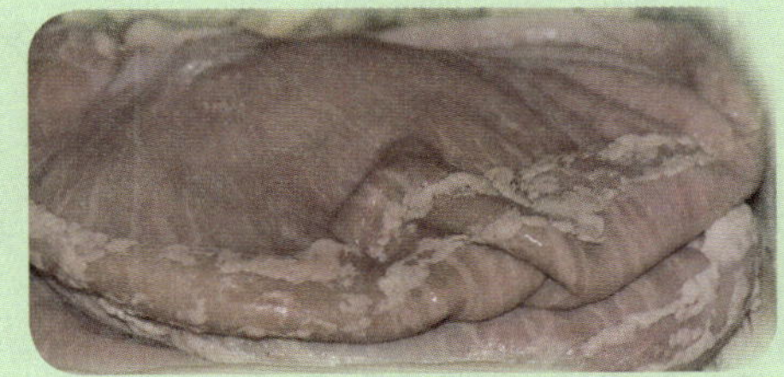

食谱举例

（1）凉拌肚丝：猪肚（洗净）1具，加砂仁、蔻仁适量。常法煮熟。自然冷却后，切丝，与少量香菜末常法凉拌。有健脾益气、养胃和中作用，可供有脾胃虚弱见症的湿阻、疰夏及其他食欲减退、脘腹不适者佐餐用。

（2）山药猪肚汤：山药1根，切块；净肚半具，切片。常法烹饪。有补肾健脾作用，可供有脾肾虚弱见症的胃肠病患者佐餐用。

（3）莴苣炒肚片：莴苣1根，切片；净肚半具，切片。常法烹饪。有健脾养胃、理气和中作用，可供消化不良、食欲减退、腹胀不适者佐餐用。

38. 猪腰子

作用概述 猪腰子味咸，性平，归肾经，有补肾益精、利水消肿作用，适用于肾虚腰痛、遗精盗汗、产后虚羸、身面浮肿等病证患者的调养和康复。

食谱举例

（1）洋葱炒腰花：猪腰子2个，劈开，切成“花刀”；洋葱1个，切块。常法烹饪。有益肾补虚作用，可供无明显食滞、湿阻、气滞见症的胃肠病患者佐餐用。

（2）木耳腰花汤：猪腰子2个，劈开，切成“花刀”；水发木耳适量，菠菜（洗净）10棵。常法烹饪。作用和适宜人群基本同洋葱炒腰花。

（3）酱爆猪腰：猪腰子2个，劈开，切成“花刀”；杏鲍菇适量，切成厚片，划上与腰子相似的“花刀”；胡萝卜少量，切片。常法烹饪。有补肾健脾作用，可供有脾肾虚弱见症的胃肠病患者佐餐用。

39. 猪大肠

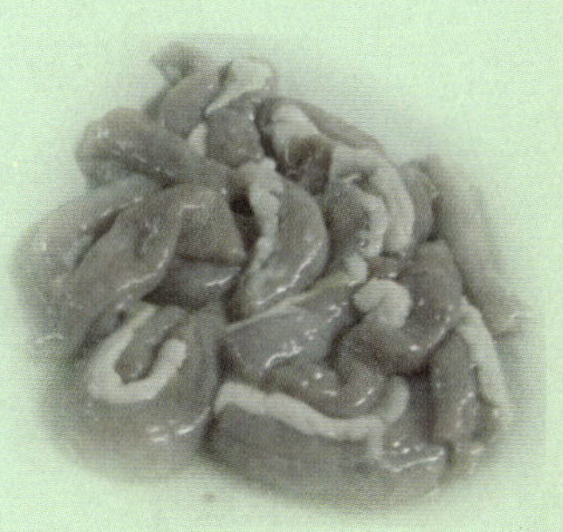

作用概述 猪大肠味甘，微寒，归大、小肠经，有祛风、解毒、止血作用，适用于便血、血痢、痔漏、脱肛等病证患者的调养和康复。现代研究证实：猪大肠主要含有肝素、胰泌素、胆囊收缩素、抑胃素、舒血管肠肽等成分；有抗凝和抗血栓、降血脂和抗动脉粥样硬化、抗炎等作用。

食谱举例

（1）大肠汤：猪大肠500克，切成段后焯水去腥；豆腐1盒、猪血200克，切块。常法煨汤，当出锅时，撒上少许蒜苗末。这道菜看似热气腾腾，其实其性偏于寒凉，有清胃肠之热的作用，可供有胃热见症的胃肠病患者佐餐用。

（2）溜肥肠：猪大肠500克，切成段后焯水；大葱（去杂）1根、红甜椒（去瓤）1个，分别切块。常法烹饪。有清胃热、调气机作用，可供胃热、气滞型胃肠病患者佐餐用。

（3）洋葱炒大肠：猪大肠500克，切段后焯水；洋葱1个，切片。常法烹饪。作用和适用人群与溜肥肠基本相同。

温馨提示 猪肠等动物内脏嘌呤含量较高，不宜多食；痛风及高尿酸血症患者忌食。

40. 羊肉

作用概述 羊肉味甘、性热，归脾、胃、肾经，有温中暖肾、益气补虚作用，可用于脾胃虚寒、食少反胃、虚寒泄利、腰膝酸软、阳痿、小便频数、寒疝、虚劳羸瘦、产后虚弱或缺乳等病证患者的调养和康复。现代研究证实：羊肉的成分差异很大，其瘦肉部分含有丰富的蛋白质，脂肪，钙、磷、铁等微量元素，硫胺素、核黄素、烟酸等维生素。

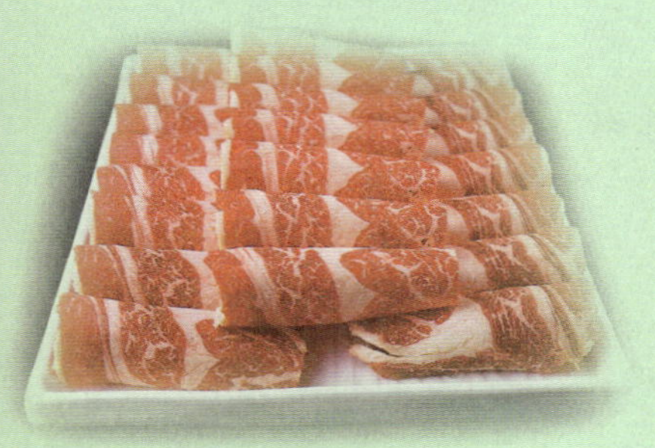

食谱举例

（1）家常羊肉煲： 带皮羊肉1 000克，切块；胡萝卜、白萝卜各适量，去皮，切块；当归10克，生姜（中等大小）1只。常法烹饪。有温中健脾作用，凡有脾阳不振见症者，如神疲乏力、脘腹冷痛、四肢不温、大便溏泄等，均可食用。

（2）羊肉白萝卜汤： 羊肉200克，切块；白萝卜1个，去皮，切块。常法煮汤。这道菜的特点是补而不腻、香而不燥，有温中益气、健脾调胃作用，可供湿热不明显的各类胃肠病患者佐餐用。

（3）葱爆羊肉片： 羊腿肉200克，切片；大葱100克，切段。常法烹饪。有温中去湿、健脾益气作用，可供有脾阳不振见症的脘腹冷痛、大便溏泄患者佐餐用。

温馨提示 外感时邪或内热者忌食羊肉，孕妇不宜多食羊肉。

41. 羊肝

作用概述 羊肝味甘、苦，性凉，归肝经，有补肝、养血、明目作用，可用于血虚萎黄、羸瘦乏力、肝虚目暗、雀目、青盲、障翳等病证患者的调养和康复。现代研究证实：羊肝主要含有蛋白质，还含有脂肪和碳水化合物，其维生素、微量元素的含量与羊肉相近。

食谱举例

（1）**蒜薹炒羊肝：**羊肝200克，切片；蒜薹200克，切段。常法烹饪。羊肝性凉而补肝，蒜薹性温而调中，这道菜在补肝的同时，又有和中通便作用，可供伴有便秘的阳虚或气虚型胃肠病患者佐餐用。

（2）**卤羊肝：**羊肝500克，加入茴香、桂皮、陈皮（各少量）等调料。常法制作。有补肝理气作用，可供一般胃肠病患者佐餐用，气滞型患者更为适宜。

（3）**羊肝粥：**粳米、小米各50克，羊肝（切薄片）、枸杞子各适量。常法煮粥。有补肝血、益脾胃作用，一般胃肠病患者均可食用。

42. 羊骨

作用概述 羊骨味甘、性温，归肾经，有补肾、强筋骨、止血作用，可用于虚劳羸瘦、腰膝无力、筋骨疼痛、耳聋、齿摇、久泻久利、便血等病证患者的调养和康复。现代研究证实：羊骨含有大量以碳酸钙为主的无机质，以及氟、氯、钠、钾、铁、铝等微量元素，其提取物有骨诱导作用。

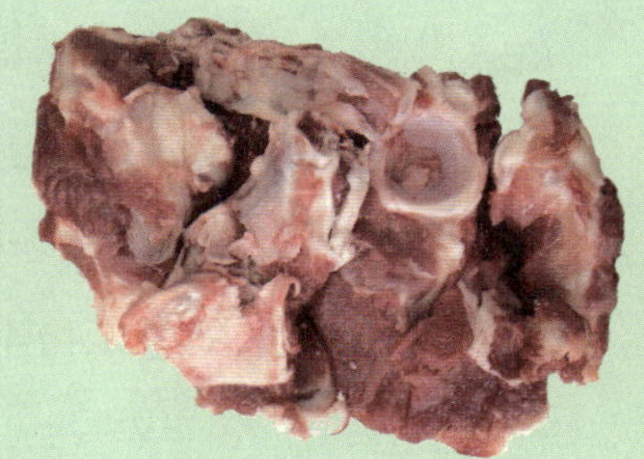

食谱举例

（1）羊骨山药汤：羊筒骨500克，敲断；新鲜山药500克，切块。常法煨汤。这道菜汤白味鲜，有补肾温阳、健脾益气作用，可供有虚寒见症的四肢不温、脘腹冷痛、慢性腹泻患者佐餐用。

（2）酱烧羊排：羊肋排500克，切块。常法烹饪。有温中益气、健脾养胃作用，可供湿热不明显的一般胃肠病患者佐餐用。

（3）羊蝎子火锅：羊脊柱骨500克，切开；白菜、菠菜、胡萝卜、菌菇等辅料适量。常法制作。有补脾肾、益肠胃作用，除有明显湿热者外，一般胃肠病患者均可食用。

43. 牛肉

作用概述 牛肉味甘，黄牛肉性温、水牛肉性凉，归脾经，有补脾胃、益气血、强筋骨作用，可用于脾胃虚弱、气血不足、虚劳羸瘦、腰膝酸软、消渴、吐泻、痞积、水肿等病证患者的调养和康复。现代研究证实：牛肉富含蛋白质，并含有脂肪，维生素，钙、磷、铁等微量元素。

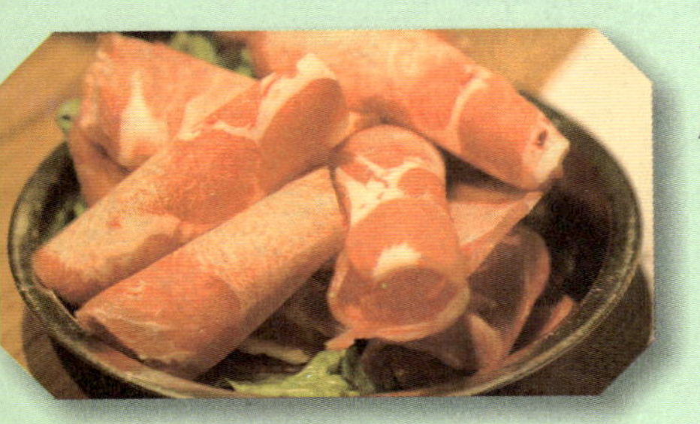

食谱举例

（1）牛腩炖土豆：牛腩500克，切块；土豆3个，切块。常法烹饪。有温补脾胃、调气通便作用，可供有虚寒见症的便秘患者佐餐用。

（2）牛肉炒洋葱：牛腿肉200克，洋葱1个，分别切丝。常法烹饪。作用和适宜人群基本同牛腩炖土豆。

（3）白萝卜牛肉汤：牛腩200克，切块；白萝卜半个，去皮，切块。常法煮汤。有补益脾胃、下气宽中作用，可供有气滞、湿阻见症的口臭便秘患者佐餐用，一般胃肠病患者也可适量食用。

44. 牛肚

作用概述 牛肚（又名牛百叶）味甘，性平，有补虚损、健脾胃作用，可用于病后虚羸、气血不足、消渴、风眩、水肿等病证患者的调养和康复。现代研究证实：牛肚主要含有蛋白质，还含有脂肪，钙、磷、铁等微量元素，硫胺素、核黄素、烟酸等维生素，一定量的胃泌素和胃蛋白酶；有抑制实验性胃溃疡的作用。

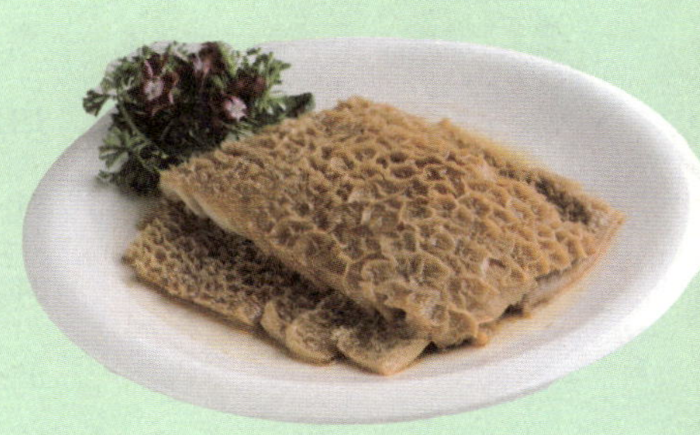

食谱举例

（1）牛肚山药汤：牛肚200克，切丝；山药1段，切块。常法煮汤。有健脾补肾作用，可供虚寒型溃疡病及有虚寒见症的其他胃肠病患者佐餐用。

（2）砂蔻炖牛肚：牛肚500克，切成粗丝，加砂仁、蔻仁各少许。常法炖或蒸至牛肚酥烂。有养胃理气作用，可供有气滞、食滞见症的胃肠病患者佐餐用。

（3）牛肚粥：牛肚100克，切成细丝；粳米100克。常法煮粥。有健脾养胃作用，可供一般胃肠病患者食用。

45. 牛肝

作用概述 牛肝味甘，性平，有补肝、养血、明目作用，可用于虚劳羸瘦、血虚萎黄、青盲雀目等病证患者的调养和康复。现代研究证实：

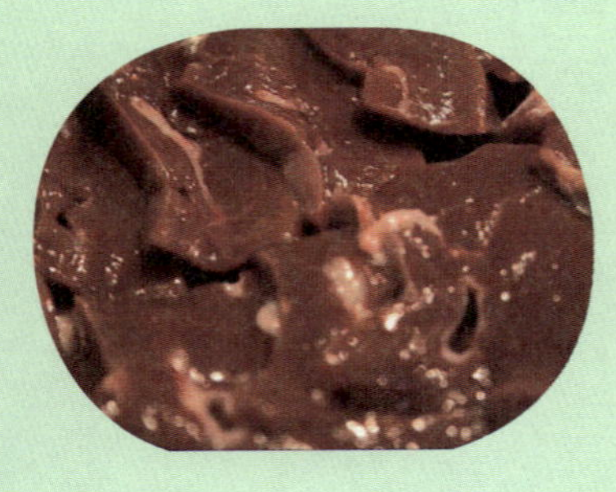

牛肝含有蛋白质、脂肪、碳水化合物等营养要素，钙、磷、铁等微量元素，硫黄素、核黄素、烟酸、抗坏血酸、维生素A等多种维生素；有保肝、抗肿瘤作用。现代研究证实：牛肝所含的一种物质，有促进受损肾和胃的黏膜上皮细胞修复的作用。

食谱举例

（1）牛肝山药汤：牛肝150克，切片；山药1段，切块。常法煮汤。有补肝肾、益脾胃作用，可供胃热、气滞见症不甚明显的溃疡病患者佐餐用。

（2）冬笋炒牛肝：牛肝、冬笋各100克，切片；枸杞子少许。常法烹饪。有健脾益肝、养胃和中作用，可供一般溃疡病患者佐餐用。

（3）陈皮牛肝：牛肝500克。常法烹饪，并在调料中加入少量陈皮。有补肝养血、健脾理气作用，可供一般胃肠病患者佐餐用。

46. 牛筋

作用概述 牛筋味甘，性温，有补肝强筋、祛风热、利尿作用，可用于治疗筋脉劳伤、风热体倦、腹胀、小便不利等病证。

食谱举例

（1）茭白炒牛筋：牛筋200克，用高压锅常法煮烂，冷却后切片；茭白2只，切片。常法烹饪。有补脾养胃、理气和中作用，可供有气滞见症的便秘患者佐餐用。

（2）牛筋炖白萝卜：牛筋200克，焯水后切块，常法炖至牛筋酥烂；其间加入去皮、切成块的白萝卜。有养胃理气作用，可供便秘者佐餐用，气滞型患者更为适宜。

（3）养生牛筋煲：牛筋300克，切块；山药1段，切块；胡萝卜2个，去皮，切块；红枣5枚；黄芪9克；生晒参9克。常法烹饪。有补中益气、健脾养胃作用，可供有脾气虚弱见症的胃肠病患者佐餐用。

温馨提示 古代中药著作《药性考》有"牛筋多食令人生肉刺"之说，可供参考。

47. 兔肉

作用概述 兔肉味甘，性寒，归肝、大肠经，有健脾益气、凉血解毒作用，可用于胃热消渴、虚弱羸瘦、胃热呕吐或便血、湿热痹、丹毒等病症患者的调养和康复。现代研究证实：兔肉的蛋白质和卵磷脂的含量较高，另外还含有维生素A、维生素E、硫胺素、核黄素、烟酸等多种维生素，钙、磷、钾、钠、镁等微量元素。

食谱举例

（1）五香兔肉：兔肉1 000克，切块；加入适量黄酒、陈皮、砂仁、蔻仁、红枣、茴香、桂皮等调料。常法烹饪。有补益脾肾、调节胃肠作用，可供一般胃肠病患者佐餐用。兔肉性寒，选用调料有三个原则：一是性温的茴香、桂皮等，以中和兔肉的寒性；二是理气的砂仁、蔻仁、陈皮等；三是去腥增加香味的黄酒、红枣等。当实际烹饪时，可以按照这些原则灵活选用。

（2）黄瓜炖兔肉：兔肉300克，切块；老黄瓜2条，去皮、瓤，切段。常法烹饪。有补脾养胃、和中宽肠作用，可供胃热口臭或兼便秘者佐餐用。

知识拓展

认识蔻仁

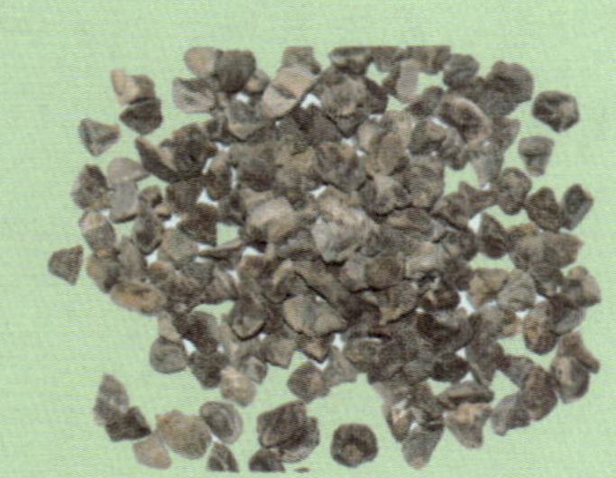

蔻仁是一种药食两用品，又名白蔻仁、圆豆蔻、白蔻等，处方用名为白豆蔻。味辛，性温，归脾、胃经，有行气化湿、温中止呕作用，主治湿阻气滞、脾胃不和、胸闷腹胀、不思饮食、呕吐恶心、妊娠恶阻、噎膈反胃等病证。

48. 鸡蛋

作用概述 鸡蛋味甘，性平，归心、肾经，有滋阴润燥、养心安神作用，适用于咽干烦渴、目赤、胎动不安等病证患者的调养和康复。现代研究证实：鸡蛋白是一种优质蛋白质，在它所含有的蛋白质中，人体的8种必需氨基酸俱全，蛋黄中含有卵磷脂、固醇类、蛋黄素、钙、磷、铁、维生素A、维生素D和B族维生素。

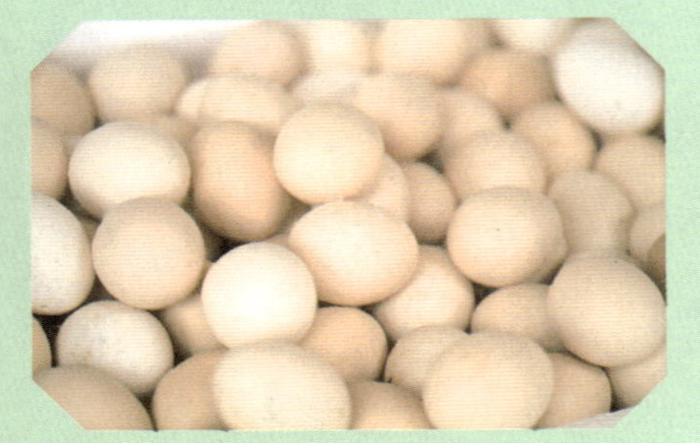

食谱举例

（1）茶叶蛋：鸡蛋10个，水煮至熟入凉水稍浸，打碎蛋壳，加入茶叶、大茴香、酱油各适量，加水大火煮沸后，用小火煮2小时。有健脾开胃作用，可供一般脾虚者食用。

（2）丝瓜蛋汤：丝瓜2根，去皮，切块；鸡蛋2个，常法烧汤。功能开胃下气，可供胃肠有热者佐餐用。

49. 鸭蛋

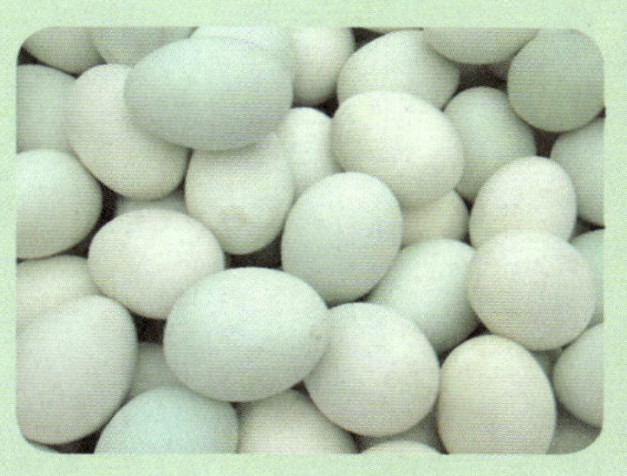

作用概述 鸭蛋味甘，性凉，归心、肺经，有滋阴清肺作用，适用于咳嗽咽干、消渴、肠燥便秘等病证患者的调养和康复。现代研究证实：与鸡蛋相比，鸭蛋中的蛋白质含量基本相当，而矿物质总量远胜鸡蛋，尤其铁、钙含量极为丰富，有利于预防贫血、促进骨骼发育。

食谱举例

（1）枸杞头炒鸭蛋：枸杞头300克，切碎；鸭蛋1个。常法烹饪。有清热养胃、理气和中作用，可供有胃热气滞见症的胃肠病患者佐餐用，有口臭便秘者更为适宜。

（2）茭白甜椒炒鸭蛋：茭白1只，切丝；甜椒1个，去瓤，切丝；鸭蛋1个。常法烹饪。有理气和中作用，可供有气滞、食滞见症的胃肠病患者佐餐用，兼见腹部胀满者更为适宜。

（3）赛“蟹粉”：鸭蛋2个；胡萝卜1个，去皮，切成末。常法烹饪。有养胃理气作用，可供萎缩性胃炎及其他有胃阴不足、胃气郁滞见症患者佐餐用。

50. 鸽蛋

作用概述 鸽蛋味甘、咸，性平，归心、肾经，有补肾益气、养心安神作用，适用于腰酸膝软、神疲乏力、心悸怔忡等病证患者的调养和康复。现代研究证实：鸽蛋主要含有优质的蛋白质、磷脂、铁、钙、维生素A、维生素B_1、维生素D等成分。

食谱举例

（1）燕窝炖鸽蛋：燕窝、水煮鸽蛋各适量。常法烹饪。有养阴益气、补脾健胃作用，可供有脾胃虚弱见症的胃肠病患者食用。

（2）鸽蛋粥：鸽蛋5~8个，水煮；粳米100克。常法煮粥。有益气养胃作用，可供有脾胃虚弱见症的胃肠病患者食用。

（3）虎皮鸽蛋：鸽蛋适量，水煮。有益气补虚作用，可供有脾胃虚弱见症的胃肠病患者佐餐用。

51. 鹌鹑蛋

作用概述 鹌鹑蛋味甘，性平，归脾、肾经，有补中益气、强筋壮骨作用。现代研究证实：鹌鹑蛋主要含有丰富的蛋白质，脑磷脂、卵磷脂等脂类，赖氨酸、胱氨酸等氨基酸，维生素A、维生素B_2、维生素B_1等多种维生素，铁、磷、钙等微量

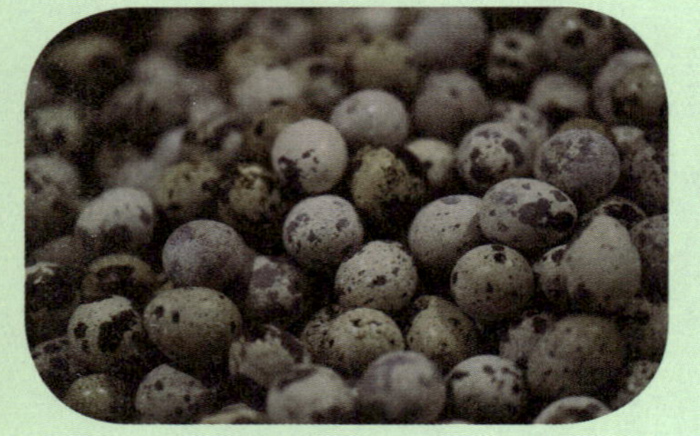

元素。

食谱举例

（1）银耳炖鹌鹑蛋： 水发银耳1小碗，水煮鹌鹑蛋10个，枸杞子少量。常法烹饪。有补中益气、养胃润燥作用，可供有肠燥见症的胃肠病患者食用，兼见便秘者更为适宜。

（2）鹌鹑蛋烧猪肉： 鹌鹑蛋（水煮）、猪五花肉（切块）各适量。常法烹饪。有健脾益气、养胃和中作用，可供有脾胃虚损见症的胃肠病患者佐餐用。

附：

1. 海带

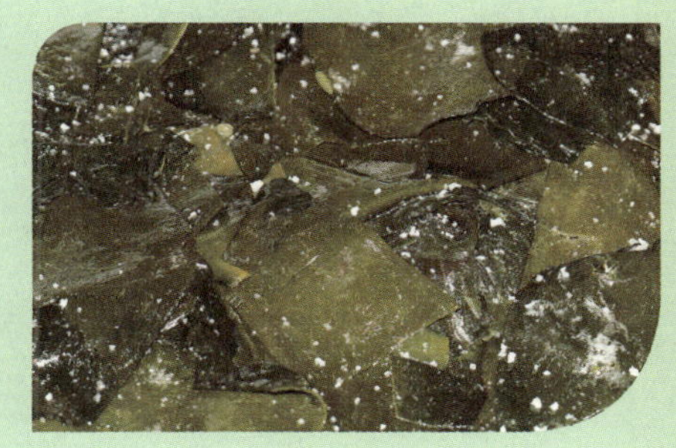

作用概述 海带味咸，性寒，归肝、脾经，有清热利水、软坚化痰作用，适用于水肿、瘿瘤、瘰疬等病证患者的调养和康复。现代研究证实：海带主要含有粗纤维、蛋白质、脂肪及丰富的碘；它的提取物有抑菌作用。

食谱举例

（1）凉拌海带： 海带适量，切段。常法凉拌；也可加入少量香菜。有清热和中作用，可供有胃热、食滞、气滞见症的胃肠病患者佐餐用。

（2）海带绿豆粥： 海带适量，切段；粳米100克，绿豆少量。常法煮粥。有清胃热、调气机作用，可供有胃热见症的胃肠病患者食用，兼见口臭便秘者更为适宜。

（3）海带排骨汤：海带、猪小排骨、嫩玉米各适量，分别切段。常法煨汤。有清胃热、益脾气的作用，可供一般胃肠病患者佐餐用。

2. 牛奶

作用概述 牛奶（正名牛乳）味甘，性微寒，归心、脾、胃经，有补虚损、益肺胃、养血、生津润燥、解毒作用，可用于治疗虚弱劳损、反胃噎膈、消渴、血虚便秘、气虚下痢、黄疸等病证患者的调养和康复。现代研究证实：牛奶含有蛋白质、脂肪、碳水化合物等营养要素，钙、磷、铁等微量元素，硫胺素、核黄素、烟酸、抗坏血酸、维生素A等多种维生素。

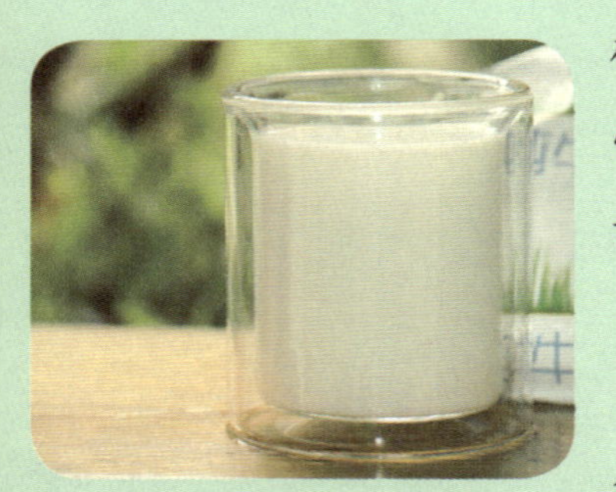

食谱举例

（1）牛奶西米露：鲜牛奶200毫升，预冷；西米1勺，常法预处理，自然冷却；木瓜1个，去皮、核，切成小块。将上述两种食材倒入杯中，调匀。有清热生津、润肠和中作用，可供有胃热肠燥见症的口干口臭、大便秘结患者饮用。

（2）牛奶赤豆饮：赤豆50克，水浸、煮烂打成泥后，倒入200毫升鲜牛奶，并加热片刻。有温中益气、养胃和中作用，可供脘腹冷痛、便秘腹胀者饮用。

（3）牛奶麦片：鲜牛奶、麦片各适量，混合调匀。有健脾养胃作用，可供胃肠疾病患者食用。

温馨提示 脾胃虚寒所致的慢性泄泻及中有冷痰积饮者慎服。

知识拓展

品种繁多的牛奶

市场上的牛奶品种大致可以分为鲜奶、酸奶和"功能"奶，其中后两者可以用鲜奶制成，也可以用奶粉制成（用奶粉制成的称为复原奶）。

鲜奶：新鲜牛奶经特殊消毒后的制品，是最为"原汁原味"的牛奶，由于其中的脂肪含量较高，如果经处理将脂肪部分或全部去除的，则称为低脂或无脂肪牛奶。饮用鲜奶时可以稍稍加热，也可在其中加入少量砂糖或蜂蜜、咖啡等。

酸奶：用牛奶经发酵而成，含有丰富的乳酸菌、味酸，有调整肠道功能、促进消化吸收作用。为了矫味改善口感，生产者有时会在其中加入水果果粒等，但实际上这种酸奶的营养作用还不如临时在原味酸奶中调入少量砂糖或蜂蜜。需要注意的是，食用酸奶不能加热，以免杀死其中的乳酸菌而降低它的作用。

"功能"奶：市售"功能"奶的品种可谓琳琅满目，如补钙的、助睡眠的、纤体的等。其实，管理部门对于"功能"奶的"功能"界定还比较模糊，消费者不必过于执着其中。

3. 燕窝

作用概述　燕窝味甘，性平，归肺、胃、肾经，有养阴润燥、益气补中、化痰止咳作用，适用于久病虚损、肺痨咳嗽、痰喘、咯血、吐血、

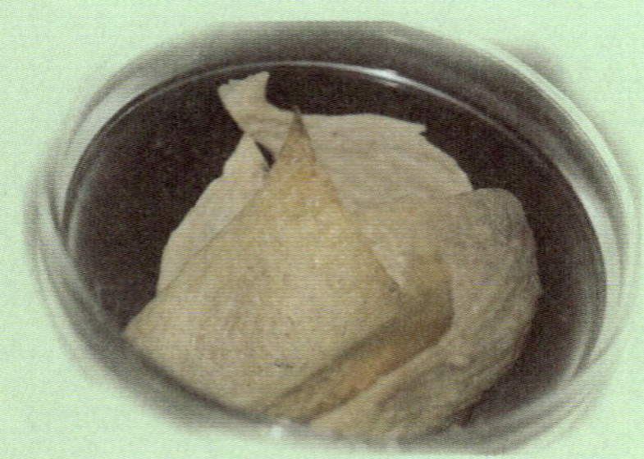

久痢、噎膈反胃、体弱遗精、小便频数等病证患者的调养和康复。现代研究证实：燕窝主要含有蛋白质、多种氨基酸、微量元素等成分；有抗病毒、抗炎等作用。

食谱举例

（1）燕窝莲子羹： 燕窝10克，蒸软；莲子、枸杞子各少量。常法烹饪。有补脾胃、益气血作用，可供有脾气虚弱见症的胃肠病患者食用。

（2）木瓜蒸燕窝： 燕窝10克；木瓜1个，去皮、核；红枣2~3枚。常法烹饪。作用和适用人群基本同燕窝莲子羹。

（3）燕窝粥： 燕窝10克，蒸软；粳米100克。常法煮粥。有健脾养胃作用，可供有脾虚见症的慢性腹泻者食用。

温馨提示 痰湿停滞、表邪未尽者慎食燕窝。

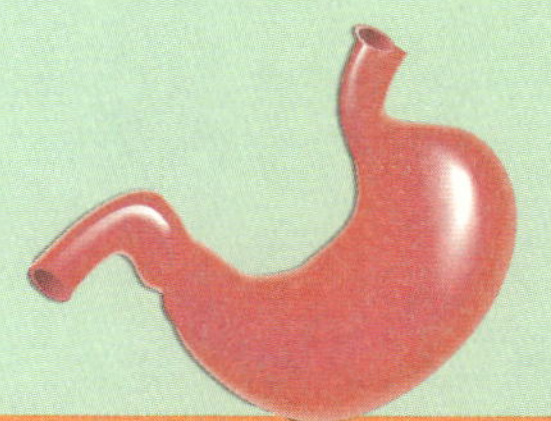

下篇：养胃“大套餐”

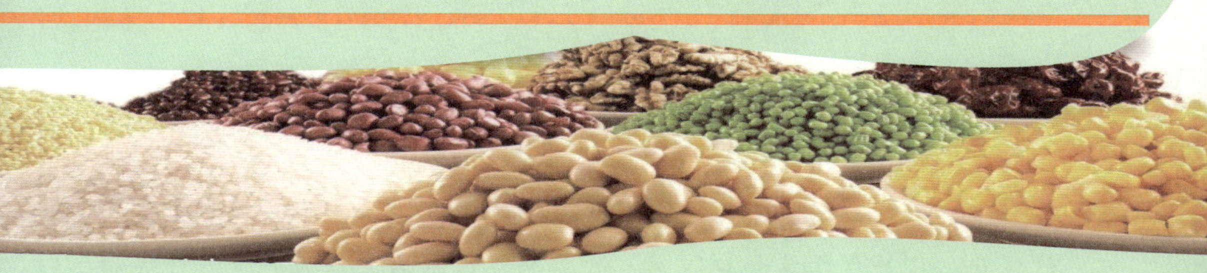

要掌握“最养胃”的“吃”法，还要对胃肠道的常见病证及其食疗、食养的方法有所了解，如：常见病证的饮食的宜忌原则、合适的食谱以及一日三餐的食物如何搭配等。

书中介绍的饮食宜忌，主要依据该病的病变机理结合食物的性味功能而定；所例举的食谱分为主食、点心、菜肴、饮料、水果，其中前四者实际是中篇“食谱举例”的延伸，大家尽可前后参阅；“主料”的选择，可参照书中提出的原则根据不同地区、不同季节的实际情况灵活掌握，食材的用量并不需要“一成不变”；烹调时的“做法”也只是提个大概，具体的制作步骤、调味品的使用等可根据各人的饮食习惯而定，或可参阅相关的专业书籍。

为了扩大大家的视野，书中对病证的中医分型作了简略“链接”，有兴趣者不妨花点时间了解一下。

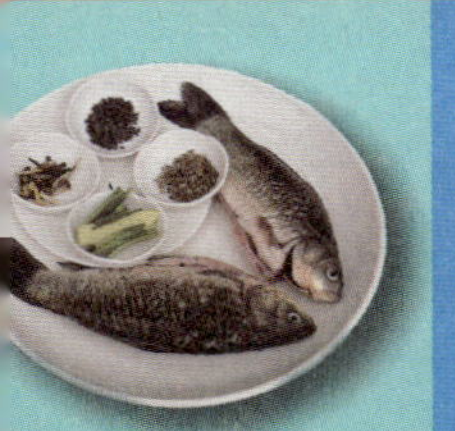
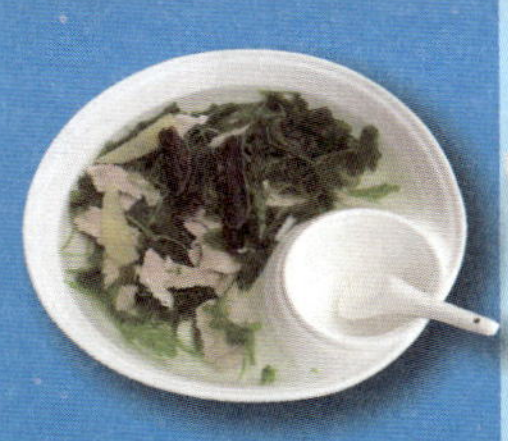
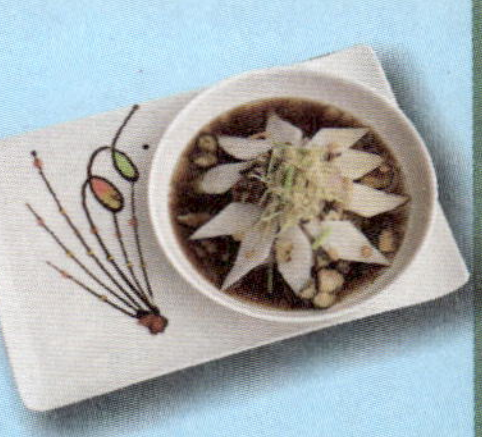
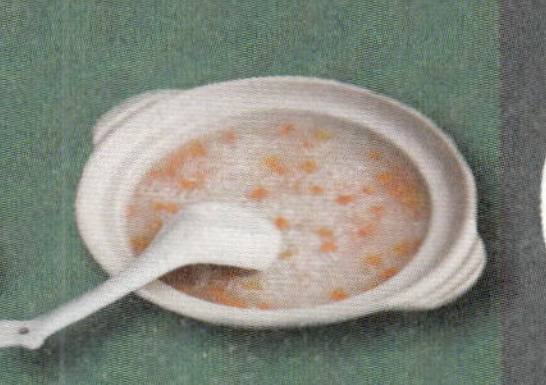
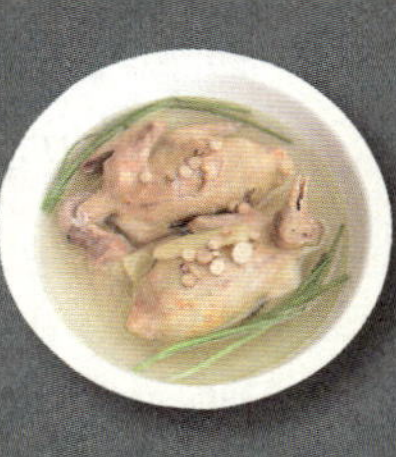

中医常常用“证”来诊断患者的病痛。新版《实用中医内科学》“脾胃系病”收入20多种不同的证。这些证的发病原因、主要表现、治疗效果及其预后有很大的差异，这里介绍的养胃“套餐”只适用于——

胃肠病常见证候食疗

一、口臭

所谓口臭，泛指由口腔散发出的各种难闻的气味。口臭是一个常见的症状，可并发于诸如口腔病、肝胆病、糖尿病、胃肠病等多种疾病中；经常食用大蒜等有特殊气味的食材、长期抽烟又不注意漱口刷牙者，有时也会出现口臭，此类情况不属于病状。以下讨论的口臭仅限于由胃肠疾病引起者。

口臭是因胃肠有热、浊气上逆于口腔而成，患者常伴有其他胃肠热证的表现，如大便秘结或泻下秽臭难闻、口苦口干、面红目赤、急躁易怒等。

【饮食宜忌】

（1）宜：以清胃肠之热、降上逆之气为基本原则，饮食以清淡而不腻为主，如芹菜、菠菜、柚子、柠檬等蔬果，及清蒸鱼、盐水虾等。

（2）忌：一忌辛辣制品，如辣椒、大葱、大蒜等；二忌过于油腻之物，如高糖、高脂肪之品，蛋白质的摄入量也要适中；三忌烟酒。

【食谱举例】

主食

1. 绿豆米仁粥

主料 绿豆10~15克，粳米50克。

做法 常法煮粥。

作用 绿豆味甘、性凉，归心、胃经，有清热解毒作用；与平性的粳米煮粥，有清肠胃之热的作用，可供口臭患者日常食用。

2. 二米饭

主料 粳米、小米按2：1~3：1的比例备料。

做法 常法煮饭。

作用 小米味甘、咸，性凉，归肾、脾、胃经，有和中益肾、除热解毒作用；与粳米煮饭，有清热毒、和胃肠的作用，可供口臭患者日常食用。

3. 芹菜粥

主料 粳米50克，芹菜少许。

做法 芹菜去根、留叶，切末。常法煮粥。

作用 芹菜清香而健胃，又因其富含纤维素而能通便；与粳米煮粥，有清热通便作用，可供兼见便秘的口臭患者日常食用。

点心

1. 草头饼

主料 糯米500克，草头（鲜品）200克。

做法 草头，切碎；糯米凉水浸泡后磨成粉。常法制作。

作用 草头学名苜蓿，性凉、清香、可口，有清火作用；与糯米粉制成饼，有清胃热、泄肠毒作用，可供口臭患者加餐用。

2. 白萝卜糕

主料 粳米、白萝卜各适量。

做法 粳米凉水浸泡后磨成粉，白萝卜去皮，切细丝并加水煮烂。常法制成糕。

作用 白萝卜性凉，长于下气、清热、助消化，又有通便的作用；与粳米成糕，有清热通便、下气降逆作用，可供兼见便秘或食滞见症的口臭患者加餐用。

3. 绿豆薏米玫瑰羹

主料 绿豆、薏米各适量，玫瑰（鲜品）2~3朵，柠檬（鲜品）2片。

做法 先将绿豆、薏米加凉水浸泡三四小时，然后常法制作。

作用 绿豆清热，薏米祛湿，两者合用有清热祛湿的作用，加玫瑰、柠檬旨在调味、增色，可供兼见气滞、湿阻见症的口臭患者加餐用。

菜肴

1. 苦瓜炒蛋

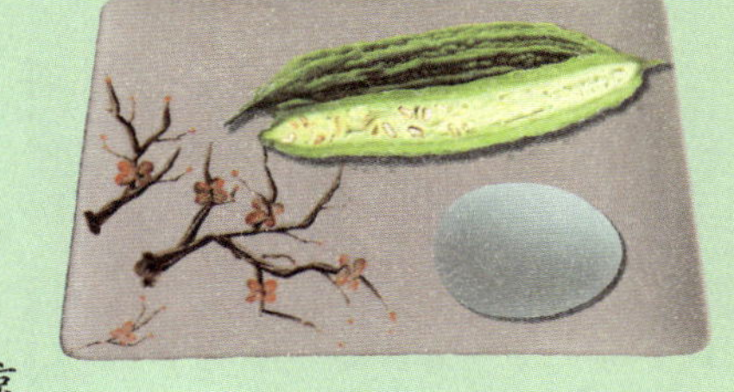

主料 苦瓜1根，鸭蛋1个。

做法 苦瓜对剖去瓤，切片。常法炒蛋。

作用 苦瓜味苦，有清热泻火作用，与凉性的鸭蛋同炒，共奏泻胃火、清肠热之效；同时，蛋还可以吸收苦瓜的苦味，使菜肴变得可口且不败胃。苦瓜炒蛋可供口臭日常患者佐餐用。

2. 马蹄肉片

主料 马蹄500克，猪腿肉50克。

做法 马蹄，切片；猪肉，切片。常法烹饪。

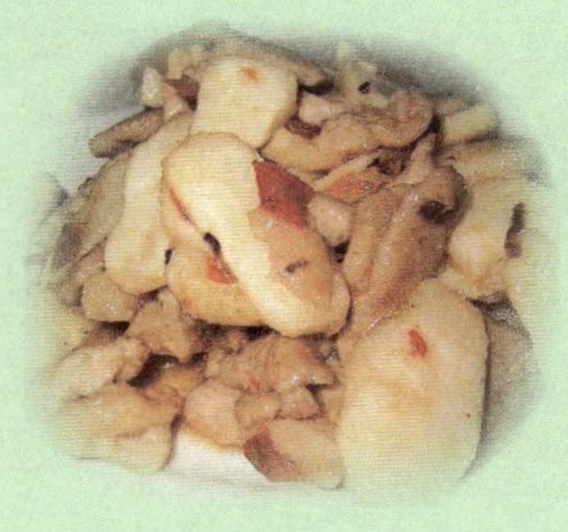

作用 马蹄学名荸荠，性寒，有清热解毒、凉血生津、通便化湿、消食除胀作用，马蹄还含有一种抗菌成分，可用于治疗便秘等疾病。马蹄与性平、补中益气的猪腿肉同炒，共奏清胃热、解肠毒之效，可供口臭患者日常佐餐用。

3. 炒三丝

主料 茭白（去壳）1只，胡萝卜（去皮）1个，鸡肉100克。

做法 以上3种食材分别切丝。常法烹饪。

作用 茭白味甘、性寒，归肝、脾、肺经，有解热毒、利二便作用，可用于治疗烦热、二便不通、目赤等病证；胡萝卜有健脾消食、安五脏作用，可用于治疗消化不良等病证；鸡肉有益气养血作用。这三种食材同炒，有和脾胃、清热毒、消食积的作用，可供口臭患者日常佐餐用。

饮料

1. 银花茶

主料与做法 金银花、茶叶（绿茶）各适量。用开水泡饮。

作用 两者均为凉性食材，配伍应用有清热解毒的作用，经常饮用可以起到调理胃肠、清新口腔的作用，可供口臭患者日常饮用。

2. 玫瑰薄荷茶

主料与做法 玫瑰、薄荷叶、茶叶（绿茶）各适量。用开水泡饮。

作用 以上3种食材均性凉，有清热作用，且又均有芳香味，经常饮用可清除患者胃肠之热、改善口臭之症，可供日常饮用。

3. 柠檬茶

主料与做法 柠檬（鲜品）2片，茶叶（以绿茶为宜）适量。用开水泡饮。

作用 与玫瑰薄荷茶相似。

水果

口臭患者选用水果以性凉为宜，若水果本身具有芳香味则更佳，如鸭梨、西瓜、草莓等都可供食用。

1. 鸭梨

鸭梨味甘、微酸，性凉，归肺、胃经，有润燥生津、清热化痰作用，可用于治疗热病津伤烦渴等病证。口臭患者食用是取其性凉而清热生津的功能特点。

2. 西瓜

西瓜味甘，性寒，归心、胃、膀胱经，有清热利尿、解暑生津作用，可用于治疗暑热烦渴、热盛津伤、口疮等病证。口臭患者食用是取其性寒而清热生津的功能特点。

3. 草莓

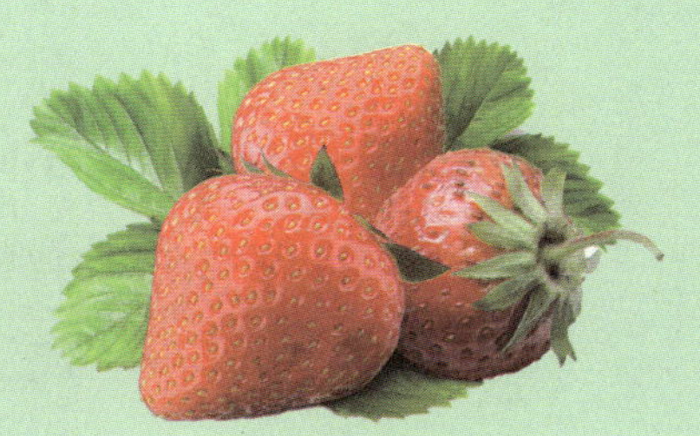

草莓味酸、甘，性凉，归肺、脾经，有清热解暑、生津止渴作用，可用于治疗多种热性病证，如风热咳嗽、咽喉肿痛、烦热口干等；口臭患者食用的原因同鸭梨。

【一日套餐举例】

（1）早餐：薏米粥、清炒空心菜、松花蛋。

（2）午餐：拌黄瓜、炒苋菜、红烧鸭腿、冬瓜小排汤、米饭或馒头。

（3）晚餐：蚝油生菜、西芹百合、清蒸鳊鱼、青菜豆腐汤、粥或米饭。

二、慢性腹泻

慢性腹泻是临床常见的一个症状，可伴发于多种慢性疾病中。这里仅指由慢性肠炎、肠功能紊乱引起的腹泻，确诊时需排除肠道、胰腺等部位的肿瘤及其他疾病引起的腹泻，必要时需作CT、纤维肠镜、腹部CT等检查。中医常将慢性腹泻分为寒湿困脾（寒湿型）、肠道湿热（湿热型）、食滞胃肠（食滞型）、肝气郁结（肝郁型）、阳气不足（阳虚型）等类型。

相关链接

不同证型慢性腹泻的主要特征

¤寒湿型：主要特点为大便稀薄或如水样，腹痛肠鸣，形寒怕冷。

¤湿热型：主要特点为腹痛即泻，泻下急迫，便色黄褐，秽臭难闻，肛门灼热，可伴有发热。

¤食滞型：主要特点为腹泻便臭如败卵，且伴有未消化食物，腹部胀痛，泻后痛减。

¤肝郁型：主要特点为腹泻伴腹痛肠鸣，泻后痛减，可伴有发热，常因情绪不良而诱发或加重。

¤阳虚型：主要特点为腹泻甚则晨起泄泻，大便中多夹有未消化食物，多因饮食不当或进食生冷而诱发或加重。

【饮食宜忌】

（1）宜：以易消化、低脂肪、低纤维素的清淡饮食为主。

（2）忌：一忌辛辣等刺激性强的、纤维素含量高的食物及生冷食物；二忌鲜牛奶；三忌烟酒。

（3）在慢性腹泻发作期间，以流质（各种汤汁）、半流质（粥、羹）饮食为主。

【食谱举例】

主食

1. 山药粳米粥

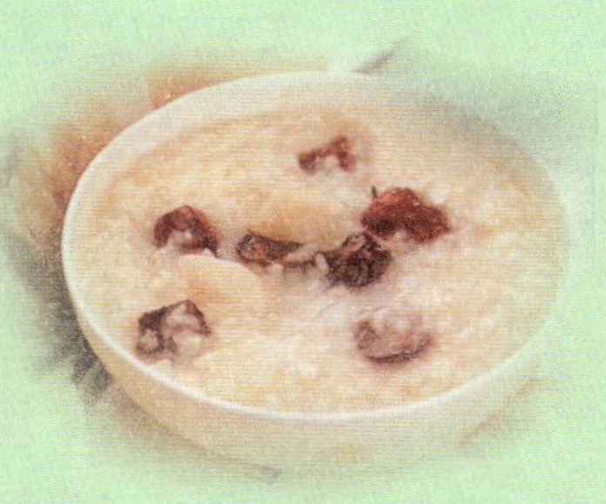

主料　新鲜山药50克，粳米50克。

做法　山药，切片，加水煮熟后，加入洗净的粳米，常规煮粥。

作用　山药味甘，性平，归肺、脾、肾经，有健脾固肾作用，是治疗脾虚泄泻的常用品；粳米味甘，性平，归脾、胃经，有补中益气、健脾和胃、止泻利作用。两味同煮，相须为用，补脾肾、益中气、治腹泻。根据饮食习惯，可酌加少许茯苓等。如果加入少量茯苓，可供阳气虚弱的慢性腹泻者食用；如果加入少量茯苓、干姜，可供寒湿困脾型患者食用；如果加少量陈皮、佛手，可供肝气郁结型患者食用。

知识拓展

相　须

相须为中医关于中药配伍的一个专门术语。它是指性能功效相类似的两种（或几种）药物一起使用，可以增强某种或几种功能，也就是增强药物的功效。食材也是这样，上面所说的山药、粳米、茯苓三者，都有补脾的作用，当三者一起煮粥时，就增强各自原有的补脾作用，起到“1+1+1＞3”的效果。

2. 芡实红枣粥

主料　芡实（干品）、糯米（或粳米）各50克，红枣3~5枚。

做法　芡实研碎。常规煮粥。

作用　芡实味甘、涩，性平，归脾、肾经，有固肾补脾止泻作用，是治疗大便泄泻的常用品；糯米味甘，性温，归脾、胃、肺经，有补中益气、健脾止泻的作用，也是煮粥的常用品；红枣味甘，性温，归脾、胃经，有补中益气、养血安神作用，可用于治疗脾虚食少、乏力便溏类病证，将其与芡实、糯米同煮，还可以使粥的味道更佳。适用人群与山药粳米粥相似。

3. 炒麦粉粥

主料　小麦粉或粳米粉。

做法　小火将麦（米）粉炒香。常法煮粥。

作用　小麦粉、粳米粉均有健脾和胃的作用，将其炒香（微焦），增强其收涩止泻的作用，适用于脾虚腹泻者食用。可依食用者的口味，适量加入红枣、芡实、茯苓等。

点心

1. 芋头莲子羹

主料 芋头100克，莲子30克。

做法 芋头，切丁；莲子加冷水浸泡洗净后，重新加水煮，煮的过程中加入芋头丁至酥烂，加少许水淀粉勾芡即成。

作用 芋头味甘、辛，性平，有益脾胃作用；莲子味甘、涩，性平，归脾、肾、心经，有健脾止泻作用。两者同煮粥，有健脾胃、止腹泻的作用，主要适合于阳气不足型腹泻患者食用。怕冷、腹痛者可酌加干姜；神疲乏力明显者可加适量生晒参。

2. 桂圆红枣羹

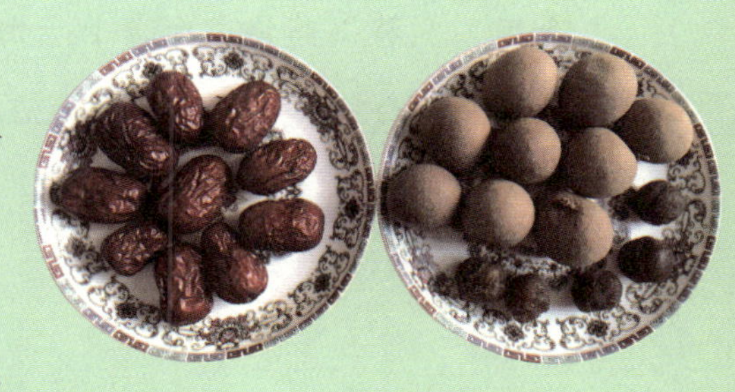

主料 桂圆（干品）、红枣各20克。

做法 桂圆去壳，红枣，入锅加水煮烂后，加适量水淀粉勾芡即成。

作用 桂圆肉味甘，性温，归心、脾经，有补心脾的作用；红枣有补中益气作用。两味同煮，取其健脾益气的作用，适合于阳气虚弱型腹泻患者食用；加少量陈皮丝，也可供肝气郁结型患者食用。但不适合肠道湿热、食滞胃肠者食用。

3. 芡实莲子糕

主料 芡实、莲子各30克，粳米粉、糯米粉各500克，另可加入30~50克红枣。

做法 芡实、莲子磨成粉，红枣去核、切碎，加入粳米、糯米粉中。常法蒸糕。

作用 与芡实红枣粥相似。

菜肴

1. 牛肉炖山药

主料 黄牛腩或牛腿肉、山药各适量。

做法 黄牛肉切块、煮熟，加入切块的山药。常法煮烂。

作用 黄牛肉味甘，性温，有补脾胃、益气血作用，可用于治疗脾胃虚弱之吐泻等病证；山药补脾益肾，是治疗脾、肾虚弱的佳品。两者同炖，相使为用，可供除湿热型腹泻外的患者佐餐用；食滞胃肠型患者如需食用，宜将山药换成白萝卜。由于慢性腹泻患者忌刺激性食物，故做牛肉炖山药（白萝卜）时，调味品应尽可能少用。

知识拓展

相　使

相使为中医关于中药配伍的一个专门术语。它是指在性能、功效方面有某种共性的药物配合应用时，以其中一种药物为主，另一种药物为辅，以提高主药物的疗效，如补气利水的黄芪与利水健脾的茯苓配合时，茯苓能提高黄芪补气利水的治疗效果。食物也是如此，如补脾和胃的牛肉与补脾益肾的山药配合时，山药能提高牛肉的补脾效果。

2. 栗子炖猪肉

主料 栗子、猪五花肉各500克。

做法 栗子去壳，猪肉切块。常法烹饪。

作用 栗子味甘、微咸，性平，归脾、肾经，有益气健脾作用，可用于治疗脾虚泄泻等病证；猪五花肉富有营养，与栗子同炖，有健脾益气、补虚强体作用，适合于湿热、食滞不明显的慢性腹泻患者佐餐用。

3. 炒双菇

主料 鲜品香菇、蘑菇各100克左右。

做法 将双菇分别切块。常规炒熟。

作用 香菇、蘑菇均为味甘、性平之品，有补气养血、健脾开胃等作用，两味相须为用，可供胃肠疾病患者佐餐用，可加少量猪肉片以增加营养；也可加少量豌豆，以丰富菜的色彩；还可依各人口味淋上少许蚝油或香油。

饮料

1. 陈皮红枣茶

主料与做法 红枣3~5枚，陈皮少许，加开水冲泡或稍煮。

作用 红枣味甘，性温，有补中益气作用；陈皮长于理气。两者合用，既补气又理气，可供肝气郁结型慢性腹泻患者饮用。

2. 山楂菊花茶

主料与做法 山楂（干品）3~5片，菊花、绿茶少许。用开水泡饮。

作用 山楂、茶叶都有消食作用；菊花既有消炎作用，又有调味作用。故山楂菊花茶适合于食滞胃肠型慢性腹泻者饮用。

3. 莲术止泻茶

主料与做法 莲子、白术各5克，红枣5枚，加水煮至莲子、白术基本软烂即可。

作用 莲子有健脾止泻作用；白术有补脾益胃、燥湿和中等作用，是治疗脾胃虚弱病证的常用中药；红枣既有补脾胃作用，又有调味作用。三者同煮，有补脾胃、止腹泻的作用，适合于脾胃虚弱、阳气不足的慢性腹泻者饮用。

水果

适合于慢性腹泻患者食用的水果，以少渣、易消化为主，如其本身具有止泻作用则更佳。苹果是慢性腹泻者的首选水果，其他如猕猴桃、柚子、新鲜山楂等也可供选择。

1. 苹果

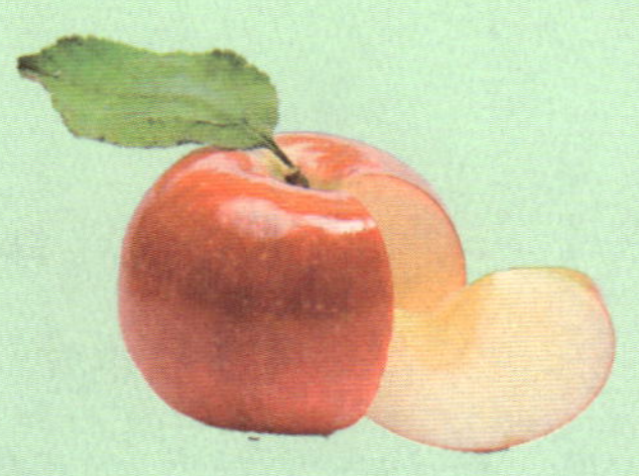

味甘、酸，性凉，有生津益胃等作用，可用于治疗脾虚泄泻、食后腹胀诸症。慢性腹泻患者食用是取其生津益胃的功能特点，故一般慢性腹泻患者均可食用且以生食为多，对于有明显脾肾虚弱者也可与山药等一起煮熟后食用。

2. 猕猴桃

味酸、甘，性寒凉，有清热和胃、助消化等作用。慢性腹泻患者食用是取其性寒凉而清热和胃、助消化的功能特点，故主要适合于肠道湿热型患者食用。

3. 柚子

味酸、甘，性凉，有消食等作用，可用于治疗饮食积滞等病证。慢性腹泻患者食用是取其性凉而消食的功能特点，主要适合于食滞胃肠型患者食用。

【一日套餐举例】

（1）早餐：扁豆糯米粥、茶叶蛋、肉松。

（2）午餐：盐水虾、清炒油菜、白菜炒肉片、西红柿鸡蛋汤、软饭。

（3）晚餐：五香牛肉、凉拌金针菇、红烧山药、青鱼豆腐汤、软饭或馒头。

三、便秘

便秘是一个症状，可发生在多种疾病的过程中，这里仅指习惯性便秘，即无其他疾病，仅出现排便间隔时间延长（二三天甚至更长时间一次）、大便干结难解。习惯性便秘的确诊需要排除肠道器质性疾病，尤其是肠道肿瘤。中医将便秘分为肠道实热（湿热型）、肠道气滞（气滞型）、阳气不足（阳虚型）、阴虚肠燥（阴虚型）等类型。

相关链接

不同证型便秘的主要特点

¤湿热型：其便秘的特点是便秘伴腹部胀满、按之作痛，口干或口臭。

¤气滞型：其便秘的特点是排便不畅、欲解不得，下腹部胀满，伴有频繁嗳气等。

¤阳虚型：其便秘的特点是排便不畅、无力努挣，挣则汗出气短，伴有神倦、怕冷或兼有小腹冷痛。

¤阴虚型：以大便干结、状如羊屎，口干、神倦等为主要特征。

【饮食宜忌】

（1）宜：多食富含纤维的粗粮、蔬菜、水果以及含油脂的坚果类食品（如松子、核桃等）；同时，应养成定时排便的习惯，并注意加强运动。

（2）忌：一忌过食精细，或只吃荤菜而不吃、少吃蔬菜、水果；二忌不定时排便及不爱运动的不良生活习惯。

知识拓展

古人论运动

流水不腐，户枢不蠹，动也。形气亦然，形不动则精不流，精不流则气郁。郁处头则为肿为风，处耳则为挶为聋，处目则为眵为盲，处鼻则为鼽为窒，处腹则为张为府，处足则为痿为蹷。

——吕不韦《吕氏春秋·尽数》

【食谱举例】

主食

1. 红薯粥

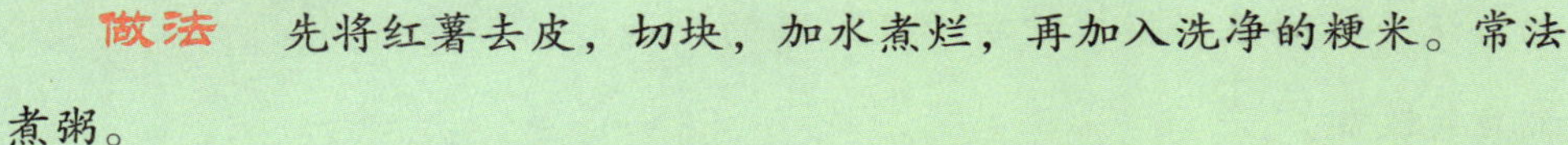

主料 红薯30克，粳米100克。

做法 先将红薯去皮，切块，加水煮烂，再加入洗净的粳米。常法煮粥。

作用 红薯含有较多的纤维素，通便作用明显。将其与粳米同煮成粥，是理想的便秘食疗方，可供便秘患者食用。

2. 玉米糊

主料 玉米粉。

做法 常法熬成糊状。

作用 玉米为典型的“杂粮”，归胃、大肠经，磨粉熬成糊有调节胃肠功能、下气通便的作用。当食用时，可依据个人口味不同加入不同的辅料，如加入青菜丝，供湿热型便秘患者食用；加入陈皮丝，供气滞型便秘患者食用。

3. 胡桃荞麦粥

主料 核桃仁（磨粉）25克，荞麦面50克，红枣3枚，蜂蜜少许。

做法 常法煮粥，再淋上蜂蜜。

作用 核桃富含油脂，是润肠通便的佳品；荞麦含有较多的纤维素，有增强肠道蠕动作用；红枣、蜂蜜既有调味作用，又有养胃润肠作用。故胡桃荞麦粥可用于各种类型便秘。气滞明显者，还可加入少许陈皮丝。

点心

1. 烤红薯

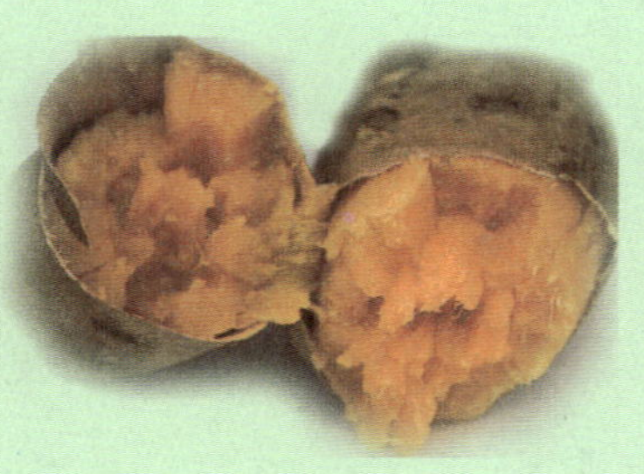

主料与做法 红薯，洗净后置微波炉大火烤（时间根据微波炉功率及红薯的大小而逐渐摸索）。

作用 红薯，又名山芋、地瓜，含有多种营养物质，有人将其称为“长寿食品”。由于它的纤维素含量很高，故有很好的通便作用，适合于各种类型便秘患者加餐用。吃法也不局限于烤，其他如红薯粥、红薯饭、红薯汤、红薯羹及蒸红薯等都可供患者选择。

2. 菠萝羹

主料 菠萝半个，水发银耳1小碗，枸杞子适量。

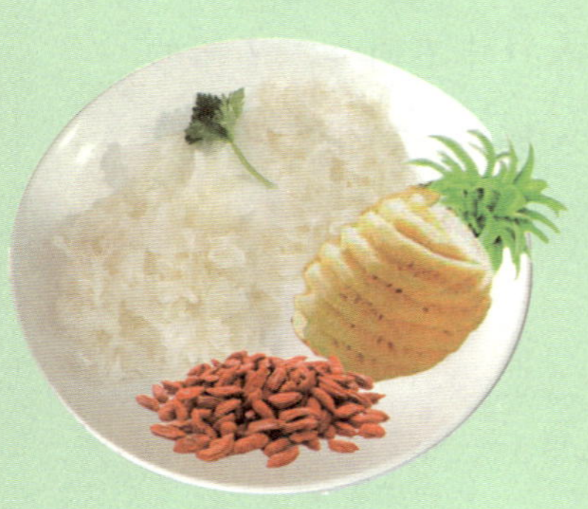

做法 菠萝去皮，切成小块备用，水发银耳加水煮烂后加入菠萝丁，稍煮后加入枸杞子或加入少量水淀粉勾芡。

作用 菠萝富含纤维素，银耳滋阴润燥，两者合用有理气润肠通便的作用；同时，又能起到补虚强身的作用，可供便秘患者加餐用。

3. 芝麻花生糊

主料 黑芝麻、花生仁、核桃仁各等量。

做法 先将芝麻、花生仁分别炒熟，再将三种食材放入食品粉碎机打碎成粉状后装入瓶内。当食用时，按需取出适量芝麻花生核桃粉，以开水冲泡成糊状，可稍加蜂蜜。

作用 芝麻、花生、核桃三者都是富含油脂的食品，有润肠通便的作用；有丰富的营养，是理想的食补品。芝麻花生糊有养阴补虚、润肠通便的作用，可供便秘患者加餐用，特别适合于虚证便秘患者。

菜肴

1. 韭菜炒蛋

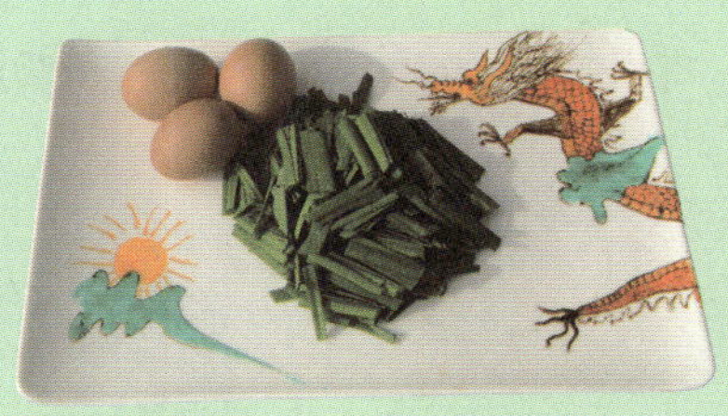

主料 韭菜250克，鸡蛋1个。

做法 韭菜洗净，切段，蛋打成糊。常法烹饪。

作用 韭菜味辛，性温，有健脾养胃、理气作用，因其富含纤维素，通便作用明显，故有“洗肠草”之称；鸡蛋营养丰富，有补益作用。韭菜炒蛋有温脾养胃、下气通便的作用，适合于阳虚型便秘患者日常佐餐用。

2. 芹菜炒豆腐干

主料 芹菜250克，豆腐干2块。

做法 芹菜切段；豆腐干切丝。常法烹饪。

作用 芹菜性凉，富含纤维素，有增强肠道蠕动、下气通便作用；

豆腐干为常见豆制品，营养丰富而可口，有人称其为“素火腿”。芹菜炒豆腐干有清热通便作用，适合于湿热型、气滞型便秘患者日常佐餐用。

3. 松子黄鱼

主料　大黄鱼1条（250克左右），松子仁20~30克，水发香菇、冬笋、豌豆、胡萝卜丁各适量。

做法　在黄鱼身打上“十”字花，下油锅炸，待稍黄后捞起。常法烹饪。

作用　黄鱼味甘，性平，有补益气血、通利五脏的作用；松子甘温，归肝、肺、大肠经，有养阴润肺、润肠通便等作用，可用于治疗肺燥咳嗽、肠燥便秘等病证；香菇等辅料富含纤维素，有利于宽肠通便。故松子黄鱼既有补虚健体的作用，又有润肠通便的作用，是便秘患者可口的菜肴。

饮料

1. 果蔬汁

主料与做法　鸭梨1个，青菜50克，苦瓜1条。鸭梨去皮、核，青菜切碎，苦瓜去瓤，置榨汁机中，加水打汁，去渣取汁，代茶频饮。

作用　鸭梨味甘、微酸，性凉，归肺、胃经，有生津润燥作用；青菜有宽肠通便作用；苦瓜味苦，性寒，有清热解毒作用。果蔬汁有生津润肠、清热通便的作用，适合于湿热型、阴虚型便秘患者饮用，饮用时可酌加蜂蜜。如能不去渣直接食用含渣的泥状水果，则效果更佳。

2. 芹菜胡萝卜饮

主料与做法 芹菜、胡萝卜各50~100克。芹菜切段；胡萝卜去皮，切丁。将两种原料置于榨汁机中，加水打汁，去渣取汁，代茶频饮。

作用 芹菜有清肠通便作用，胡萝卜有补中气、健胃消食作用。芹菜胡萝卜饮有助消化、通大便的作用，可供各种类型便秘患者饮用，饮用时可酌加蜂蜜。

3. 白萝卜汁

主料与做法 白萝卜半个（500克左右），去皮，打汁，去渣取汁，代茶频饮。

作用 白萝卜味辛、甘，性凉，归肺、胃经，有下气、消食、利尿通便等作用，常用于食积腹胀、消化不良、胃纳欠佳等病证；蜂蜜有补虚、润肠等作用。萝卜汁有清热润肠通便作用，主要适合于湿热型、阴虚型便秘患者饮用，饮用时可酌加蜂蜜。

教您一招

巧施摩腹治便秘

站、坐、卧位均可，全身放松，调匀呼吸，思想集中于腹部，双手相叠置于腹部，以顺时针方向按摩腹部，即从右下方开始，向右上方、左上方、左下方、右下方反复按摩，范围由小渐大，速度不宜过快。每天一二次，每次三五十圈。

水果

适合于便秘患者食用的水果，以纤维素含量较高者为宜，如其本身具有润肠作用则更佳。香蕉是便秘者的首选水果，其他如桃子、西瓜、菠萝等也可供选择。

1. 香蕉

香蕉味甘，性寒，有清热解毒的作用，可用于治疗热病、便秘、痔疮等病证。便秘食用是取其性寒而清热解毒的功能特点，故主要适合湿热型、阴虚型患者食用。

2. 桃子

桃子味甘、酸，性温，归肺、大肠经，有生津润肠等作用，可用于治疗津少口渴、肠燥便秘等病证。便秘患者食用是取其生津润肠的功能特点，故尤其适合于阴虚型患者食用。

3. 菠萝

菠萝味甘、微酸、微涩，性平，有清暑解渴、消食止泻等作用。用于便秘是取其富含纤维素、有促进肠蠕动作用的功能特点，故各种类型便秘患者均可食用。

【一日套餐举例】

（1）早餐：南瓜粥、韭菜包子、炒菠菜。

（2）午餐：黄花菜烧鲫鱼、夏威夷果炒西芹、番茄甘蓝、肉丝黄豆汤、米饭或黑馒头。

（3）晚餐：葱油白萝卜丝、洋葱炒肉片、醋溜白菜、咸菜豆瓣汤、红薯饭。

四、湿阻

湿阻是指湿邪阻滞中焦，脾胃运化功能减退，并以脘腹满胀、身体困重、纳呆为主要症状的疾病，相当于西医所称的胃肠功能紊乱等疾病。中医将湿阻分为湿浊困阻、湿热中阻、暑湿内蕴、脾虚湿困等4种类型。

相关链接

不同证型湿阻的主要特征

¤湿浊困阻型：主要特点为身体困重，关节、肌肉酸痛、屈伸不利，腹胀腹泻，食欲不振。

¤湿热中阻型：主要特点为中脘痞闷、口苦口黏、渴不多饮、纳呆、四肢困重、或有低热。

¤暑湿内蕴型：主要特点为夏令胸闷纳呆、神疲倦怠、四肢困重、汗出不彻、口渴。

¤脾虚湿困型：主要特点为面色微黄、神疲乏力、四肢困重、胃纳不馨、脘腹痞胀、大便溏薄或泄泻。

【饮食宜忌】

（1）宜：宜食清淡、易消化饮食，以化湿健脾、调整胃肠功能为基本原则。

（2）忌：忌食生冷、油腻甘肥之品。

【食谱举例】

主食

1. 丝瓜粥

主料 丝瓜1根，粳米100克。

做法 丝瓜切块，稍煸炒后与洗净的粳米一起煮粥（常法）。

作用 丝瓜粥有清热利湿作用可供湿热中阻、暑湿内蕴及湿浊困阻型湿阻患者食用。

2. 绿豆冬瓜粥

主料 绿豆20克，冬瓜1大块，粳米100克。

做法 绿豆加水预煮，冬瓜去皮，切成小块，有粳米一起放入锅中，常法煮粥。

作用 作用和适宜人群基本与丝瓜粥相同，但清热利湿的作用强于前者。

3. 银芽拌面

主料 绿豆芽1把，鸭蛋1个，挂面200克。

做法 挂面常法制成冷面，绿豆芽炒熟，鸭蛋打匀后用平底锅摊成薄薄的蛋皮并切丝；熟绿豆芽、蛋皮丝均匀地与冷面拌匀即成。

作用 绿豆芽，又名银芽，性寒，有清热利尿作用；鸭蛋性凉，有清补作用。银芽拌面有清热补虚作用，一般湿阻患者均可食用，兼见热证者更宜。

点心

1. 绿豆马蹄糕

主料 绿豆50克，马蹄粉（市售）适量，食糖少量。

做法 先将绿豆加水煮烂，再慢慢加入马蹄粉、食糖，直至呈固体状时，将其倒入方形玻璃饭盒内定型，冷却后切块食用。

作用 绿豆马蹄糕有清热利湿、爽口开胃作用，可供湿阻患者食用。

2. 木瓜琼脂糕

主料 木瓜2个，食用琼脂粉（市售）20克。

做法 木瓜去皮、核后用食品粉碎机打成糊，然后加琼脂粉。常法制作。

作用 木瓜琼脂糕有和胃化湿作用，各种类型湿阻患者均可食用。

3. 绿豆薏米百合汤

主料 绿豆30克，薏米20克，新鲜百合1个。

做法 绿豆、薏米一起放入锅内加水烧煮，待绿豆基本酥烂时加入百合瓣，再稍煮即可。

作用 绿豆薏米百合汤的3种食材有健脾养胃、利湿和中作用，可供湿热中阻患者食用，其他各种类型湿阻患者也可适量食用。

知识拓展

湿 邪

湿邪为6种使人生病的外来病因（风、寒、暑、湿、燥、火，合称为六淫）之一。湿邪属阴邪，性质重浊而黏腻，它常会阻滞气的运动、妨碍脾的运化，以致出现汗出不爽、四肢困倦、关节肌肉疼痛等，以及胸闷不舒、小便不利、食欲不振、大便溏泄等湿困脾胃的症状。

菜肴

1. 玉米冬瓜排骨汤

主料 嫩玉米1个，冬瓜500克，猪小排骨500克。

做法 先将嫩玉米切段，冬瓜去皮、瓤后切块，猪小排骨切小块后焯水；再将猪小排骨放入锅内加水煨汤，待其断生后加入玉米段、冬瓜块煨至熟烂。

作用 玉米、冬瓜有养胃化湿作用，猪小排骨有健脾补虚作用，玉米冬瓜排骨汤有健脾化湿作用，可供脾虚湿阻患者佐餐用。

2. 丝瓜香菇汤

主料 丝瓜2根，新鲜香菇3~4个。

做法 丝瓜切块后放在热锅中用少量油煸炒，再加水与撕开的香菇同煮。

作用 丝瓜香菇汤有和胃化湿作用，各种类型湿阻患者均可食用。

3. 苦瓜炒鸡片

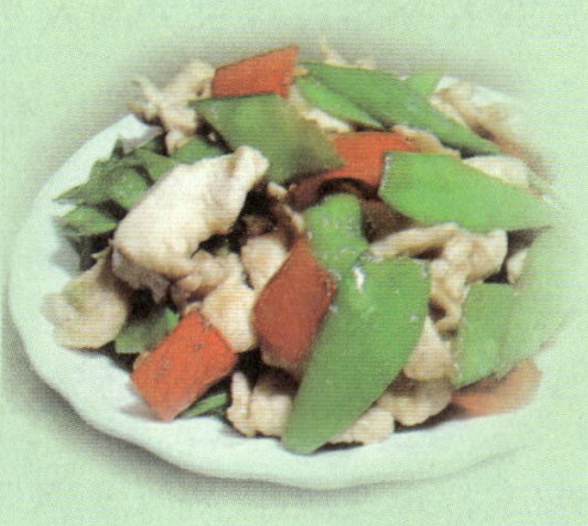

主料 苦瓜1根，鸡胸脯肉50克。

做法 苦瓜劈开，去瓤后切片，鸡胸脯肉切片。常法烹饪。

作用 苦瓜炒鸡片有清利湿热作用，可供湿热中阻患者佐餐用。

饮料

1. 藿佩茶

主料与做法 藿香、佩兰各3克，绿茶少许，用开水泡饮。

作用 藿香、佩兰都是芳香化湿中药，绿茶有清热利湿作用。藿佩茶可供长夏（黄梅）季节有湿困脾胃见症者饮用。

2. 洋参陈皮茶

主料与做法 西洋参（切片）6克，陈皮3克，绿茶少许。用开水泡饮。

作用 西洋参有清热补虚作用，陈皮有脾气和中，绿茶有清热利湿作用，洋参陈皮茶有补脾利湿作用，可供脾虚湿困患者饮用。

3. 牛奶木瓜饮

主料与做法 木瓜1~2个，牛奶200~300毫升。木瓜去皮、核，切块后放入食品粉碎机并加入牛奶。常法制作。

作用 牛奶木瓜饮有健脾养胃作用，可供湿阻患者饮用。

水果

湿阻患者选择水果应以化湿而不伤脾胃为原则，性味方面既不宜过于寒凉，以免克伐脾气；又不宜过于甘温，以免助湿化痰。马蹄、木瓜、芒果等可供选择。

1. 马蹄

马蹄味甘，性寒，归肺、胃经，有清热消食作用，特别适合于食欲减退明显的湿阻患者食用。

2. 木瓜

木瓜味酸，性温，归肝、脾、胃经，有化湿和胃作用，湿阻患者食之可谓“对号入座”。

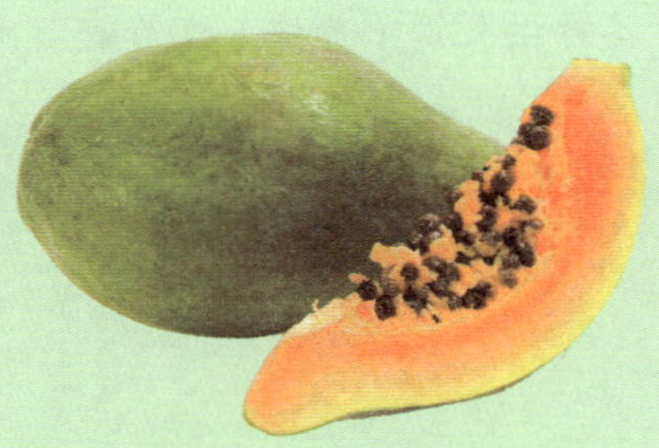

3. 芒果

芒果味甘、酸，性凉，归肺、脾经，有健脾利水、调理气机作用，主要适合于胸腹胀闷明显的湿阻患者食用。

【一日套餐举例】

（1）早餐：薏米粥或绿豆粥、清炒绿豆芽、肉松。

（2）午餐：二米饭、丝瓜炒毛豆、西芹炒百合、清蒸鲈鱼。

（3）晚餐：银芽拌面、苦瓜炒蛋、冬瓜咸肉汤。

五、疰夏

疰夏是一种发生于春夏之交的“长夏”季节的一种病证，古代专家将它定义为“春末夏初”之病。目前一般所说的疰夏是指因暑湿之气外侵、困阻脾胃，或暑热耗伤正气、脾失健运所导致的季节性疾病，以夏季倦怠嗜卧、低热、食欲减退为主要表现，各种检查基本正常，相当于西医功能性疾病的范畴。中医常将该病分为虚、实两大类型。

相关链接

不同类型疰夏的特征

¤气阴两虚型：主要特征为神疲倦怠、乏力嗜睡、眩晕多汗、心烦口渴、食欲减退、形体消瘦、舌胖有齿印。

¤暑湿困脾型：主要特征为神疲倦怠、乏力嗜睡、脘腹胀闷、食欲减退、口淡恶心、大便溏泄。

【饮食宜忌】

（1）宜：以化湿健脾为基本原则，其中气阴两虚型以益气养阴为主，兼顾化湿；暑湿困脾型以清热化湿为主，兼顾健脾。饮食以清淡、易消化为主，兼顾食物的口味、香味，一般的时令蔬果及薏米仁等五谷均为常用食品。烹饪时可适当加用一些微酸、微辣的“开胃”调料，及香菜、柠檬等具有芳香醒脾的作用的食材。

（2）忌：一忌过于腻滞的食物，如过甜、过油、过辣之品；二忌过于生冷，适当地食用一些凉拌食物，如冷面、拌黄瓜等，有增加食欲的作用，但如果过于生冷则适得其反；三忌烟酒，因烟和酒都会伤害脾胃功能。

【食谱举例】

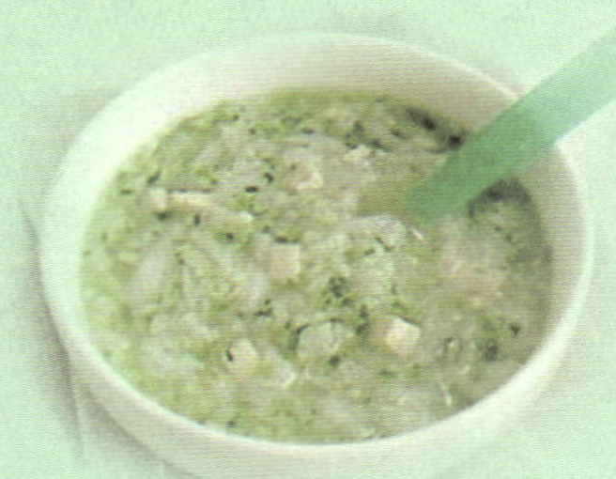

主食

1. 薏米荷叶粥

主料 薏米10~15克，新鲜荷叶适量，粳米100克。

做法 先将薏米放入锅中煮开，片刻后加入洗净的粳米。常法煮粥。新鲜荷叶洗净并用纱布包裹后放在锅中同煮。

作用 薏米长于祛湿，荷叶味苦而长于清暑热，这两种食材与粳米煮成的粥，可供湿困脾胃型疰夏患者食用。

2. 绿豆洋参粥

主料 绿豆10~15克，西洋参（切片）6克，粳米100克。

做法 先将绿豆加水煮开，西洋参片加少量水后隔水蒸；再将3种食材放入锅内，常法煮粥。

作用 绿豆有清暑热、利水湿作用，西洋参长于补气养阴，又可清热，这两种食材与粳米共同煮成的粥，有清热而不伤脾气、补而不腻作用，可供气阴两虚型疰夏患者食用。

3. 素浇冷面

主料 黄瓜、甜椒各适量，挂面100克。

做法 分别切丝，常法炒熟后备用；将挂面入沸水锅内煮熟后捞入预先准备好的冷开水中过水装盘，再加入炒熟的黄瓜、甜椒丝拌匀即成。

作用 素浇冷面有去湿作用、开胃、增加食欲的作用，一般疰夏患者均可食用。

点心

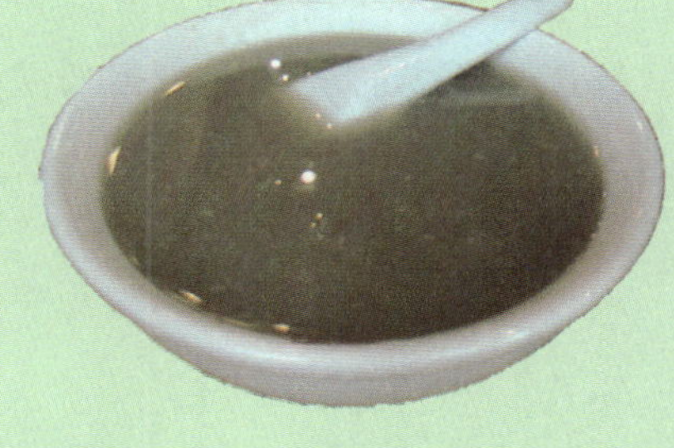

1. 绿豆沙

主料 绿豆100克，莲子（不去心）50克，蜂蜜少量。

做法 先将绿豆、莲子用凉水浸泡二三个小时，然后放入锅中加水煮开至酥烂，最后加入蜂蜜。

作用 绿豆沙有健脾化湿作用，可供气阴两虚型疰夏患者食用，暑湿困脾者也可适当食用。

2. 百合银耳羹

主料 新鲜百合1个，水发银耳1小碗，枸杞子1调羹，冰糖少量。

做法 百合分瓣备用；水发银耳加水烧煮，将烂时加入百合瓣、枸杞子、冰糖。

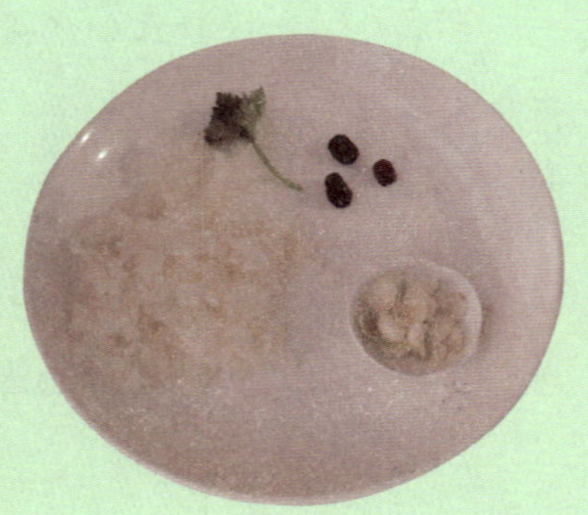

作用 百合性寒而清热、银耳性平而养胃，两者同煮有养胃清热作用。加入红色的枸杞子（调色）和冰糖（增味），加强开胃作用，可供以食欲减退为主要表现的疰夏患者食用。

3. 香煎藕盒

主料 莲藕1只，猪腿肉50克，面粉适量。

做法 莲藕切成厚薄适中的片，猪腿肉切成末后涂在藕片的两面，再用面粉糊“涂封”，最后用少量食用油煎熟。

作用 这道点心香味扑鼻，有养胃和中、增进食欲的作用，可以增强疰夏患者的食欲，但因油煎食品容易助湿生痰，所以只可偶尔食用。

菜肴

1. 冬瓜火腿汤

主料 冬瓜500克，火腿片、扁尖各少量。

做法 冬瓜去皮、瓤后切片，扁尖切丝，然后将3种食材同时放入锅中，常法煮汤。

作用 这道菜有健脾利湿、和中开胃作用，一般疰夏患者均可食用。湿重而胸闷呕恶明显者，可以不用火腿；脾虚而乏力、腹泻明显者，可以少用或不用扁尖。

2. 清炒莲藕

主料 莲藕半只，红甜椒半个，小葱三四根。

做法 莲藕切成薄片，甜椒去瓤切成细丝，小葱切成末。

作用 莲藕色白、性寒，有清热作用；甜椒色红、味辛，有开胃消食作用；两者同炒有清热开胃作用，加上青色的葱末使这道菜色香味俱全，一般疰夏患者均可食用，偏于暑湿困脾者更宜。

3. 丝瓜炒鸭蛋

主料 丝瓜3根，鸭蛋1个。

做法 丝瓜切块；鸭蛋打匀。常法烹饪。

作用 丝瓜、鸭蛋均为凉性食品，相须为用，有清热解暑、祛湿除烦作用，一般疰夏患者均可食用，偏于气阴虚者可加入少量虾米，偏于暑湿者可用以毛豆代替鸭蛋。

饮料

1. 百合绿豆汤

主料与做法 百合1个，分瓣后备用；绿豆100克，水浸后煮烂，烧煮的过程中加入百合瓣和少量蜂蜜。自然冷却后食用。

作用 百合绿豆均为凉性食品，有清热养胃和清热利水的作用，两者同煮，凉食更有清热利水、和中开胃作用，一般疰夏患者均可食用，暑湿困脾者更宜。

2. 菊花茶

主料与做法 白菊花、藿香各3克，绿茶适量，用开水冲泡。

作用 上述3种食材均为清凉之品，白菊花有健脾和胃作用，藿香有芳香化湿作用，绿茶有提神解乏作用，共同泡饮有健脾提神、和胃化湿作用，一般疰夏患者均可饮用，暑湿困脾者更宜。

3. 柠檬黄瓜汁

主料与做法 柠檬半个，黄瓜1根，苹果1个。柠檬剖开，去核，切片；黄瓜切片；苹果去皮、核，切片。将3种食材片加入榨汁机中榨汁。

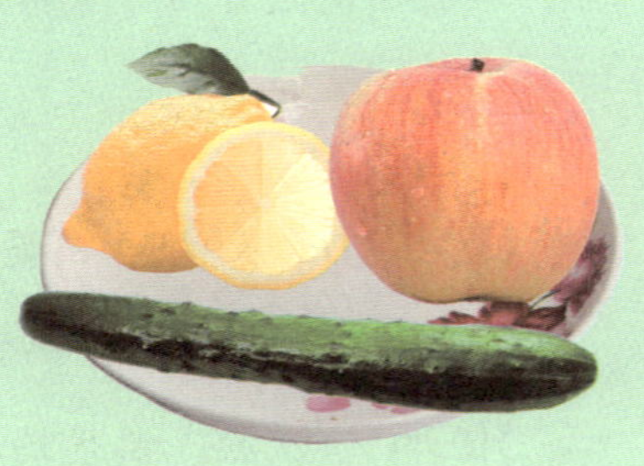

作用 柠檬黄瓜汁有健脾开胃作用，可供以食欲减退为主要表现的疰夏患者饮用。（注：为防止果汁的变质，这种饮料应该现榨现饮。）

水果

夏令季节水果品种繁多，疰夏患者选择水果的基本原则是：性凉爽口，既不过于苦寒，又不过于甜腻，以满足易消化、不伤胃的要求。西瓜、杨梅、甜瓜等均可适量食用。

1. 西瓜

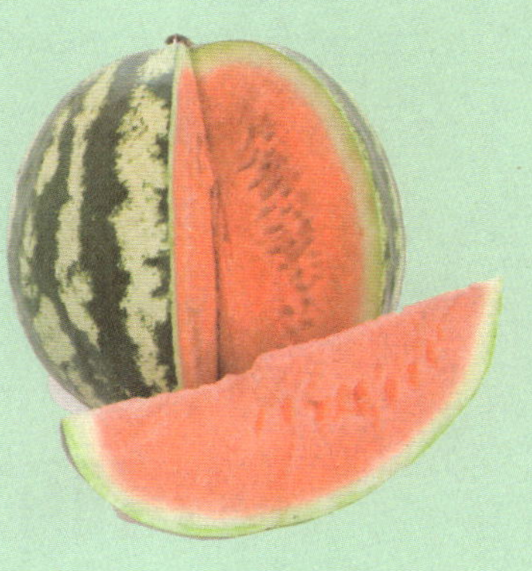

西瓜为夏季当令水果，有清热利湿作用，一般疰夏患者均可食用。

2. 杨梅

杨梅味甘、酸，有和胃消食作用，可供暑湿困脾所致的烦闷、吐泻患者食用。

3. 甜瓜

甜瓜味甘，性寒，有清热解暑、除烦等作用，可供疰夏所致的胸膈满闷不舒、食欲不振者食用。

【一日套餐举例】

（1）早餐：绿豆粥、花卷、咸菜炒毛豆、咸鸭蛋。

（2）午餐：清炒米苋、清炒虾仁、冬瓜扁尖汤、米饭。

（3）晚餐：苦瓜炒咸肉片、糖醋鱼片、素浇冷面。

本书上篇介绍多种胃肠道的疾病，但实际上胃肠道的疾病远远不止这些，其中有的属于功能性疾病，有的属于器质性疾病；有的适合于食疗，有的适合于药物治疗。以下介绍的这些“套餐”仅适用于部分——

胃肠道常见疾病食疗

一、急性胃炎

急性胃炎是指由各种原因引起的胃黏膜急性炎症性疾病，其常见原因有食用被细菌等病原性微生物污染的食品、大量饮酒、服用刺激性强的药物。中医将急性胃炎归入“胃瘅”范畴，并将其分为寒凝气滞（寒凝）、饮食积滞（食滞）、肝气郁结（肝郁）、瘀血阻络（血瘀）等4种类型。

相关链接

急性胃炎的证型特点

¤寒凝型：主要特点为胃痛暴作、疼痛剧烈、得热痛减、畏寒怕冷。

¤食滞型：主要特点为胃脘胀满、疼痛拒按、嗳腐吞酸或呕吐、不思饮食、大便不爽。

¤肝郁型：主要特点为胃脘胀痛、痛处不定、痛连两胁、胸闷嗳气善叹息。

¤血瘀型：主要特点为胃痛剧烈如针刺、似刀割，痛处固定、拒按或兼呕血、黑便。

【饮食宜忌】

（1）宜：一宜清淡、易消化食品，尽可能选择有去除病因和保护胃黏膜作用的食物；二宜少食多餐。

（2）忌：一忌烟酒；二忌油腻；三忌生冷、硬食。

【食谱举例】

主食

1. 山楂陈皮粥

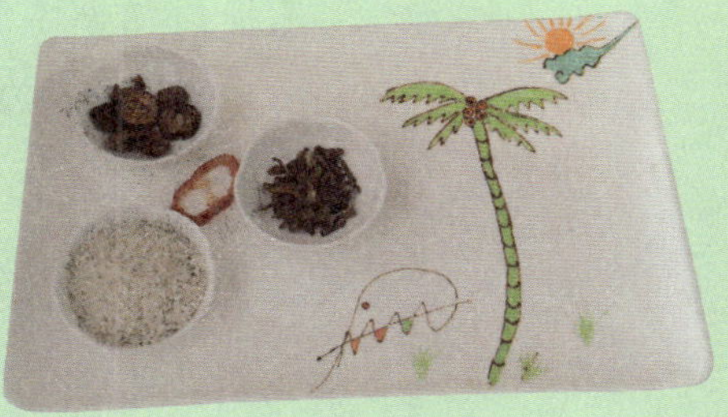

主料 山楂、陈皮各3克，粳米100克。

做法 山楂、陈皮用纱布包裹，与粳米一起放入锅中。常法煮粥。

作用 山楂是消食“明星”，陈皮是理气“大将”，与粳米煮成的山楂陈皮粥，有理气健脾、消食和胃作用，可供肝郁、食滞型急性胃炎患者食用。

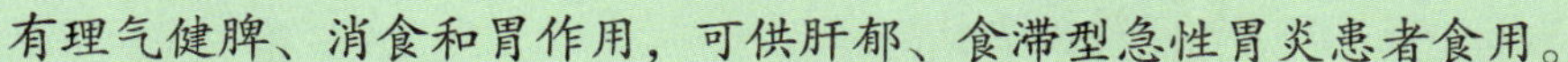

2. 生姜粥

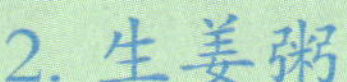

主料 生姜（鲜品）30克，粳米100克。

做法 生姜切片，与洗净的粳米一起放入锅中。常法煮粥。

作用 生姜有温中止呕作用，生姜粥可供寒凝型和呕吐较为明显的食滞型急性胃炎患者食用。

3. 木耳山楂粥

主料 山楂（鲜品）2个，水发木耳1调羹，粳米100克。

做法 将3种食材分别放入锅中，常法煮粥。

作用 消食健胃的山楂、利湿散瘀的木耳与粳米煮粥，有养胃散瘀作用，可供血瘀型急性胃炎患者食用，食滞型患者也可少量食用。

点心

1. 枸杞头蛋饼

主料 枸杞头50克，鸭蛋2个，面粉200克。

做法 先将枸杞头焯水，切碎；鸭蛋打匀；再将枸杞头、鸭蛋与面粉拌匀，并加入适量凉水。常法烙饼。

作用 枸杞头、鸭蛋都是凉性食品，与面粉烙饼，有清热养胃作用，可供除寒凝型外的其他急性胃炎患者加餐用。

2. 芒果藕粉羹

主料 芒果1~2个，藕粉适量。

做法 先将藕粉加入少量凉水调成糊状，芒果去皮、核，切块；锅中放入芒果块加水烧煮，边烧边调入藕粉糊。

作用 现代研究证实：芒果有抗菌消炎作用，藕粉有保护胃黏膜作用，两者制成羹，有消炎养胃作用，可供急性胃炎患者加餐用。

3. 南瓜西米露

主料 南瓜1大块，西米50克。

做法　提前将西米用凉水预发备用；再将南瓜去皮，切碎，加水煮成糊状后，加入预发的西米。

作用　南瓜既能消炎止痛，又能够保护胃黏膜，西米有健脾开胃作用，南瓜西米露有健脾护胃作用，可供急性胃炎患者加餐用。

菜肴

1. 蒜苗炒豆腐干

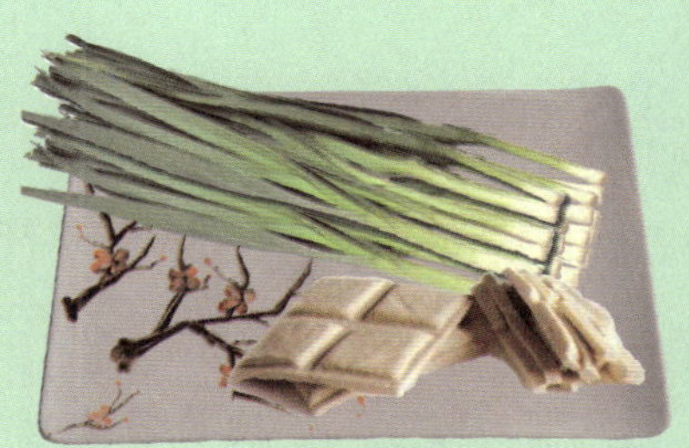

主料　蒜苗300克，豆腐干3块。

做法　蒜苗切段；豆腐干切丝。常法烹饪。

作用　蒜苗炒豆腐干有温中消炎作用，可供寒凝型急性胃炎者佐餐用。

2. 白萝卜干炒毛豆

主料　白萝卜干1调羹，毛豆1小碗。

做法　先将白萝卜干切丁，再与毛豆常法炒熟。

作用　白萝卜干炒毛豆有和中开胃作用，可供食滞、肝郁型急性胃炎者佐餐用。

3. 凉拌马兰头

主料　马兰头500克，豆腐干2块，笋嫩头50克。

做法　豆腐干、笋头切粗末；马兰头焯水后切末；再将3种食材拌匀。

作用　马兰头性凉，有清热解毒作用，豆腐干、嫩笋有理气开胃作用，凉拌马兰头有清热开胃作用，可供除寒凝型以外的急性胃炎患者佐餐用。

饮料

1. 消食饮

主料与做法 山楂、炒麦芽、炒谷芽各30克，水煮后，去渣取汁，代茶频饮。

作用 这款饮品的3种食材均为消食健胃之品，可供急性胃炎患者饮用。

2. 玫瑰花茶

主料与做法 玫瑰花5~6朵，绿茶3克，用开水泡饮。

作用 玫瑰花有理气疏肝作用，绿茶有清热利湿作用，玫瑰花茶有清肝理气作用，可供肝郁型急性胃炎患者饮用。

3. 苦瓜苹果饮

主料与做法 苦瓜1条，苹果1个。先将苦瓜劈开，去瓤，切片；苹果去皮、核，切片。再把苦瓜片、苹果片一起用榨汁机榨汁，代茶频饮。

作用 苦瓜有清热泻火作用，苹果有保护胃黏膜作用，苦瓜苹果饮可供除寒凝型以外的急性胃炎患者饮用。

水果

急性胃炎患者选用水果应以易消化、养胃和中为原则，香蕉、猕猴桃、枇杷、杨梅等均可适量选用。

1. 香蕉

香蕉为清热解毒、润肠通便之品。研究证实：成熟的香蕉有较好的胃黏膜保护作用，可供各种类型急性胃炎患者食用。

2. 枇杷

枇杷味甘、酸，性凉，有下气、止呕吐、助消化作用，除寒凝型外的其他急性胃炎患者均可食用，兼见呕吐者更宜。

3. 杨梅

杨梅有和胃消食作用，对吐泻有一定的治疗作用，除寒凝型外的其他急性胃炎患者均可食用，兼见吐泻者更宜。

【一日三餐举例】

（1）早餐：薏米绿豆粥、咸菜毛豆、枸杞头蛋饼。

（2）午餐：白萝卜丝粥、蒜苗炒豆干、糖醋大蒜、芒果藕粉露。

（3）晚餐：西米苹果粥、凉拌绿豆芽、蒜泥生菜、草头饼。

二、慢性胃炎

本病以胃部不适为特征，但症状多缺乏特异性，如饱胀，嗳气，恶心，程度不一、规律不明的上腹部疼痛等。慢性胃炎可分为慢性浅表性胃炎和慢性萎缩性胃炎两类，胃镜检查可予确诊，X线摄片检查也可用于诊断。中医将本病分为肝胃不和、脾胃湿热、脾胃气虚、脾胃虚寒、胃阴亏虚、气滞血瘀6种类型，食疗时可简化为肝郁、血瘀、湿热、阳虚、阴虚5种类型。

相关链接

慢性胃炎不同证型的主要特征

¤肝郁型：主要特点为腹部胀痛、嗳气频作，常因情绪不佳而诱发或加重。

¤血瘀型：主要特点为上腹部疼痛，痛处固定、拒按，日久不愈。

¤湿热型：主要特点为上腹部灼热胀痛且痞闷、口苦、口臭。

¤阳虚型：主要特点为上腹部隐隐作痛、进食温热食物后稍减，有时可伴有腹泻。

¤阴虚型：主要特点为上腹部疼痛、口干、便秘。

【饮食宜忌】

（1）宜：一宜营养适当、少纤维、易消化、少刺激的食品；二宜规律饮食，慢性萎缩性胃炎患者宜适当食用一些酸味食品。

（2）忌：一忌辛辣等刺激性食物及油煎等不利于消化的食品；二忌烟酒、咖啡、浓茶；三忌暴饮暴食。

【食谱举例】

主食

1. 扁豆粥

主料 白扁豆15克，粳米50克，青菜适量。

做法 先将白扁豆加水烧煮，然后加入洗净的粳米。常法煮粥，将熟时加入青菜丝。

作用 扁豆性温，能健脾除湿；粳米性平，能健脾和胃、补中益气；青菜性寒凉，能清热宽肠。扁豆粥有健脾养胃、清热和中的作用，可供湿热型慢性胃炎患者食用。

2. 茯苓粥

主料 茯苓10克，粳米50克，红枣3~5枚。

做法 茯苓以纱布（食用时去之）包裹，常法煮粥。

作用 这3种食材均有健脾和胃的作用，适合于阳虚型慢性胃炎患者食用，气滞型、血瘀型患者也可少量食用。

3. 马蹄粥

主料 马蹄（鲜品）100克，粳米50克。

做法 马蹄切丁，与洗净的粳米常法煮粥。

作用 马蹄性寒凉，能清热解毒；粳米性平，能健脾和胃。马蹄粥有清胃热、益脾气

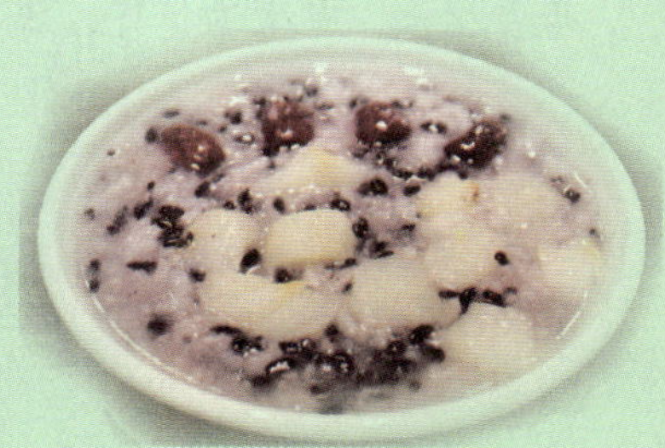

的作用，适合于湿热型慢性胃炎患者食用，气滞型、血瘀型、阴虚型患者也可少量食用。

点心

1. 花生米糊

主料 花生仁、粳米、黄豆各等量。

做法 先将3种食材用凉水浸泡1夜，倒入豆浆机并按标示加水，用“米糊”功能加工即可。

作用 花生仁有保护胃黏膜的作用，粳米有健脾和胃作用，黄豆有健脾抑菌作用。由3种食材制成的花生米糊有健脾养胃、和中抑菌作用，可供各种类型慢性胃炎患者食用。由于黄豆会产气，如食用后有腹胀不适者，可减少或不用黄豆。

2. 牛奶藕粉糊

主料 鲜牛奶250毫升，藕粉适量。

做法 将藕粉置碗中，慢慢调入牛奶，使之成糊状。

作用 藕味甘、涩，性平，归肝、肺、胃经，有止血、化瘀作用；牛奶味甘，性微寒，归心、脾、胃经，有补虚损、益肺胃、生津润燥、解毒作用。两者相合，有生津护胃、解毒化瘀的作用，可供血瘀型慢性胃炎患者食用。

3. 酸奶水果羹

主料 原味酸奶200毫升，猕猴桃2~3个，水发银耳1小碗，冰糖少许。

做法 先将银耳加水煮烂（其间加入冰糖），待其自然冷却后，加入酸奶和切丁的猕猴桃，搅拌均匀。对胃无刺激的其他水果，如苹果、鸭梨等也可适量加入。

作用 酸奶既有调节肠胃功能的作用，又有保护胃黏膜的作用；银耳、猕猴桃都有养阴、护胃的作用。酸奶水果羹有养阴润肠、护胃调中的作用，可供阴虚型慢性胃炎患者食用。

菜肴

1. 肉末茄子

主料 茄子500克，猪腿肉30~50克。

做法 茄子切块；猪腿肉，切成末。常法烹饪，但不宜加入辣椒或其他辣味调料，以免损伤胃黏膜。

作用 茄子味甘，性凉，归胃、肠经，有清热解毒、宽肠调中的作用；猪腿肉性平，有补虚作用。肉末茄子有补脾气和清胃热作用，可供阴虚型慢性胃炎患者佐餐用。

2. 山药鸡汤

主料 山药（鲜品）500克，母鸡肉1 000克。

做法 先将母鸡肉切块，常法煨汤，待母鸡肉熟而未烂时加入切块的山药，继续煨至母鸡肉、山药酥烂。

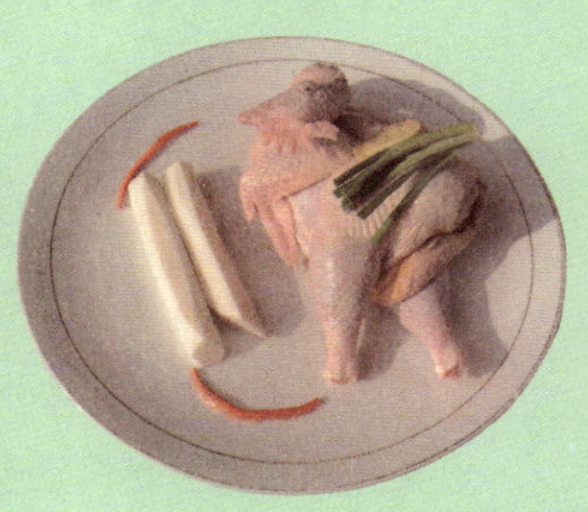

作用 山药是健脾益肾之佳品。现代研究证实：山药对胃黏膜有保护作用；母鸡肉鲜美而长于补脾胃。这款汤可供各种类型慢性胃炎患者佐餐用，对阳虚者尤为适合。

3. 陈皮牛肉

主料 牛腱肉500克，陈皮5~10克。

做法 牛腱肉切开，加陈皮及其他调料，常法烹饪。

作用 牛腱肉能温补脾胃，是胃病患者很好的营养品；陈皮能理气和胃。两者同煮，有温中健脾、理气和胃作用，可供慢性胃炎患者佐餐用，对阳虚型、气滞型患者尤为适宜。

饮料

1. 养胃茶

主料与做法 橘皮9克，红枣5枚，绿茶少许。用开水泡饮，或先将橘皮、红枣水煮，然后加入茶叶。

作用 橘皮即陈皮，有理气作用；红枣有养胃调味作用；少量绿茶有和胃作用。橘枣养胃茶有和胃理气作用，可供气滞型慢性胃炎者饮用。

2. 山药红枣汤

主料与做法 山药（干品）9克，红枣5枚。先将山药用凉水浸泡一二个小时，然后与红枣同煮，代茶频饮。

作用 山药能补益脾肾，红枣能健脾和胃。山药红枣汤有补脾养胃益肾作用，可供阳虚型慢性胃炎患者饮用；如有腹胀明显者，可加少量陈皮以理气和胃。

3. 茉莉麦冬茶

主料与做法 麦冬9克，茉莉花、绿茶各少许。先将麦冬水煎，然后加入茉莉花和绿茶。

作用 麦冬味甘、微苦，性微寒，归心、肺、胃经，有生津养胃、清热除烦作用；茉莉花、茶叶有理气和胃作用。三者合用，有养胃阴、泻胃火、理气和中作用，可供阳虚型慢性胃炎患者饮用。

水果

慢性胃炎患者选用水果以养胃、刺激性小、易消化为基本原则。现代科研证实具有保护胃黏膜作用者更佳，如苹果、草莓、猕猴桃、香蕉等均可供选择。

1. 苹果

苹果味甘、酸，性凉，有生津益胃等作用，可用于治疗脾虚泄泻、食后腹胀诸症。慢性胃炎患者食用是取其生津益胃的功能特点，故一般患者均可食用且以生食为多，兼见胃热、腹泻者尤佳。

2. 猕猴桃

猕猴桃味酸、干，性寒凉，有清热和胃、助消化等作用。用于慢性胃炎是取其性寒凉而清热和胃、助消化的功能特点，故主要适合于湿热型、阴虚型患者食用。

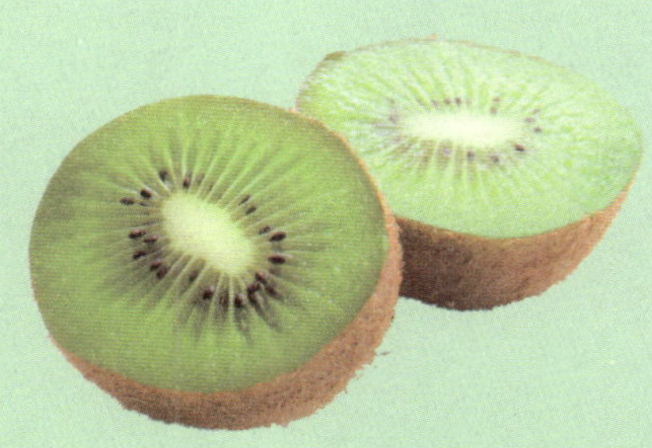

3. 香蕉

香蕉为清热解毒、润肠通便之品，现代研究证实：成熟的香蕉有较好的胃黏膜保护作用，可供各种类型慢性胃炎患者食用，兼见便秘者尤佳。

【一日套餐举例】

（1）早餐：鸡丝菜汤面、馒头、白煮鸡蛋或鸡蛋羹。

（2）午餐：清蒸鲈鱼、清炒苋菜、红烧冬瓜、肉丝豆腐汤、软饭。

（3）晚餐：油焖扁豆、香菇炒肉片、盐水虾、米粉汤或粥。

三、消化性溃疡

消化性溃疡泛指胃肠道黏膜等组织在某些情况下被胃消化液所消化而导致的溃疡，以胃、十二指肠溃疡最为多见，上腹部反复发作性疼痛是本病最具典型的症状，中医称之为胃脘痛；另外，还可有反酸、嗳气、烧心、上腹部饱胀、恶心、呕吐、食欲减退等消化不良的症状。饮食不当、情绪不良是诱发和加重本病的两大原因。中医将本病分为肝胃气滞（气滞型）、胃热炽盛（胃热型）、胃阴亏虚（阴虚型）、脾胃虚寒（阳虚型）4种类型。内窥镜、X线摄片等可以确定诊断。

相关链接

消化性溃疡不同证型的主要特征

¤气滞型：主要特点为胃脘部胀痛、嗳气则舒，常因情绪不良而诱发或加重。

¤胃热型：主要特点为胃脘部灼痛，嘈杂吐酸，口苦口渴。

¤阴虚型：主要特点为胃部隐痛，炽热不适，口干便结。

¤阳虚型：主要特点为胃痛绵绵，进食稍减，泛吐清水，大便不实。

【饮食宜忌】

（1）宜：一宜低脂肪、适量蛋白质、低膳食纤维的清淡软食；二宜规律进食；三宜细嚼慢咽。

（2）忌：一忌暴饮暴食或无端节食；二忌浓茶、咖啡和烈酒；三忌辛辣刺激之品，如辣椒、芥末、浓咖喱及醋类调味品等；四忌饮食生冷，即使夏季也应做到凉而不冷。

【食谱举例】

主食

1. 红枣糯米粥

主料 糯米50克，红枣3~5枚。

做法 常法煮粥。

作用 这两种食材均有养胃作用，煮成粥既利于消化，又增加保护胃黏膜的作用，可供溃疡病患者日常食用。

2. 赤豆软饭

主料 粳米50克，赤豆10克。

做法 先将赤豆加水煮烂，再加入洗净的粳米煮饭。（注：水的加入量应较一般煮饭稍多，以使饭质稍软。）

作用 粳米、赤豆都是养胃和中的常用品，“软”煮是为了便于消化。赤豆软饭可供溃疡病患者日常食用。

3. 鲜汤米面

主料 米面（鲜品）200克，鸡蛋1个，金针菇少许。

做法 常法烹饪。

作用 米面有养胃和中补虚的作用，鸡蛋、金针菇既能提鲜增味，又富有营养，烹调时可加入少许虾皮或精肉丝。这道主食有养胃和中、易消化的特点，可供各种类型溃疡病患者日常食用。

点心

1. 山药米羹

主料 山药（鲜品）50克，糯米25克，枸杞子少许。

做法 将糯米加水浸泡三四个小时，山药切成小块。把两者一起放入粉碎机打成糊；然后将糊倒入锅中，小火烧煮，其间加入枸杞子。

作用 山药为健脾补肾之佳品，糯米能健脾益气，枸杞子能调色，三者合而为用，有脾肾双补、益气和中作用，制成“羹剂”更利于消化吸收，可供各种类型溃疡病患者加餐用。

2. 南瓜花生羹

主料 南瓜500克，花生仁50克，糯米50克。

做法 先将南瓜去皮，切碎，花生仁炒熟，用食品粉碎机打成粗末；然后再将切碎的南瓜、糯米加水煮烂成糊状，加入花生末，搅匀。

作用 南瓜性温，归脾、胃经，主治久病气虚、脾胃虚弱，并能保护胃黏膜，促进消化；花生蛋白对肠道菌群有调节作用，可使胃痛减轻或消失，还可以使胃酸分泌减少，对胃炎、消化性溃疡有辅助疗效；糯米温养脾胃。3种食材合而为用，共奏健脾养胃、辅助胃溃疡治疗、调节肠道功能之效，可供各种类型溃疡病患者加餐用，惟热盛型患者应慎食。饮用时，可依口味加入少量蜂蜜或砂糖。

3. 银耳赤豆羹

主料 水发银耳1小碗，赤豆50克。

做法 将上述2种食材加水煮至赤豆、银耳酥烂。

作用 赤豆清热解毒、抗菌，银耳滋阴益气、养胃和中。银耳赤豆羹有清热、滋阴、养胃作用，可供胃热型、阴虚型溃疡病患者加餐用。饮用时，可依口味加入蜂蜜或冰糖。

菜肴

1. 粉皮鱼头汤

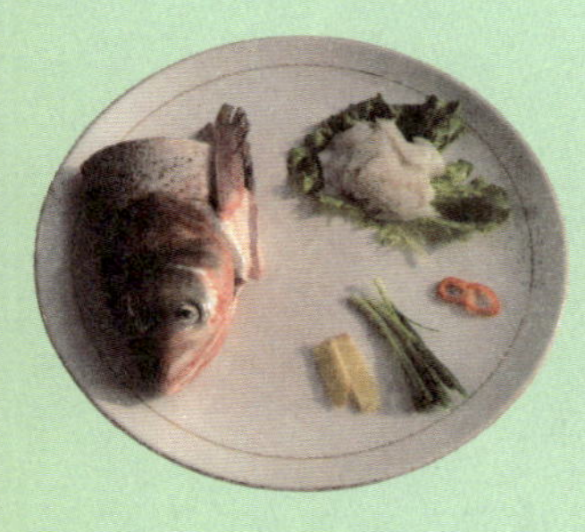

主料 鲢鱼头半个，绿豆粉皮适量。

做法 鲢鱼头用少许盐涂擦，放置片刻后与粉皮常法烹饪。

作用 鲢鱼有温中益气作用，绿豆有清凉解毒、抑菌作用，两者相反相成，既能益脾养胃又美味可口，可供各种类型溃疡病患者佐餐用。

2. 肉焖扁豆

主料 猪五花肉100克，扁豆500克。

做法 猪五花肉切块，与扁豆一起，常法焖熟。

作用 猪五花肉富有营养，是家常菜中的“上品”；扁豆味甘，性平，归脾、胃经，有健脾和中、化湿的作用。肉焖扁豆有补益脾胃、和中化湿作用，可供溃疡病患者日常佐餐用。

3. 栗子鸡块

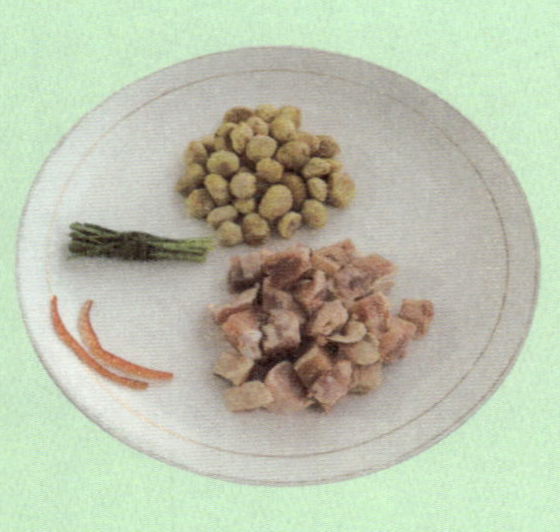

主料 栗子500克，鸡肉700克。

做法 鸡肉切块后与栗子常法烹饪，可加少量陈皮。

作用 栗子味甘、微咸，性平，归脾、肾经，有益气健脾作用；鸡肉味甘，性温，归脾、胃经，有温中益气作用；陈皮既能理气和胃，又能调味。栗子鸡块有补益脾胃作用，适用于虚寒型溃疡病患者佐餐用。

知识拓展

胃脘痛的1，2，3……

1个主要症状——反复发作性的上腹部疼痛；2大诱发因素——不良情绪和不当饮食；3种常见疾病——胃溃疡、十二指肠溃疡、慢性胃炎；4类并发症——梗阻、穿孔、出血、癌变；5项调养方法——规律生活、调摄精神、科学饮食、合理运动、劳逸结合。

饮料

1. 理气花茶

主料与做法 玫瑰花、茉莉花、陈皮、绿茶各适量，用开水泡饮。

作用 玫瑰花、茉莉花、陈皮均有理气作用，绿茶有清热和胃作用。理气花茶有理气、清热、和胃作用，可供溃疡病患者饮用，尤其适用于气滞型患者。

2. 玫瑰茶

主料与做法 玫瑰花4~6朵，袋装红茶1小包，鲜牛奶适量。先用开水泡红茶，再加入玫瑰花泡片刻后，将汤汁倒出，兑入牛奶饮用。

作用 玫瑰花有理气行血作用，少量红茶、牛奶均有养胃作用。玫瑰茶可供各种类型溃疡病患者饮用，尤其适用于气滞型患者。

3. 红枣豆浆

主料与做法 黄豆30克，红枣5枚。黄豆加水浸泡，红枣去核，常法打成豆浆。

作用 黄豆味甘，性平，归脾、胃、大肠经，有健脾消积、抑菌作用；红枣有健脾和胃作用。红枣豆浆有健脾和胃、消除食积、消毒抑菌等作用，可供各种类型溃疡病患者饮用。

水果

参照“慢性胃炎”。

【一日套餐举例】

（1）早餐：羊肉包子、豆浆。

（2）午餐：蒜泥空心菜、清蒸草鱼块、羊肉白萝卜汤、米饭。

（3）晚餐：甜椒炒猪肚、肉末炒豌豆、菌菇汤、米饭或面条。

四、反流性食管炎

反流性食管炎是由胃、十二指肠内容物反流入食管引起的食管炎症性病变，其主要病理变化为食管黏膜的破损，即食管糜烂和（或）食管溃疡。高龄、肥胖、吸烟、饮酒及精神压力大是反流性食管炎的高发人群，内镜检查是确诊该病的主要手段。中医将反流性食管炎归入“胃痛”“胸痛”“吐酸”“嘈杂”“呕吐”“噎嗝”等范畴，并常将其分为肝胃不和型（气滞型）、肝胃郁热型（郁热型）、脾胃虚寒型（虚寒型）、痰气交阻型（痰阻型）4个证型。

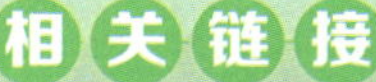

不同类型反流性食管炎的特征

¤气滞型：主要特征为因情志不遂而致胃脘胀满，两胁疼痛，嗳气频繁，泛酸呃逆，食欲不振，大便不畅。

¤郁热型：主要特征为心口有烧灼感，口苦咽干，呃逆，胃脘胀痛不舒，进食后胸骨后疼痛，大便干燥。

¤虚寒型：主要特征为每因受凉或食生冷而致胃脘隐隐作痛，泛吐酸水或清水，喜温喜按，疲乏无力，食欲不振，手足不温，大便溏泄。

¤痰阻型：主要特征为吞咽食物梗阻，喉中痰鸣，胸膈满闷，食入即吐或水饮难下，大便干结。

【饮食宜忌】

（1）宜：一宜食低脂饮食，以减少进食后反流症状的发生；二宜少食多餐，以使每餐后的胃排空时间缩短。

（2）忌：一忌酒烟，因为烟草中所含的尼古丁可降低食管下段括约肌的张力，使其处于松弛状态，加重反流；酒不仅能刺激胃酸分泌，还能使食管下段括约肌松弛，这是引起胃食管反流的原因之一。二忌晚餐过饱、餐后马上平卧。三忌糯米等不易消化的食品。

【食谱举例】

主食

1. 陈皮神曲粥

主料 陈皮、神曲各3克，粳米100克。

做法 陈皮、神曲用纱布（食用时去之）包裹后与粳米一起放入锅中，常法煮粥。

作用 陈皮、神曲都是既具有理气作用的中药，又是药食两用品，将其与粳米一起煮粥，有健脾理气作用，可供气滞型反流性食管炎患者食用。

2. 山楂玫瑰粥

主料 山楂（干品）3克或鲜品2只，玫瑰花3~4朵，粳米100克。

做法 粳米与新鲜山楂、玫瑰花一起放入锅中，常法煮粥。如果用山楂干品则煮粥时应用纱布包裹（食用时去之）。

作用 基本与陈皮神曲粥相同，兼见消化不良、脘腹胀痛者更宜。

3. 山药麦芽粥

主料 山药（鲜品）1小段，麦芽9克，粳米100克。

做法 山药切碎后与粳米、用纱布包裹（食用时去之）的麦芽一起放入锅中，常法煮粥。如无山药鲜品，可用10克山药干品替代。

作用 山药善补脾肾，麦芽有消食除满作用。山药麦芽粥有补脾肾、助消化作用，可供虚寒型反流性食管炎患者食用。

点心

1. 藕粉山楂糕

主料 藕粉、新鲜山楂各适量。

做法 先将山楂去核，常法制成山楂酱；再加入适量藕粉调匀，放入大小适中的方形玻璃或不锈钢饭盒中定型，自然冷却后切块。

作用 藕粉有调中开胃作用，与有助消化作用的山楂相配，更有清热开胃、助消化、除胀满作用，可供除虚寒型外的各种类型反流性食管炎患者食用。

2. 牛奶蛋羹

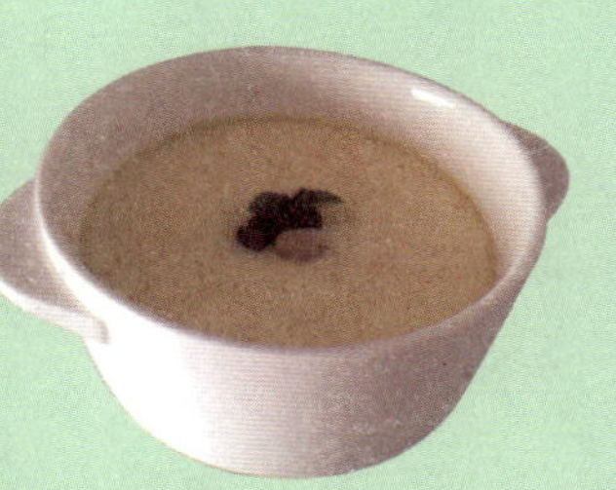

主料 牛奶200毫升左右，鸭蛋2个。

做法 将鸭蛋打入牛奶中，调匀，放入蒸箱中蒸熟；也可放在锅中隔水蒸熟。

作用 这道羹有保护食管黏膜的作用，一般反流性食管炎患者均可食用。

3. 白萝卜丝饼

主料 粳米1 000克，白萝卜300克。

做法 先将粳米用冷水浸泡三四个小时后常法磨成粉，白萝卜去皮后切丝。制作时先将白萝卜丝焯水，再将白萝卜丝和入米粉中。常法烙饼。

作用 白萝卜丝饼有健脾理气作用，可供气滞型反流性食管炎患者食用，郁热型、痰阻型患者也可适量食用。

菜肴

1. 人参猪肚汤

主料 猪肚1具，生晒人参3克，水发木耳适量。

做法 先将猪肚焯水后切片，再把肚片、生晒人参、木耳一起放入锅内同煮，直至猪肚酥烂。

作用 猪肚健脾养胃，人参益气补虚，木耳利湿。人参猪肚汤有健脾益气、养胃利湿作用，可供虚寒型反流性食管炎患者佐餐用。

2. 香菇白萝卜汤

主料 白萝卜半个，香菇3~4个，虾皮1调羹。

做法 白萝卜去皮，切丝；香菇切片；将白萝卜丝、香菇片、虾皮放入锅内。常法烹饪。

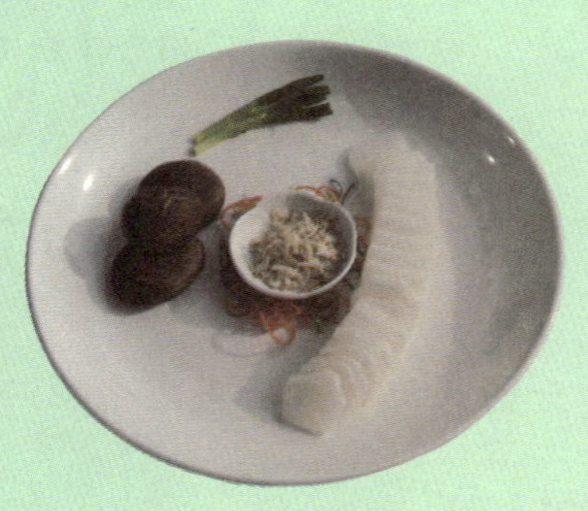

作用 白萝卜养胃消食，香菇健脾和中，虾皮增味开胃。香菇白萝卜汤有健脾开胃作用，一般反流性食管炎患者均可食用。

3. 西芹炒鸭肫

主料 西芹300克，鸭肫3个。

做法 西芹切片；鸭肫剖开，切薄片。常法烹饪。

作用 西芹有清热理气作用，鸭肫有消食助消化作用。西芹炒鸭肫有清胃热、助消化作用，可供气滞、郁热、痰阻型反流性食管炎患者佐餐用。

饮料

1. 麦芽山楂饮

主料与做法　麦芽、山楂（干品）各6克，绿茶适量，用开水冲饮。

作用　麦芽、山楂有消食理气作用，绿茶有清热和中作用。麦芽山楂饮有清热理气作用，可供气滞、郁热型反流性食管炎患者饮用，痰阻型患者也可选用。

2. 菊花陈皮茶

主料与做法　菊花、陈皮各3克，绿茶适量，用开水冲饮。

作用　菊花、绿茶有清热作用，陈皮有理气作用。菊花陈皮茶有清热理气作用，可供郁热、气滞型反流性食管炎患者饮用。

3. 黄瓜苹果饮

主料与做法　黄瓜1条，苹果1个，胡萝卜半个。黄瓜、胡萝卜分别切片，苹果去皮、核，切片，放入榨汁机内加水榨汁。

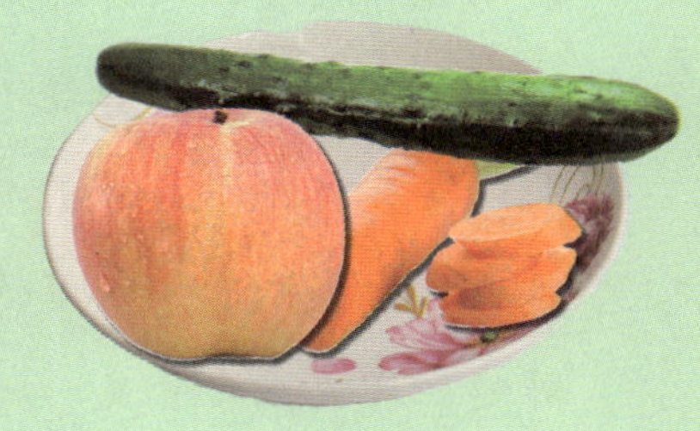

作用　黄瓜性凉，善清热；苹果对消化道黏膜有保护作用；胡萝卜生食取其下气又调色的作用。黄瓜胡萝卜饮有清热理气、和中作用，除虚寒型外的反流性食管炎患者均可饮用。

水果

可参考“慢性胃炎”选择水果的原则和品种。

【一日三餐举例】

（1）早餐：陈皮绿豆粥、卤鸭胗、牛奶蛋羹。

（2）午餐：砂仁猪肚汤、清炒生菜、清炒米苋、米饭或馒头、白萝卜丝饼。

（3）晚餐：蚝油双菇、清蒸鲤鱼、丝瓜鸡蛋汤、面条。

五、功能性消化不良

持续或反复发作的上腹疼痛或不适等消化不良症状，经生化、内镜和影像等检查，除外器质性疾病者即为功能性消化不良。简单地说，有消化不良的症状，但查不出器质性疾病者称为功能性消化不良。需要说明的是，本病的诊断应借助生化、X线、B超、内窥镜等实验室和影像学现代检查手段排除慢性活动性胃炎、消化性溃疡、胃黏膜脱垂、胃部肿瘤、反流性食管炎、肝胆胰疾病、肠易激综合征等及其他系统疾病。中医将本病分为肝郁气滞型（气滞型）、肝郁脾虚型（脾虚型）、脾虚痰湿型（痰湿型）、饮食积滞型（食滞型）、寒热错杂型（错杂型）5种类型。

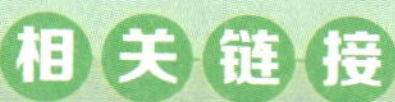

功能性消化不良不同证型的主要特征

¤气滞型：主要特点为胃脘部饱胀而痛，胸胁痞满，嗳气呃逆，烦燥易怒。

¤脾虚型：主要特点为胃脘胀痛或不适，纳少便溏，烦燥易怒，神疲乏力。

¤痰湿型：主要特点为胃脘痞满，食后腹胀，嗳气呃逆，大便溏黏，疲乏无力。

¤食滞型：主要特点为胃脘痞满，嗳腐酸臭，厌恶饮食，胃胀拒按，恶心呕吐，吐后症减，矢气臭秽。

¤错杂型：主要特点为胃痞畏寒，胃中灼热，畏寒肢冷，嘈杂反酸，心烦燥热，肠鸣便溏，遇冷加重。

知识拓展

器质性疾病和功能性疾病

器质性疾病：是指人体组织结构上有病理变化的疾病。这些病理变化一般可以通过化验、X线摄片、CT、B超、核磁共振等现代科技手段发现和跟踪。如肝炎可以通过验血。肺炎可以通过X线片、消化性溃疡可以通过胃镜、溃疡性结肠炎可以通过肠镜发现相应器官的病理变化。多数已知的疾病均为器质性疾病。

功能性疾病：是指临床表现为某一疾病所特有的症状，但运用现有的检查技术又查不出明显的器官组织结构变化的疾病。此类疾病大多与精神因素有关。如功能性消化不良就是一种功能性疾病，此病患者的各种检查均无有价值的病理变化可见。

【饮食宜忌】

（1）宜：以健脾理气为主要原则，选择易消化的软食，如馒头、糕点（不宜过甜）、面条、粥或软饭等为主。

（2）忌：一忌油腻，如大鱼大肉及油炸食品；二忌烟酒、咖啡、浓茶及过于辛辣的刺激性食品；三忌难消化食品。

【食谱举例】

主食

1. 豆蔻陈皮粥

主料 粳米50克，豆蔻、陈皮各少许。

做法 粳米洗净后常法煮粥。（注意：煮沸后加入陈皮、豆蔻。）但豆蔻含有芳香之物，不宜早入锅。

作用 豆蔻是一味常用中药，味辛，性温，归肺、脾、胃经，有化湿行气、开胃消食等作用，常用于治疗湿阻中焦引起的不思饮食、胸腹胀痛、食积不消等病证；陈皮擅长理脾胃之气。豆蔻陈皮粥长于理气和中、助消化，可供气滞型功能性消化不良患者食用，痰湿型、食滞型患者适量食用。

2. 皮蛋瘦肉粥

主料 粳米50克，皮蛋1个，猪腿肉30克。

做法 皮蛋，切丁，猪腿肉切丝。常法煮粥。

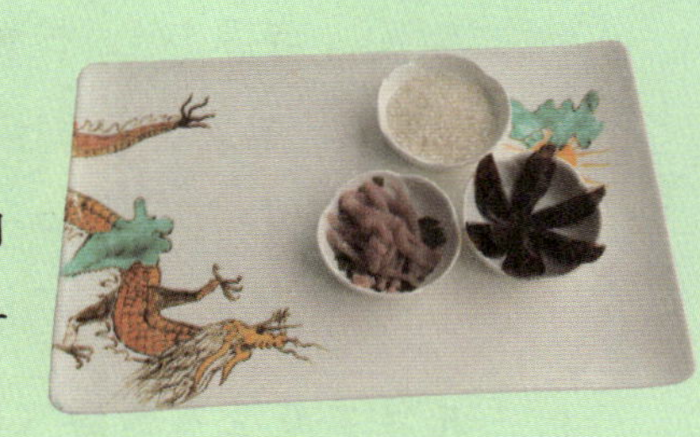

作用 皮蛋（又名“松花蛋”）、猪腿肉是补中益气、健脾养胃的食品，与粳米煮粥易于消化。可供各种类型功能性消化不良患者食用，惟皮蛋、猪腿肉均为性凉之品，脾虚腹泻者不宜多食。

3. 青菜肉丝烂糊面

主料 挂面100克，猪腿肉30~50克，青菜少许。

做法 猪腿肉、青菜切丝。常法烹饪。

作用 煮糊的面条利于消化，猪腿肉可以健脾养胃，增加营养，青菜既含有丰富的维生素C，又有调色作用。青菜肉丝烂糊面可供各种类型功能性消化不良患者食用。

点心

1. 山楂糕

主料 山楂、食用明胶各适量。

做法 常法制作。

作用 山楂是助消化的常用食品，长于消化肉食，与食用明胶配伍而成的糕，外观晶莹剔透，品之酸甜可口，可供各种类型功能性消化不良患者加餐用，但气虚型患者不宜多食。

2. 开胃苹果羹

主料 苹果1个，柠檬半个或1/3个，陈皮少许。

做法 苹果去皮、核，切块；柠檬切成小块或榨汁去渣；陈皮切成细丝。常法烹调。

作用 苹果有很好的健胃作用，柠檬有助消化作用、陈皮有理气作用。开胃苹果羹有健脾理气、和中开胃作用，可供各种类型功能性消化不良患者加餐用。

3. 柠檬饼

主料 面粉500克，柠檬（鲜品）1~2个。

做法 柠檬榨汁去渣，或切成极细丁，拌入面粉中。常法烙饼。

作用 柠檬味酸、甘，性凉，归胃、肺经，有生津和胃等作用，可用于治疗胃热伤津、食欲不振、脘腹痞胀等病证。现代研究证实：柠檬所含有的芳香挥发成分，可以起到生津开胃醒脾的作用，从而促进食物的消化。柠檬饼可供各种类型功能性消化不良患者加餐用，也可作为主食。

菜肴

1. 牛肉丝炒洋葱

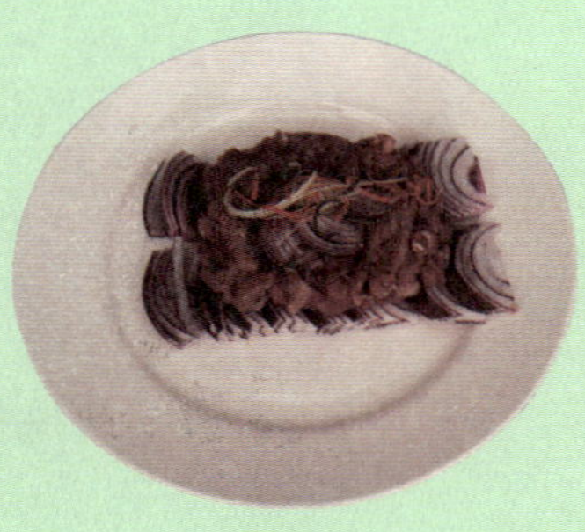

主料 牛腿肉200克，洋葱1个。

做法 牛腿肉切成细丝，洋葱切成粗丝。

常法烹饪。

作用 牛腿肉有补脾胃、益气血作用；洋葱含有葱蒜辣素，可刺激胃酸分泌，使人增进食欲。现代研究证实：洋葱能促进胃肠蠕动，从而起到开胃作用，对胃动力不足、消化不良等引起的食欲不振有明显效果。牛肉丝炒洋葱补而不腻，可供各种类型功能性消化不良患者佐餐用。

2. 龙井鱼片

主料 青鱼或草鱼200克，龙井茶适量。

做法 先将鱼去骨切片，茶叶稍加水浸泡。常法烹饪。

作用 青鱼味甘，性平，归肝经，有益气和中、化湿除痹作用，可用于胃脘痛等病证；绿茶有清凉醒胃作用，龙井茶是绿茶中的精品，色鲜味香。龙井鱼片清淡可口，既富有营养，又易消化，适合于功能性消化不良各证型患者佐餐用。

3. 陈皮虾

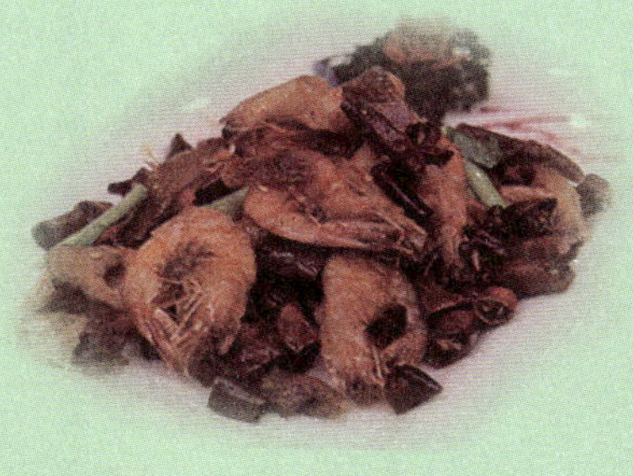

主料 新鲜罗氏沼虾或草虾200克，陈皮10克。

做法 将虾沥干水后加入陈皮。常法烹饪。

作用 虾味甘，性微温，归肝、肾经，有补肾壮阳、养血益气、开胃化痰等作用，且鲜美而富有营养；陈皮虾有补虚强体、开胃理气的作用，可供所有证型的消化不良患者食用。如加入少量普洱茶或其茶汤，则味更美、效更佳。

饮料

1. 普洱陈皮茶

主料与做法 普洱茶、陈皮各适量，用开水泡饮。

作用 普洱茶为茶中精品，有护胃、养胃、促进消化的作用；陈皮有健脾理气、化痰除湿作用。普洱陈皮茶有健脾理气、护胃除湿作用，各种类型功能性消化不良患者均可饮用。

2. 山楂茶

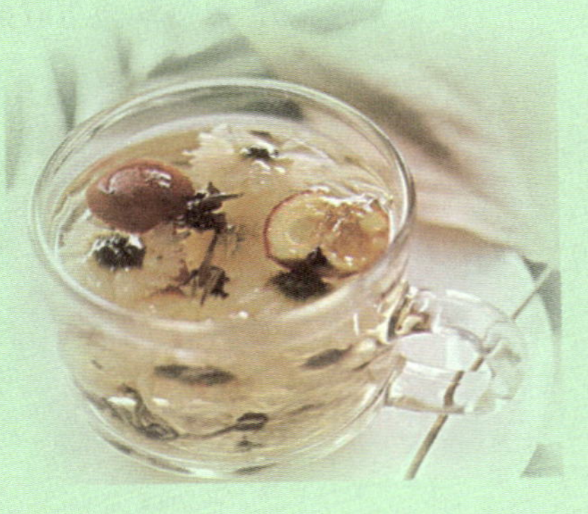

主料与做法 山楂、茶叶各适量，用开水泡饮。

作用 山楂味酸、甘，性微温，归脾、胃、肝经，有消食健胃作用，可用于治疗饮食积滞、脘腹胀痛诸证；绿茶性凉，有清热解暑、消食化痰作用。山楂茶有化痰湿、消积滞、助消化的作用，可供痰湿型、食滞型消化不良患者饮用，气滞型、错杂型患者也可适量饮用。

3. 三汁饮

主料与做法 山楂、白萝卜、甘蔗或西瓜，用量依患者的口味喜好而定。将3种食材去皮、核后，放入榨汁机内加水榨汁，取汁代茶频饮。

作用 上述食品属性多寒凉，且都有养阴生津、助消化的作用，榨汁代茶，有清胃热、养阴津、助消化作用，可供食滞型功能性消化不良患者饮用；气滞型、痰湿型患者也可适量饮用。

水果

水果中有不少品种能促进消化，可供功能性消化不良患者选用，如山楂、木瓜、柚子、橙子等。

1. 山楂

山楂味酸、甘，性微温，归脾、胃、肝经，有消食健胃等作用。现代研究证实山楂入胃后能增强消化酶的活性，从而促进肉类食品的消化。功能性消化不良患者食用山楂是取其性温而消食健脾、增强消化酶活性的功能特点。

2. 木瓜

木瓜味酸，性温，归肝、脾、胃经，有和胃化湿等作用，可用于脾胃虚弱、食欲不振、消化不良、脘腹疼痛等病证。功能性消化不良患者食用木瓜是取其性温而和胃化湿、治消化不良的功能特点。

3. 橙子

橙子味酸，性凉。古代有医家说它有降气和中、开胃健脾作用。功能性消化不良患者食用橙子正是取它的这些功能特点。

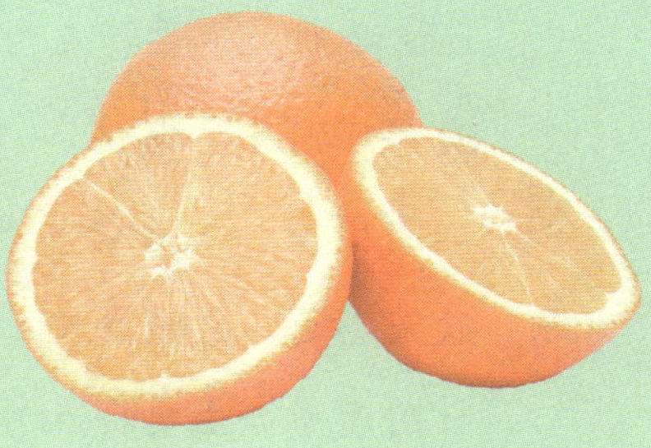

【一日套餐举例】

（1）早餐：虾仁烂糊面、牛奶。

（2）午餐：龙井虾仁、素炒三丝、丝瓜炒鸡蛋、肉末豆腐羹、米饭。

（3）晚餐：三鲜锅巴、清炒茼蒿、豆蔻蒸猪肚、小排白萝卜汤、米饭或馒头。

六、溃疡性结肠炎

溃疡性结肠炎的主要症状有腹泻、腹痛、黏液脓血便和里急后重等，且病程较长，常反复发作。纤维肠镜检查是确诊本病的主要依据。中医依据其临床表现，将本病分为湿热内蕴（湿热型）、气滞血瘀（瘀滞型）、脾肾阳虚（阳虚型）、阴血亏虚（阴虚型）4种类型。

相关链接

溃疡性结肠炎的证型特点

¤湿热型：主要特点为腹痛腹泻反复发作，大便带脓血黏液，肛门灼热，身热口苦。

¤瘀滞型：主要特点为腹胀腹痛，痛有定处且拒按，泻下脓血不爽，腹部可扪及痞块。

¤阳虚型：主要特点为久泻不愈，大便带脓血黏液或有未消化物，腹痛隐隐，喜暖喜按，平时怕冷。

¤阴虚型：主要特点为久泻不止，便下脓血，腹痛隐隐，消瘦乏力，潮热盗汗。

【饮食宜忌】

（1）宜：在发作期间以少渣、半流质为主，且应少食多餐；平时饮食以清、淡、稀、烂、易消化为原则，宜进食低脂肪、低糖、产气少食品。现代研究证实：蔬菜和水果都有保护肠道黏膜的作用，可选择含糖量低、刺激性小的蔬果食用。

（2）忌：忌生冷和刺激性食物，蛋白质（尤其是红肉）的进食量也不宜过多。

【食谱举例】

主食

1. 青菜香菇粥

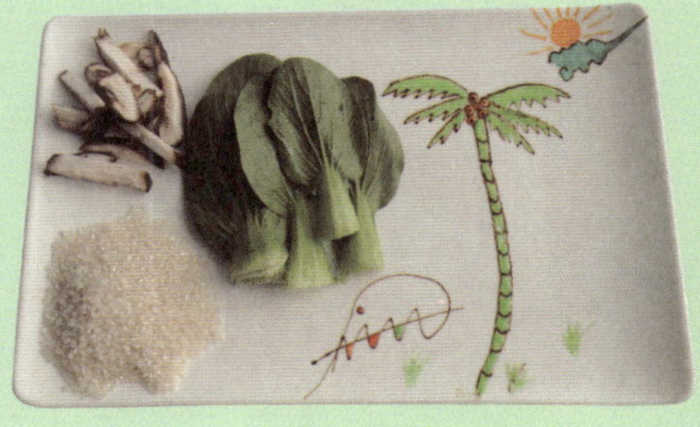

主料　粳米50克，青菜、香菇（鲜品）各适量。

做法　青菜、香菇切丝。与粳米一起常法煮粥。

作用　粳米为最常用的主食物之一，与性凉的青菜、香菇一起煮粥，有健脾气、护胃肠的作用，且香菇还有一定的抗癌和免疫调节作用，可供湿热型溃疡性结肠炎患者食用，阴虚型、瘀滞型患者也可适量食用。

2. 山药薏米粥

主料 山药（鲜品）50克，薏米即薏苡仁、茯苓各9克，粳米50克。

做法 先将米仁加水煮片刻，然后加入用纱布（食用时去之）包裹的茯苓、粳米及切成丁的山药，常法煮粥。

作用 山药、茯苓为补益脾肾的常用品，薏米有健脾利湿作用，山药薏米粥有健脾养胃、利湿宽肠的作用，可供阳虚型溃疡性结肠炎患者食用。

3. 三丝面条

主料 挂面100克，鸡胸脯肉30克，金针菇、青菜各少量。

做法 金针菇去根，鸡胸脯肉、青菜切丝。常法烹饪。

作用 鸡胸脯肉味甘，性温，归脾、胃经，善补脾胃之阳气；与性凉之小麦（挂面的原料）、金针菇、青菜同煮，成为属性平和的养胃和中饮食，适合于各种类型溃疡性结肠炎患者食用。

点心

1. 菜肉馄饨

主料 猪腿肉250克，青菜、荠菜各500克，香菇（干品）10个，鸭蛋2~3个，榨菜少许。

做法 常法剁成馅，以馄饨皮包裹。

作用 青菜、荠菜均为凉性蔬菜，有解毒宽肠的作用；猪腿肉性平，补脾胃；香菇、鸭蛋、榨菜均为调味食品，旨在增加馅的口感。菜肉馄饨有清热补虚作用，可供湿热型溃疡性结肠炎患者加餐用，阴虚型、瘀滞型患者也可适量食用。

2. 南瓜蒸红枣

主料 南瓜250克，红枣10枚。

做法 南瓜去皮，切成大块，与红枣一起蒸至酥烂。

作用 南瓜味甘，性温，归脾、胃经，有补中益气、消炎解毒等作用；红枣既有健脾胃作用，又有调味作用。两者蒸熟而食之，能补脾和胃消炎、促进消化，可供阳虚型溃疡性结肠炎患者加餐用，阴虚型、瘀滞型患者也可少量食用。

3. 山药糕

主料 山药（鲜品）、面粉各等量，砂糖适量。

做法 山药蒸熟，捣成泥状，和入面粉、砂糖。常法蒸糕。

作用 山药属性平和，有补益脾肾作用，捣成泥状后更有易消化、护胃肠作用，与常用面粉同蒸成糕，共奏健脾和胃之效，可供阳虚型溃疡性结肠炎患者加餐用，阴虚型、瘀滞型患者也可少量食用。

菜肴

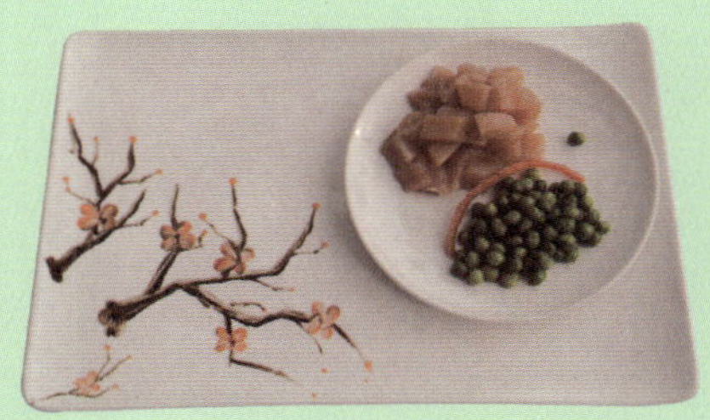

1. 豌豆炒鸡丁

主料 豌豆半小碗，鸡胸脯肉200克。

做法 鸡胸脯肉切丁，与豌豆常法烹饪。

作用 所用的食材都有补益脾胃作用，相须为用；同时，两者颜色青白分明，相得益彰，能够增强人的食欲。可供阴虚型、阳虚型溃疡性结肠炎患者佐餐用；瘀滞型患者也可少量食用。

2. 山药炒木耳

主料 山药（鲜品）200克，水发木耳半小碗。

做法 山药切片，木耳被撕成拇指大小。常法烹饪。

作用 山药长于补养又可助消化；木耳长于活血又能增强人的免疫功能。山药炒木耳有补脾肾、益胃肠、化瘀血作用，适合于瘀滞型溃疡性结肠炎患者佐餐用。为了增加菜的观感，烹饪时还可加入少量红甜椒丁。

3. 番茄炒虾仁

主料 番茄150克，虾仁200克，甜椒1个。

做法 番茄切块，甜椒切丁，虾仁剔去肠。常法烹饪。

作用 番茄有健胃消食、清热解毒的作用；虾仁味甘，性温，归肝、肾经，有补肾化瘀、解毒开胃等作用；番茄炒虾仁，有补益脾肾、清热解毒的双重作用；甜椒含有多种维生素，且色彩鲜艳，加入番茄虾仁中能使菜“色、香、味”三要素之“色”更靓丽。溃疡性结肠炎各种类型患者均可食用。

饮料

1. 枣芪饮

主料与做法 红枣3~5枚，黄芪3~6克，加水250毫升煮开，代茶频饮。

作用 枣芪饮取红枣养胃和中、黄芪健脾益气之功能，可供阳虚型溃疡性结肠炎患者饮用；如果用西洋参代替黄芪，则可供阴虚型患者饮用。

2. 苦瓜苹果饮

主料 苦瓜1根，苹果1个，蜂蜜少许。

做法 先将苦瓜、苹果去皮、核，切块，放入榨汁机内加水榨汁；再向汁内加入蜂蜜，调匀，代茶频饮。

作用 苦瓜、苹果均为寒凉食品，有清肠胃之热的作用，适合于湿热型溃疡性结肠炎患者饮用，如恐其过于寒冷而败胃，故加入少量蜂蜜以调味。

3. 木瓜马蹄白萝卜饮

主料 木瓜半个，马蹄4~6个，白萝卜100~200克。

做法 先将3种食材分别洗净，去皮（核），切碎，放入榨汁机内加水榨汁，代茶频饮。

作用 木瓜味酸，性温，归肝、脾、胃经，有舒筋活络、和胃化湿作用；荸荠味甘，性寒，归肺、胃经，有清热消食作用；白萝卜味辛、甘，性凉，能下气、消谷和中、清热。三者同打成汁，有清热理气化湿、和胃肠、助消化的作用。可供湿热型溃疡性结肠炎患者饮用，瘀滞型、阴虚型患者也可少量饮用。

水果

参照“慢性胃炎”。

【一日套餐举例】

（1）早餐：八宝粥、蒸南瓜、鸡蛋羹、馒头。

（2）午餐：红烧鸭腿、红烧山药、清炒杭白菜、冬瓜虾皮汤、米饭或粥。

（3）晚餐：盐水虾、肉末茄子、红烧素鸡、番茄冬瓜汤、软饭或馒头。

七、肠易激综合征

肠易激综合征以腹痛、腹部不适、腹泻、便秘或腹泻与便秘交替等为主要表现，饮食不当、不良情绪及过度疲劳等为其主要的诱发因素。纤维肠镜检查（有时还要同时进行活检）是确诊本病的主要手段。根据不同的临床表现，中医常把本病分为肝郁脾虚（肝郁型）、脾胃虚弱（脾虚型）、寒热夹杂（夹杂型）、阴虚肠燥（阴虚型）4种类型。

相关链接

肠易激综合征的证型特点

¤肝郁型：主要特点为腹胀腹痛、腹痛欲便、便后痛减，常因不良情绪刺激而诱发或加重。故调整情绪在本型的治疗和康复中特别重要，经常参加一些文体活动，将有利于本型患者的康复。

¤脾虚型：主要特点为腹胀腹泻、食欲不振、神疲乏力，常因饮食不当（如多食用油腻或生冷食物）而诱发或加重。故调整饮食在本

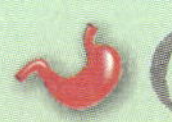

型的治疗中特别重要。

¤夹杂型：主要特点为腹痛或肠鸣腹泻，或腹泻与便秘交替出现。

¤阴虚型：便秘是本型的主要特点，常表现为排便艰难，或数天一次，便如羊屎，腹部胀痛，有时患者甚至自己可以在左下腹部摸到粪块。

【饮食宜忌】

（1）宜：一宜富营养、易消化食品；二宜增加可溶性非淀粉多糖（SNSP）含量高的食物，如燕麦、大麦、黑麦，除豆类以外的蔬菜，果实类中的杏、香蕉、樱桃、小柑橘、无花果、葡萄、柚等。

（2）忌：一忌无端节食；二忌浓茶、咖啡、刺激性与生冷食物、调味品；三忌含有乳糖、果糖等不易吸收的糖类以及在肠道产气较多的食物，如乳制品、蜂蜜、果脯、罐头、豆类及豆制品、洋葱、芹菜、花椰菜、果糖含量高的水果。

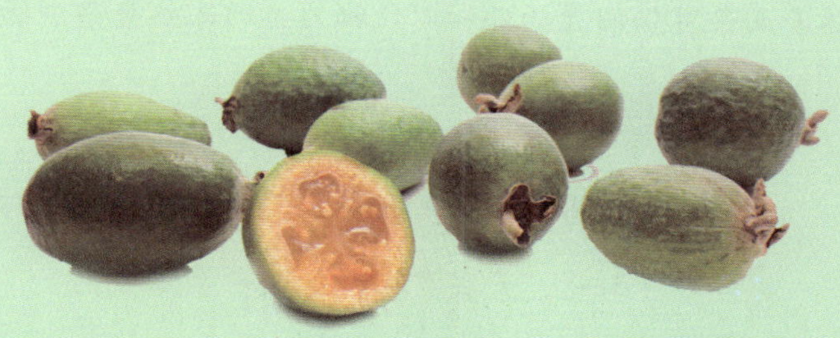

知识拓展

SNSP

SNSP——可溶性非淀粉多糖英文的缩略语，它的英文全称为Soluble Non-Starch Polysaccharides。在人体内，SNSP有较强的吸水能力，能够有效地增加粪便容积，扩张肠道，加快肠道的运转功能，从而缓解便秘、减轻疼痛。由此可见，富含SNSP的食物对便秘型肠易激综合征患者较为合适。

【食谱举例】

主食

1. 菜汤荞麦面条

主料 青菜50~100克，荞麦面条（或挂面）100克，鸡蛋1个。

烹饪 青菜切成细丝，鸡蛋炒熟。常规烹饪。

作用 荞麦性寒，归脾、胃、大肠经，有健脾消积、下气宽肠的作用；青菜性凉，归肝、脾、肺经，既富含纤维素，又有清热通便作用。菜汤荞麦面条可供阴虚肠燥和以便秘为主的寒热夹杂型肠易激综合征患者食用。

2. 神仙粥

主料 山药（鲜品）1段，芡实10克，粳米50克。

烹饪 山药、芡实煮烂，加粳米常法煮粥。

作用 山药性平，归肺、脾、肾经，有健脾作用，可用于治疗脾虚泄泻；芡实归脾、肾经，有补脾止泻等作用，可用于治疗大便泄泻等病证；粳米归脾、胃经，有补中益气、健脾和胃、止泻利等作用，可用于治疗脾胃虚弱病证。神仙粥有健脾和胃、调中止泻作用，可供脾胃虚弱型肠易激综合征。

3. 燕麦粥

主料 燕麦50克，粳米50克，花生米10克。

烹饪 先将花生米煮烂，再加燕麦、粳米共煮成粥。

作用 燕麦味甘，性平，有益脾作用，其富含膳食纤维，有促进肠胃蠕动，利于排便作用；花生味甘，性平，归脾、肺经，有健脾养胃等作用，可用于治疗大便燥结等病证；粳米有健脾和中作用。燕麦粥有补益脾气、调和肠胃作用，可供以便秘为主要表现的肠易激综合征患者食用。

点心

1. 莲子糕

主料 莲子、茯苓、糯米，用量可以随口味任意调整。

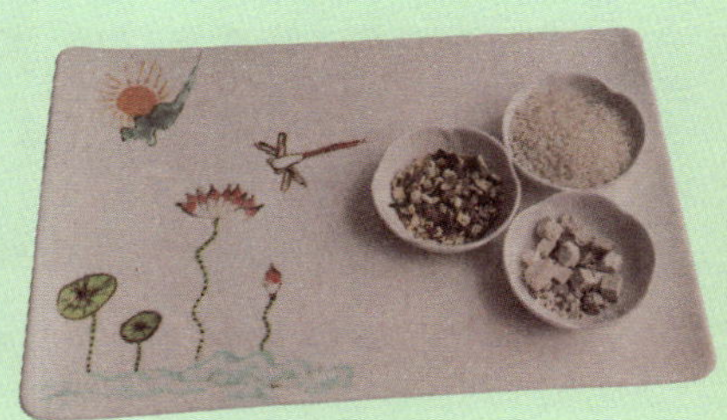

烹饪 先将茯苓加水煎煮，取茯苓水煮莲子至熟，糯米磨成粉。常法蒸糕。

作用 莲子味甘、涩，性平，归脾、肾、心经，有健脾止泻等作用，常用于脾虚泄泻等病证；茯苓味甘、淡，性平，归心、脾、肺经，有健脾利水等作用，可用于治疗脾虚食少、大便不实等病证；糯米味甘，性温，归脾、胃、肺经，有补中益气、健脾止泻等作用，可用于治疗脾虚泄泻等病证。莲子糕有健脾补虚、利水止泻作用，可供脾胃虚弱型肠易激综合征患者及其他慢性腹泻者加餐用。

2. 益脾饼

主料 白术30克，干姜6克，鸡内金15克，枣肉50克，糯米粉250克。

烹饪 先将前3味中药加水煎煮，去渣取汁，与糯米粉和切细的枣肉一起做成饼，蒸或烤熟即成。

作用 白术性温，归脾、胃经，有健脾益气、燥湿利水等作用，常用于脾虚食少、腹胀泄泻等病证；干姜性热，归脾、胃、肾、心、肺经，有温中散寒等作用，常用于脘腹冷痛、泄泻等病证；鸡内金味甘，性平，归脾、胃、小肠、膀胱经，有健脾消食等作用，常用于食积不化、呕吐泄泻等病证；枣既有养脾气、和胃气作用，又有调味作用；糯米有健脾止泻作用。益脾饼能补脾胃、助消化、止泻痢，可供以脾胃虚弱型肠易激综合征及其他慢性腹泻者加餐用。

3. 香蕉西米羹

主料 香蕉1根，西米25克，玫瑰花、糖桂花适量。

烹饪 先将西米放入碗，用冷水浸泡；香蕉切片。常法制作。

作用 西米是由棕榈树类的核加工而成的，中医认为其味甘，性温，有健脾等作用，并认为西米能健脾运胃，久病虚乏者，煮粥食最宜；香蕉被认为是适合于肠易激综合征患者食用的水果；玫瑰花、桂花的主要作用是调味。香蕉西米羹有健脾气、养胃肠作用，可供肠易激综合征患者加餐用。

菜肴

1. 牛腩炖土豆

主料　牛腩、土豆（数量以个人习惯而定）及生姜等调料适量。

烹饪　先将牛腩切块，土豆切块。常法烹饪。需要注意的是，当烹饪这道菜时，人们常会加入洋葱等辅料，但因洋葱不宜肠易激综合征患者食用故切勿加入。

作用　牛腩味甘，性温，有补脾胃等作用，常用于脾胃虚弱诸症；土豆有和中养胃、健脾利湿等作用，其所含的龙葵素有一定的缓痉止痛作用。两者同炖，有健脾养胃、补虚强体的作用，可供肠易激综合征患者及其他体虚脾弱者佐餐用。

2. 虾皮白萝卜汤

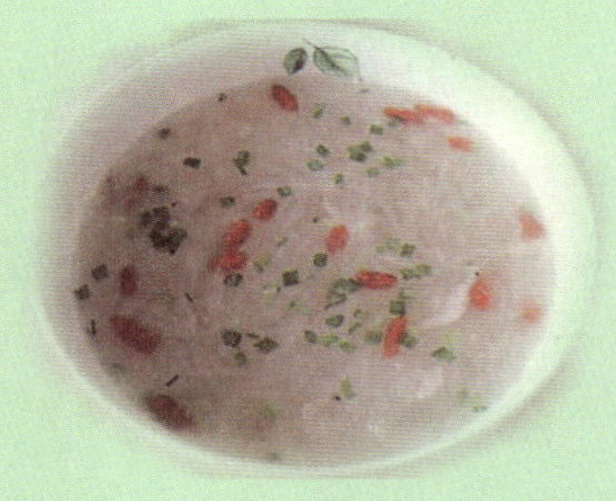

主料　白萝卜半个，虾皮1调羹。

烹饪　白萝卜去皮，切丝，与虾皮一起加水煮汤。

作用　虾皮味甘、咸，性温，有补虚养胃理气等作用；白萝卜能下气、宽中、助消化。两味煨汤既可补虚养胃、增加营养，又可理气宽中、助消化，可供阴虚肠燥型肠易激综合征患者佐餐用，也可供其他以腹胀、大便秘结为主要表现患者食用。

3. 蒜泥空心菜

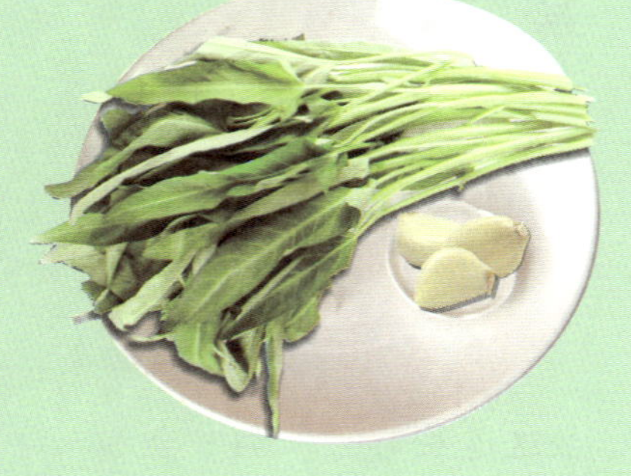

主料 空心菜250克，蒜2瓣。

烹饪 空心菜切段，蒜捣成泥。常规爆炒。

作用 空心菜味甘，性平，有清热解毒等作用；蒜味辛、甘，性温，有温中健脾、消食理气等作用。两者同炒，有调节肠道功能的作用，可供肠易激综合征患者佐餐用。（注：蒜有一定的刺激性，不宜多食。）

饮料

1. 佛手玫瑰茶

主料与制作 佛手3克，玫瑰花1.5克，用开水泡饮。

作用 佛手是常用的理气中药，与馨香的玫瑰同泡，有理气和中、醒脾开胃作用，适用于腹胀腹痛、食欲不振者饮用。由于常用的茶叶不利于肠易激综合征患者的康复，故一般不用或少用。

2. 梅花茶

主料与制作 绿萼梅1.5克，佛手3克，用开水泡饮。

作用 此两味都是长于理气的中药。梅花茶有理气通络作用，可供腹痛腹胀、大便闭结者饮用。

3. 橘姜饮

主料与制作 陈皮、生姜各适量，用开水泡饮。

作用 陈皮理气，生姜温中。橘姜饮有理气温中作用，适用于以脾虚型肠易激综合征患者饮用，也可供肝郁型、夹杂型患者适量饮用。

水果

现代研究证实：一些水果有利于肠易激综合征的治疗和康复，其机理可能与调整肠道菌群有关。如可选用杏、香蕉、樱桃、小柑橘、无花果、葡萄柚等。

1. 杏子

杏子味酸、甘，性温，归肺、心经，有润肺定喘、生津止渴的作用，可用于治疗肺燥咳嗽、津伤口渴等病证。肠易激综合征患者食用杏子是取其能够保护肠道黏膜的功能特点。

2. 樱桃

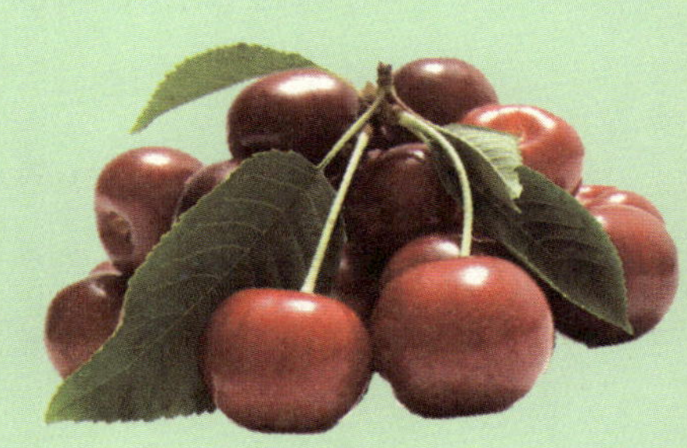

樱桃味甘、酸，性温，归脾、肾经，有补脾益肾的作用，可用于治疗脾虚泄泻。肠易激综合征患者食用樱桃是取其补脾益肾，可治脾虚泄泻的功能特点。

3. 无花果

无花果味甘，性凉，归脾、胃、大肠经，有清热生津、健脾开胃、解毒消肿等作用，可用于治疗肠热便秘、食欲不振、消化不良、泄泻痢疾等病证。肠易激综合征患者食用无花果是取其开胃健脾，可治肠道病症的功能特点。

八、胃切除后营养不良

因胃切除后胃肠的解剖生理改变和营养吸收障碍而产生的腹泻、消瘦和维生素缺乏等一系列现象称为胃切除后营养不良，多见于各种胃切除手术后，如胃全切除术、大部切除术、胃窦切除术等。根据其主要临床表现，可参照中医的“虚证”，分气虚、血虚、阳虚、阴虚（较少见）四大证型给予食疗、食养。

相关链接

不同虚证的主要特点

¤气虚证：以食欲下降或纳谷不馨、神倦乏力、声音低微、易出虚汗、大便不实等为主要表现。

¤血虚证：以面色苍白、口唇淡白、头晕眼花、心悸失眠、手指发麻等为主要表现。

¤阳虚证：以气虚主要表现之外再加较为明显的怕冷为特征。

¤阴虚证：以虚热烦渴、口干舌燥、潮热盗汗、形体消瘦为主要表现，在胃切除后营养不良患者中较少出现。

【饮食宜忌】

（1）宜：一宜富含营养且易消化的食品；二宜少食多餐；三宜多食用汤、粥、糊等种类。

（2）忌：一忌烟酒；二忌生硬；三忌过于酸、辣等刺激性强的食品；四忌易产气、多纤维食品。

【食谱举例】

主食

补气养胃粥

主料 粳米50克，莲子20克，大枣10克。

做法 将莲子加水烧煮片刻后，与粳米、大枣一起常法煮粥。

作用 粳米有补中益气、健脾和胃的作用，莲子有补脾益肾、养心安神的作用，大枣有补中益气、养血安神的作用。补气养胃粥具有较好的养胃补气作用，适合于气虚见症比较明显者食用，其他类型的患者也可适量食用。

点心

黑芝麻糊

主料 黑芝麻15克，糯米25克，绵白糖少量。

做法 先将芝麻、糯米加凉水浸泡10小时左右，然后用多功能豆浆机打成糊，倒入杯或碗中，并调入白糖。

作用 芝麻富含维生素E、叶酸，有养血益精的作用，与能健脾益气的糯米磨成糊，有较好的养血补气作用，适合于血虚、气虚见症者佐餐用。

菜肴

归参炖母鸡

主料 光母鸡1/4只，当归、党参各10克。

做法 鸡肉切块，加入当归、党参及调料、水，常法炖至鸡肉酥烂。

作用 鸡肉归脾、胃经，有温中益气、补精填髓作用，与补血中药当归、益气中药党参同炖，有温中健脾、补气养血作用，适合于无明显阴虚见症者佐餐用。

饮料、水果

可参照“慢性胃炎”。

【一日三餐举例】

（1）早餐：补气养胃粥、虾仁鸡蛋羹、香蕉。

（2）午餐：馒头、归参炖母鸡、清炒蘑菇。

（3）晚餐：软饭、鱼头豆腐汤、红烧土豆。